VIDEO STREAMING
WEB動画
付き

Clinical
Nursing
Skills

ひとりだちできる
口腔ケア

現場で役立つ! 知っておきたいQ&A

編著 **山崎 裕** 北海道大学大学院 歯学研究院 口腔健康科学分野
高齢者歯科学教室 教授

渡邊 裕 北海道大学大学院 歯学研究院 口腔健康科学分野
高齢者歯科学教室 准教授

▶ **基本知識**

▶ **用具・薬液**

▶ **症状・状態・疾患別の口腔ケア**

▶ **在宅のケアと評価・アセスメント**

Gakken

編集

山崎　裕　北海道大学大学院 歯学研究院 口腔健康科学分野
高齢者歯科学教室 教授

渡邊　裕　北海道大学大学院 歯学研究院 口腔健康科学分野
高齢者歯科学教室 准教授

執筆（執筆順）

渡邊　裕　前掲

田戸 朝美　山口大学大学院医学系研究科 臨床看護学講座 准教授
急性・重症患者看護専門看護師

岡田 和隆　北海道大学大学院歯学研究院 口腔健康科学分野
高齢者歯科学教室 助教

近藤 美弥子　北海道大学大学院歯学研究院 口腔健康科学分野
高齢者歯科学教室 助教

松下 貴惠　北海道大学大学院歯学研究院 口腔健康科学分野
高齢者歯科学教室 助教

山崎　裕　前掲

森下 志穂　明海大学 保健医療学部口腔保健学科 助教

中澤 誠多朗　北海道大学大学院歯学研究院 口腔健康科学分野
高齢者歯科学教室 助教

枝広 あや子　地方独立行政法人 東京都健康長寿医療センター研究所
自立促進と精神保健研究チーム 認知症と精神保健 研究員

横山 雄士　横山歯科医院 院長

編集担当：海辺雛子，黒田周作，瀬崎志歩子
カバー・表紙・本文デザイン：星子卓也
表紙イラスト：日本グラフィックス
本文イラスト：zoi，日本グラフィックス，青木　隆
撮影協力：東京都健康長寿医療センター研究所
写真撮影：亀井宏昭写真事務所

はじめに

本書を手に取っていただき誠にありがとうございます.

私たちは，これまでさまざまな現場のさまざまな職種の皆様から，数多くの口腔ケアに関するご質問をいただいてまいりました．そしてそれらのご質問をまとめ，平成25年に『口腔ケアの疑問解決Q＆A』を出版させていただきました.

それからアッという間に8年が過ぎ，その間に，医療介護の現場における口腔ケアを取り巻く環境は大きく変わってきました.

その一つは周術期における口腔管理が，がん治療を中心に普及し，医科歯科連携のなかで口腔ケアが大きく推進されたことです．また，平成27年に「認知症施策推進総合戦略～認知症高齢者等にやさしい地域づくりに向けて～」(新オレンジプラン)が策定され，認知症高齢者に対する在宅医療が推進されるに伴い，在宅や施設の認知症高齢者の口の問題が大きくクローズアップされることになりました．さらに平成30年からフレイル対策事業が地域において本格実施されるなかで，オーラルフレイルが注目されるようになってきました．そして何よりも，令和2年から新型コロナウイルス感染症のパンデミックが生じ，医療介護現場だけでなく，家庭，職場など日常の生活においても，感染対策の重要性が周知されることとなり，そのなかで口腔から生じる飛沫が注目され，口腔ケアについても多くの議論がなされるようになりました.

そこで本書では，『口腔ケアの疑問解決Q＆A』で掲載した54の質問に対する答えに最近の知見を加えリニューアルするとともに，周術期や認知症などに関する14の質問を新たに追加し，さらに充実した内容といたしました．もちろん『口腔ケアの疑問解決Q＆A』でご好評いただきました，1つの項目だけ読んでいただいても疑問を解決できるような構成はそのままに，図表や写真，さらに今回は動画も多用して，疑問を解決するだけでなく，すぐに実践できるように工夫しました．また，索引や参考文献も充実させ，同僚の皆様への伝達や説明が行いやすいように構成しました.

口腔ケアは基本ケアだけど，少し苦手意識があり，いつも不安に思っているような方が，自信をもってひとりだちでき，さらに苦手な人に教えてあげられるようになっていただけると嬉しいです.

最後になりましたが，本書が少しでも口腔ケアの疑問を解決し，苦手を克服したいと思われている皆様のお役に立てれば幸いです.

令和3年9月

著者一同
北海道大学大学院 歯学研究院 口腔健康科学分野 高齢者歯科学教室
山崎 裕 渡邊 裕

Contents

3 疾患別の口腔ケア

第4章　在宅・評価・アセスメントなど

1 在宅での口腔ケア

2 評価・アセスメント

コラム

本書は2013年発行の「口腔ケアの疑問解決Q&A」をもとに内容を刷新し，新たに動画を付与して編集したものです．

Web動画の見方

- 本書の内容で動画データが収録されているものには， を付けて示しました．本文や図解と併せて動画を確認すれば理解度がさらにアップします！

- 動画の再生には，トップメニューから動画を選択する方法と，直接動画を確認する方法の2つがあります．

動画の再生方法

1 トップメニューから順番に動画を確認

お使いのブラウザに，下記URLを入力するか，右の2次元バーコードを読み込むことで，メニュー画面に入ります．希望の動画を選択し再生することも可能です．

https://gakken-mesh.jp/oralcare_QA/

2 2次元バーコードから直接動画を確認

本文に印刷された2次元バーコードを読み取ると，動画の再生画面に直接ジャンプします．本文の解説と併せて動画を確認できます．

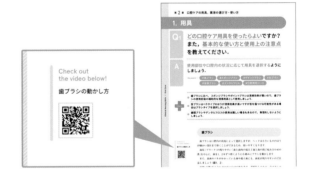

推奨閲覧環境

- パソコン（WindowsまたはMacintoshのいずれか）
- Android OS搭載のスマートフォン/タブレット端末
- iOS搭載のiPhone/iPadなど

- OSのバージョン，再生環境，通信回線の状況によっては，動画が再生されないことがありますが，ご了承ください．
- 各種のパソコン・端末のOSやアプリの操作に関しては，弊社ではサポートいたしません．
- 通信費などは，ご自身でご負担ください．
- パソコンや端末の使用に関して何らかの損害が生じたとしても，弊社は責任を負わないものとします．各自の自己責任でご対処ください．
- 2次元バーコードリーダーの設定で，OSの標準ブラウザを選択することをお勧めします．
- 動画に関する著作権は，すべて株式会社学研メディカル秀潤社に帰属します．本動画の内容の一部または全部を許可なく転載，改変，引用することを禁じます．
- 動画は予告なく削除される可能性があります．

動画収録内容一覧

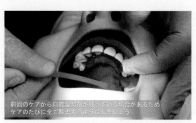
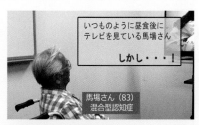
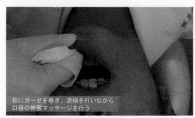
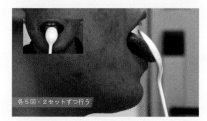

#知りたいテーマから項目を探してみましょう

第 1 章

口腔ケアの
ための
基本知識

Contents

1. 口腔ケアはなぜ必要？

Check

- 口腔ケアには口腔細菌の減少・口腔機能の維持改善と，それに伴った誤嚥性肺炎予防の効果があります．

- 歯科医師・歯科衛生士による専門的口腔ケア(周術期口腔機能管理)は，がん治療に伴う口腔合併症の予防と軽減に有効です．

- 口腔ケアは，医療・介護関連肺炎(NHCAP)，糖尿病の重症化，感染性心内膜炎，ビスホスホネートによる顎骨壊死などの予防効果もあります．

看護のなかの「口腔ケア」とは

用語解説
＊1　う蝕
歯の硬組織の脱灰と有機性基質の崩壊をともなう口腔細菌による感染症．口腔常在菌である，*mutans strepto-cocci*などが歯面にバイオフィルムを形成し，その中の細菌が持続的に酸を産生し，歯面を脱灰する．さらにその中の有機性基質も細菌のタンパク分解酵素により崩壊し，う蝕が形成される．

　ヴァージニア・ヘンダーソンは，その著書『看護の基本となるもの』のなかで「患者の口腔内の状態は看護ケアの質を最もよく表すものの1つである」と記述しており[1]，口腔のケアは古くから看護の基本とされてきました．つまり，口腔ケアは基本看護の1つなのです．

　病院看護師に対するアンケートで，急性期での口腔ケアの目的を尋ねたところ，ドイツとアメリカでは「歯性疾患(う蝕*1［むし歯］や歯周病)の予防」が第1位でしたが，2001年と2004年に筆者らがわが国の病院看護師に対して行ったアンケートでは91％の急性期病院が「肺炎予防」と回答し，第1位でした[2]．

　つまり，わが国の急性期医療の現場では，20年前から口腔ケアは感染対策の1つと位置づけられ，その後も集中治療から在宅看護に至るまで，さまざまな研究や取り組みが行われ，発展しています．わが国の看護における口腔ケアは意識だけでなく，その内容的にも世界最高のレベルにあるといえます．

　現在では，口腔ケアが誤嚥性肺炎の予防に効果があることは一般的になっています．しかし，佐々木らがラジオアイソトープを用いた不顕性誤嚥に関する研究成果を報告し[3]，口腔内細菌を就寝中に不顕性に誤嚥することが肺炎の原因となっている可能性が示唆されるまでは，誤嚥性肺炎と口腔の関係が注目されることはありませんでした．さらに，特別養護老人ホーム11施設の入所者に対して口腔ケアを行い，口腔内の細菌数を経時的に測定した調査によって口腔ケアの効果が明らかとなりました[4]．

　その後の追跡調査では，看護師，介護士による毎食後の口腔ケアに加えて，歯科医師，歯科衛生士による専門的な口腔ケアを週1回行った群では，要介護

表1 ● 専門的な口腔ケアを行った群と口腔ケアを行わなかった群の発熱者数，肺炎発症者数，肺炎による死亡者数

	専門的な口腔ケアを行った群	口腔ケアを行わなかった群
発熱者数(%)	27(15)	54(29)**
肺炎発症者数(%)	21(11)	34(19)*
肺炎による死亡者数(%)	14(7)	30(16)**

＊：$p<0.05$　＊＊：$p<0.01$

(Yoneyama T, et al：Oral care and pneumonia. Oral Care Working Group. Lancet，354(9177)：515，1999を参考に作成)

高齢者本人によるセルフケアのみが行われた群に比べて，発熱者は14%，肺炎発症者は8%，肺炎による死亡者は9%少ないという結果が得られ，誤嚥性肺炎の予防に関する口腔ケアの効果が実証されました（**表1**）[5].

「口腔ケア」という用語は，oral health careの翻訳語としてわが国で普及したと考えられますが，本来の意味は，「口腔に関連する疾患の予防から治療，維持，整備，管理までの広範囲にわたるもの」です.

ところが，わが国における「口腔ケア」は，「口腔清掃あるいは口腔衛生管理，さらには口腔のもつさまざまな機能が障害を受けたときに，それをサポートするケア」といった意味にとらえられています. 医学中央雑誌で検索したところ「口腔ケア」という用語は1982年の田村の報告[6]で初めて使用されており，このなかでは歯ブラシと口腔清拭の方法について対象者の状態別に注意点を加え，解説しています.

その後，1989年に大竹らが唾液の分泌量，食事や会話といった口腔機能に対する口腔ケアの効果を報告しています[7].

これ以降も，口腔機能へのはたらきかけを含む口腔ケアを行うことで，結果として誤嚥や低栄養を防ぎ，誤嚥性肺炎やそのほかの疾病の予防や治療に貢献し，合併症なく早期退院の達成につながるという報告が多数なされています.

がん治療と「口腔ケア」

がん治療は，めざましい進歩をとげている一方で，治療による副作用や合併症も少なくありません. がん化学療法を受けている患者の約40%の口腔内には副作用が生じ，そのうちの約半数は口腔粘膜炎が強く発症することにより，がん治療の延期や投薬量の変更が余儀なくされるとの報告があります[8].

● 口腔粘膜炎や歯性感染症の急性化などの口腔内の合併症は，重症化すると痛みが強く，食事がとれないなど，患者の心身へのダメージは大きく，ときに本来のがん治療に支障をきたすことがある.

がん治療に伴う口腔合併症の予防と軽減をはかり，本来のがん治療を円滑に進めていくために，治療開始前から，口腔の衛生管理，機能維持・回復，環境の整備を目的として，歯科医師，歯科衛生士による専門的口腔ケア（周術期口

表2 ● がん治療における専門的口腔ケア（周術期口腔機能管理）

- 歯性感染病巣の除去
- 口腔内細菌叢の正常化
- 口腔粘膜の安定・強化をはかる
- 患者が行う日常の口腔のケアや食生活に関して，口腔の正常な環境を維持・向上させるための指導を行う
- 治療中・後に口腔内の合併症やトラブルが生じた場合の対処法についても指導する，またはそのような状況に陥った場合に専門的に対応する

腔機能管理）（**表2**）を治療前に行っている施設も多くなってきています．

これにより，治療中・後の口腔合併症は減少し，患者も安心してがん治療を受けることができたとの報告も多数なされています．

がんという生命にかかわる疾患の場合，口腔の問題は重症化するまで放置されることが多く，また，重症化してからの対応では患者の苦痛を十分に取り除くことはできません．

口腔ケアは，化学療法や放射線治療による口腔粘膜炎に対する効果だけでなく，手術後の肺炎などの合併症の予防についての効果も検証されつつあります．また，口腔は呼吸，会話，食事といった日常生活に不可欠な機能の重要器官でもあることから，これらの機能を保つことは，がん患者のQOLを維持し，緩和ケアに大きく貢献することになるのです．

略語
QOL
生活の質：quality of life

急性期医療と「口腔ケア」

急性期の重症患者の状態

急性期の重症患者は，意識障害や鎮静，麻痺などによる運動機能の低下，脳の障害に伴う嚥下・咳嗽反射の消失，さらに低栄養や易感染状態にあることが多くあります．

このような患者は，開口状態や口呼吸により口腔内も乾燥し，さらに脳機能の低下と禁飲食のため，唾液の分泌が減少して口腔内の自浄性は低下します．

また，開口抑制や気管挿管チューブ，バイトブロックなどの障害物があるため口腔ケアが困難となり，口腔内細菌の増殖，口腔粘膜の萎縮，易損傷状態，抗菌薬の使用による口腔内常在菌叢の菌交代現象*2と，それに伴う真菌や院内感染菌の定着・増殖が起こります．

さらに，誤嚥を防御する嚥下・咳嗽反射の低下，気道内の分泌能の低下，食道入口部の弛緩，経鼻胃管チューブの存在，蠕動運動の低下による胃食道逆流などの問題が生じます．加えて，気管挿管チューブにより，口腔・咽頭の分泌物や逆流した胃内容物が気管に侵入しやすい状態にあります（**図1**）．

院内感染のうち，肺炎が占める割合は約15％で，ICUおよびCCUといった重

用語解説
＊2 菌交代現象
口腔，大腸や腟などにおいて均衡を保っているはずの常在微生物叢が，抗生物質や化学療法などにより変化して，本来であれば病原性をもたない細菌が増殖し，病原性をもつようになること．

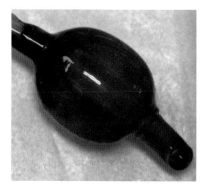
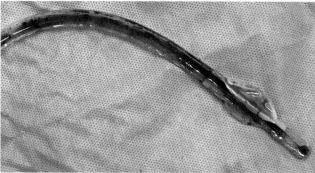

カフ外面の汚染　　　　　　　　　チューブ内の汚染

図1 ● 抜管された気管挿管チューブの汚染（歯垢染色液で染色）

症患者の管理を行う現場では，それぞれ27％，24％と高い割合であるとの報告があります[9]．

医療・介護関連肺炎（NHCAP）の危険因子

また，医療・介護関連肺炎（NHCAP）を引き起こす最大の危険因子は，「気管挿管」といわれています．人工呼吸器関連肺炎（VAP）の発症率は15 〜 60％で，その死亡率は約70％にも達するといわれています．したがって，VAPの予防は呼吸管理を行ううえで重要な問題となっているのです．

アメリカ疾病予防管理センター（CDC）の『医療関連肺炎予防のためのCDCガイドライン2003年版』[10]では，口腔衛生の包括的プログラムの構築と実施を勧告していますが，VAP予防のための口腔ケアの有用性に関するエビデンスレベルは低く，具体的な口腔ケア方法についても提示されていませんでした．

わが国の現状

現在，わが国の急性期医療の現場においても口腔ケアが気道感染予防など感染対策に位置づけられ，多くの施設で口腔ケアマニュアルが作成され，クリニカルパスに導入されるなどしています．しかし，口腔ケアの方法，材料，用具，時間，回数などは施設によってさまざまで，統一したプログラムが提示されていないのが現状です．

そこで2021年2月に日本クリティカルケア看護学会が『気管挿管患者の口腔ケア実践ガイド』[11]を公開しました．

今後，急性期医療の現場において，VAP予防などを目的としたさまざまな口腔ケア方法の検討がなされ，最終的に大規模なコホート調査などにより最良の口腔衛生の包括的プログラムが構築されることを期待したいところです．

略語

NHCAP
医療・介護関連肺炎：nursing and health-care associated pneumonia

VAP
人工呼吸器関連肺炎：ventilator-associated pneumonia

CDC
アメリカ疾病予防管理センター：Centers for Disease Control and Prevention

第1章　口腔ケアのための基本知識

糖尿病，感染性心内膜炎などの疾患と「口腔ケア」

糖尿病

　近年，糖尿病と歯周病の関連も明らかにされつつあります．これまで糖尿病の患者はう蝕や歯周病になりやすく，重症化しやすいとされていましたが，最近では歯周病を中心とした口腔内の慢性感染により，インスリン抵抗性が上昇し，糖尿病のコントロールが不良になるとの調査報告が出され[12]，2019年に公開された『糖尿病診療ガイドライン2019』では，歯周病の治療が糖尿病の治療に貢献することが強く推奨されました[13]．

　これにより，糖尿病のコントロールが良好となれば，周術期管理も容易になり，網膜症や腎症，神経障害などといった合併症も防ぐことができると考えられます．

感染性心内膜炎

　感染性心内膜炎と口腔内細菌の関係は，以前からよく知られています．

　心臓弁膜症患者など感染性心内膜炎のリスク患者に対する包括的口腔管理のプログラムの実施は，感染性心内膜炎や術後の合併症を防ぐことができるとされています．

骨疾患

略語

BP
ビスホスホネート：
bisphosphonate

　最近では，がんの骨転移や骨粗鬆症の治療で用いられるビスホスホネート（BP）による顎骨壊死のリスクがクローズアップされています（**図2**）．

　顎骨壊死による口腔内の疼痛や悪臭は強く，難治性であり，QOLも著しく低下します．しかし，緩和医療や骨粗鬆症による骨折の予防に関するBPの効果は

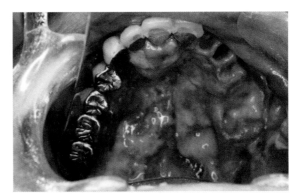

顎骨壊死による口腔内の疼痛や悪臭は強く，難治性でありQOLも著しく低下する

図2 ● ビスホスホネート（BP）による顎骨壊死

高いことから，BPの使用にあたっては生涯にわたる口腔ケアを中心とした厳重な口腔管理が不可欠です．

　また，大腿骨の人工骨頭置換手術後に，歯性感染巣から置換した人工骨頭が感染を起こしたと疑われているケースも報告されており，手術前からの包括的口腔管理のプログラムの実施が検討されてきています．

その他

　白血病などの骨髄移植や生体間移植，膠原病などでステロイド薬や免疫抑制薬を使用している患者や，扁平苔癬や掌蹠膿疱症など皮膚科関連の患者などは，術前や周術期（治療中）だけでなく，継続的に口腔ケアを行っていく必要があります．

第1章 口腔ケアのための基本知識

引用・参考文献

1. ヴァージニア・ヘンダーソン（湯槙ます，小玉香津子訳）：看護の基本となるもの. p.48-54，日本看護協会出版会，1991.
2. 石井拓男ほか：要介護老人の摂食障害発生要因に関する研究 第1報 在宅要介護高齢者の歯科的主訴発生時期. 口腔衛生学会雑誌，52（3）：213-220，2002.
3. Kikuchi R, et al：High incidence of silent aspiration in elderly patients with community-acquired pneumonia. Am J Respir Crit Care Med，50：251-253，1994.
4. 弘田克彦ほか：プロフェッショナル・オーラル・ヘルス・ケアを受けた高齢者の咽頭細菌数の変動. 日本老年医学雑誌，34：125-129，1997.
5. Yoneyama T, et al：Oral care and pneumonia. Oral Care Working Group. Lancet，354（9177）：515，1999.
6. 田村文子：口腔ケア. 月刊ナーシング臨時増刊号，2（3）：400-404，1982.
7. 大竹登志子ほか：老年者の口腔ケアの問題点とその対応（第1報）整形外科病棟入院患者について. 日本看護学会20回集録・老人看護，p.107-109，1989.
8. Cawley MM, et al：Current trends in managing oral mucositis. Clin J Oncol Nurs，9（5）：584-592，2005.
9. Rello J, et al：Pneumonia in the intensive care unit. Crit Care Med，31：2544-2551，2003.
10. 満田年宏監訳：医療関連肺炎予防のためのCDCガイドライン2003年版. 国際医学出版，2005.
11. 一般社団法人日本クリティカルケア看護学会 口腔ケア委員会：気管挿管患者の口腔ケア実践ガイド 2021年2月. https://www.jaccn.jp/guide/pdf/OralCareGuide_202102.pdf（2021年8月6日検索）
12. Teeuw WJ, et al：Effect of periodontal treatment on glycemic control of diabetic patients：a systematic review and meta-analysis. Diabetes Care，33（2）：421-427，2010.
13. 日本糖尿病学会編：糖尿病診療ガイドライン2019. 南江堂，2019.

2. 口腔細菌と口腔内の観察ポイント

Check

- 口腔ケアを困難にする最大の要因である口腔内細菌によるバイオフィルムを除去するには機械的清掃が必要です．

- 口腔ケア時の観察のポイントは，口腔外（顔面，唇，呼吸状態など）と口腔内（口腔粘膜，歯，義歯・補綴*¹物など）の正常な状態を把握し，異常な状態に気付くことです．

- 口腔ケアによる口腔の健康管理は，栄養状態の維持や気道感染の予防だけでなく，QOLや生命の尊厳の維持につながります．

Clinical Nursing Skills ｜ Oral Care

用語解説

＊1　補綴
補綴とは，歯が失われてしまった部分を補綴物（インレー，クラウン，ブリッジ，義歯，インプラントなど）によって補い，見た目と機能を回復すること．

口腔ケアを困難にする要因

バイオフィルム

　口腔ケアを困難にする要因には誤嚥のリスクや，口腔内の構造の複雑さなど，さまざまな要素をあげることができます（**表1**）．しかし，口腔ケアを困難にする最大の要因は，口腔内の細菌がバイオフィルムを形成することです．

Point

- バイオフィルムとは細菌の塊のことで，川底の岩を覆うヌルヌルとした物質や排水溝の内側に付着するぬめりなどと同じものである．

表1 ● 口腔ケアを困難にする要因

- 口を開けたまま嚥下することは健常人でも困難であり，口腔ケアを受ける患者の多くは嚥下機能に問題をもっていることから，ケア時に唾液や汚れなどを誤嚥させてしまう可能性がある
- 口腔内の刺激により容易に嘔吐反射，咳嗽反射が誘発され，嘔吐物の誤嚥や迷走神経反射により循環動態に影響が生じやすい
- 口腔ケアの必要性に関する理解不足や他者に口の中を見られ，さわられることに対する羞恥心や嫌悪感などにより，ケアを受ける側の協力が得られない場合が多い
- 口腔内は約100mLの容積のなかに歯と粘膜，舌などが混在し，構造が複雑である
- 唇や歯が採光を遮るため，口腔内に光が入りにくく，さらに舌，頬，唾液などにより視野が確保しにくい
- 顎関節は可動範囲の自由度が大きく，舌も唇も動きが複雑なため，いずれも予測のつかない動きをする
- 口腔内に義歯や歯科補綴物，気管挿管チューブなどが存在している場合，さらに口腔内の構造は複雑化し，視野を悪くする
- また，それらには汚れが付着しやすく，除去しにくい場合が多い
- 口腔内の細菌はバイオフィルムを形成する

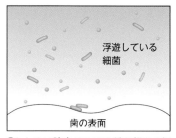

①ヒトの口腔内には700種を超える細菌が数百億個も生息しており，これら浮遊している細菌が歯や粘膜の表面に付着して細菌群を形成する

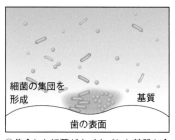

②集合した細菌がネバネバした基質を介して集団を形成し始める

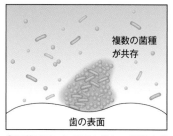

③細菌は互いに信号を出し，唾液や歯肉，粘膜からの滲出液を主な栄養源として増殖し，小さな細菌の集団（バイオフィルム）を形成する

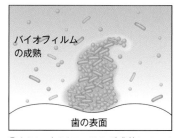

④さらにバイオフィルムが成熟していくと，細菌の分布が階層化して，多種・多数の細菌が共存できるようになる．グリコカリックスなどの多糖体に守られて，細菌にとって住みやすい環境になっていく

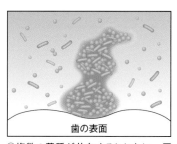

⑤複数の菌種が共存するとともに，同じ細菌がさまざまな代謝を行うようになる

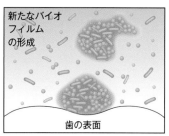

⑥一部の細菌はバイオフィルムから出て行き，新たなバイオフィルムを形成する

図1 ● バイオフィルムの形成，増殖の過程

　口腔内では，歯垢やプラークと呼ばれることが多いバイオフィルムですが，形成・増殖の過程は**図1**のように考えられています[1].

　口腔内のバイオフィルムは，う蝕，歯周病や誤嚥性肺炎の原因であることはよく知られていますが，最近では心臓疾患，動脈硬化，肺炎，糖尿病，骨粗鬆症，早産などの妊娠トラブルにかかわっていることも証明されてきています[2].　よってこれらの疾病の増悪や妊娠トラブルを防ぐためにはバイオフィルムを除去する必要があります．

　しかし，バイオフィルムは細菌と固体同士がグリコカリックスという菌体外多糖で凝集し守られているため，抗生物質や消毒薬は，バイオフィルム中に十分に浸透できません．また，細菌まで到達しても効果はほとんどありません[3].

バイオフィルムの除去

　バイオフィルムを除去するためには，定期的に機械的な清掃を行わなければなりませんが，成熟したバイオフィルムは歯ブラシだけでは除去できません．したがって，歯科医師，歯科衛生士による専門的な口腔ケアが必要になってくるのですが，入院患者や介護施設入所者に専門的口腔ケアを提供できる施設は

ほとんどないため，歯ブラシ等による日常的な口腔ケアで対応しなければなりません．

バイオフィルムを完全に除去することができないため，歯ブラシによる口腔ケアを行っても，すぐに残ったバイオフィルムの上に細菌が定着，増殖してしまいます．よって頻繁なケアが必要になります（**図2**）．

もし計画的な入院で，手術後，一時的に看護師による口腔ケアが必要になるような場合には入院前に，介護施設や在宅で介護を受けている場合でも，1年に2〜3回定期的にかかりつけの歯科医院で徹底的にバイオフィルムを除去すれば，バイオフィルムや汚れが付きにくい状態で治療や療養することができます．

そうすることで，口腔内のバイオフィルムによる感染の可能性やリスクを大きく減少させることができるとともに，看護，介護の質の向上と省力化をはかることが可能になります．

ワックスがけをしていない車
（＝バイオフィルムを完全に除去できなかった場合）

ワックスがけをした車
（＝バイオフィルムを徹底的に除去した場合）

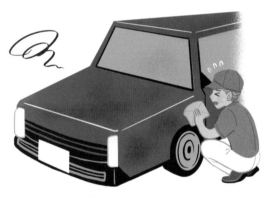

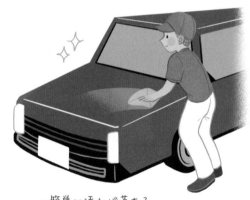

・汚れを落とすには，洗剤とスポンジでゴシゴシ擦らなければいけない
・その後ワックスがけをしないとすぐ汚れてしまう

・簡単に汚れが落ちる
・汚れも付きづらい

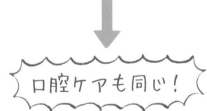

口腔ケアも同じ！

図2 ● バイオフィルムの付着を洗車にたとえた場合

口腔の観察のポイント

口腔周囲の観察

　口腔内は粘膜などの軟組織と歯などの硬組織が混在し，複雑な形態をしています．口唇から中は壺状に広がり，光が入りにくく暗いため状態を確認しにくい空間です．さらに，口唇や舌，歯，義歯などが所狭しと詰め込まれているため，十分な観察を行うことは非常に困難となります．

　口腔ケアを実施する際には，口腔内を観察する前に，顔面の形態，左右対称性，顔色，疼痛，筋機能の観察が必要です．さらに，鼻呼吸の確認，鼻腔の観察，口唇の色，乾燥や清掃性の程度，機能を観察し，全身状態の変化や口腔ケアを行う際の問題点を抽出する必要があります．

　顔面の左右どちらかが腫れていたり，弛緩していたりすれば，炎症や麻痺などの問題を疑わなければなりません．顔色や唇の色が悪ければ体調の不良を，顔面の皮膚や口唇の乾燥があれば，脱水や発熱を疑います．

● このほか，バイタルサインの変化などによって，緊急性があるとみなされる場合には，口腔ケアよりも先に対応する必要がある．
● 緊急性がみとめられない場合でも，なんらかの異変がみられれば報告，記録しておく．

　また，顔面の観察時に鼻づまりなどで鼻呼吸ができなかったり，呼吸状態が悪く口呼吸の場合は，短時間で口腔ケアを行ったり，咽頭への水分の垂れこみを極力させないケアを工夫する必要があります．

口腔内の観察（解剖）

　口腔内（図3）は前方を口唇，後方を咽頭後壁，上方を口蓋，下方を口底，側方は頬粘膜によって囲まれた容積が100mL程度の空間であり，消化管の入り口でありながら気道の入り口でもあります．歯は成人で最大32本（親知らず4本含む），乳歯は20本で，交換期（乳歯と永久歯の生え換わりの時期）の児童では，乳歯と永久歯が混在しています．歯の周囲の粘膜を歯肉といい，硬口蓋の粘膜とともに，可動性と弾性が少ない粘膜です．一方，口底や頬，咽頭の粘膜は可動性で弾性も豊富です．

舌

　舌は筋肉の塊であり，舌背（上面）は角化した舌乳頭によってざらざらしていますが，舌下（下面）は薄くやわらかい粘膜になっています．

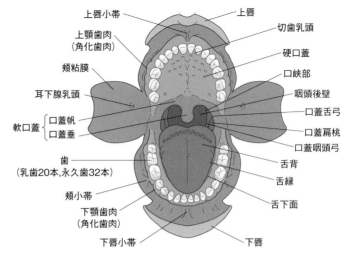

図3 ● 口腔内の解剖

頬粘膜

　頬粘膜の中央やや上後方にある突起は，耳下腺（唾液腺）の開口部の耳下腺乳頭で，口腔内の保湿など環境の維持に重要な唾液が分泌される部位です．耳前部にある耳下腺を圧迫し，耳下腺乳頭からの唾液の流出状態を観察することは口腔乾燥の原因を推測するうえで重要です．

下顎・上顎

　下顎も同様に歯肉，頬粘膜，頬小帯，下唇小帯（下唇に連続する筋状の部分）が観察できます．

　上顎の前歯の後方には口蓋があります．口腔乾燥の著明な場合や経口摂取困難である状態では剥離上皮，唾液，細菌が糊状になって張りついた被膜状の汚れ（剥離上皮膜）の付着が多い部分であり，必ず上顎の前歯を避け，下から覗き込むように観察しましょう．

咽頭部

　咽頭部には，硬口蓋の後方の可動する部分が軟口蓋（口蓋帆，その中央が口蓋垂），連続して左右から下方に伸びる部分が口蓋舌弓です．その後方には口蓋扁桃があり，さらに後方に口蓋咽頭弓が観察できます．その奥が咽頭後壁です．

● 小児では口蓋扁桃の肥大が鼻呼吸を障害し，口呼吸となり，常に開口状態になると，上顎が下方に成長するため，面長な顔貌，深い口蓋，横幅が狭い狭窄した歯列弓となることがある．

舌背

　舌背は口腔乾燥や舌機能低下により舌苔が付着します．舌苔の性状や付着の

状態からは，舌の運動，感覚の障害や，経口摂取の状況など多くの情報を推測することができます．正常な舌背は湿潤しており，舌乳頭によりややざらざらした感触ですが，貧血などによる乳頭の萎縮で平滑になったり，乳頭が過度に伸長し着色したり，乾燥した汚れが付着するなど，全身状態をよく反映します．

口底

舌下面から下顎歯肉の内側に連続する部分は口底といい，中央に舌下に連続する筋状の舌小帯で左右に分けられています．その口底側起始部の両側，舌下腺管および顎下腺管の開口部がある部分を舌下小丘といいます．これに面した下顎前歯の舌側は，歯石＊²が付着しやすい部分です．

口腔内の観察（補綴物）

補綴物（ほてつぶつ）は人工物であり，材質は金属，プラスチック，セラミックなどでできています．補綴物と歯や粘膜とのあいだには，細菌や食物残渣など汚れが停滞しやすいため，炎症が起こりやすくなります．取りはずしのできる義歯（総義歯＊³，部分床義歯＊⁴）は，必ずはずして清掃し，はずした状態で義歯床下粘膜（義歯の下の粘膜）に炎症や傷がないかを観察します（図4）．また，義歯自体にも破折（はせつ）＊⁵やひび割れ，人工歯の脱落がないかを毎回確認しましょう（図5）．も

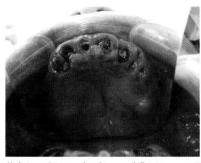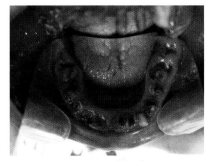

義歯をはずすと，歯の根だけが残され，その周囲の歯肉は発赤し，出血，排膿がみとめられる

図4 ● 総義歯を取りはずしたときの義歯床下粘膜の様子

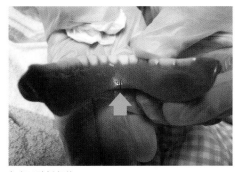

矢印は破折部位

図5 ● 破折した義歯

＊2　歯石
歯石とは，プラーク（歯垢）が石灰化したもので，歯肉縁上歯石と歯肉縁下歯石がある．歯石の表面はザラザラしているため歯垢が付着しやすく，そのため十分なプラークコントロールを行なうことが困難になる．また，歯石そのものも歯周病の原因になる．歯石は歯ブラシでは取ることができないため，歯科医院でスケーリングやルートプレーニングという治療を行って除去する．また，歯石は一度取ってもしばらくすると再形成されるため，定期的に歯科医院で取ってもらう必要がある．

＊3　総義歯（全部床義歯，総入れ歯，フルデンチャー）
全部床義歯（総入れ歯）とは，歯が全て抜けてしまった場合に使用する義歯で，一般的な保険の義歯はレジン製の義歯床，人工歯で構成されている．保険外では義歯床の一部に金属が使用され，薄く装着感などがよいように作られている．

＊4　部分床義歯（局部床義歯）
局部床義歯（部分床義歯）とは，部分的な歯の喪失を補うために用いられる歯科の補綴装置のことである．一般には部分入れ歯として知られる．口腔粘膜支持のみの総義歯とは違い，残っている歯にクラスプなどで支持を求める義歯である．

＊5　破折
歯に加わった咬合や外傷による強い力で，歯冠や歯根が割れたり，欠けたりすること．歯の中の神経を除く処置をした歯は失活するため破折しやすくなる．

し，破折，脱落があった場合には，誤飲や誤嚥を疑わなければなりません．

ブリッジ*6のダミーの歯（歯根と連続していない見かけ上の歯）の下には，粘膜とのあいだに人工的にできた空間が存在します．ダミーの歯の底面の汚れは除去しにくいため，食物残渣や汚れ，炎症がないかを確認します．

補綴物が動揺している場合は，歯自体の動揺だけでなく，歯から補綴物が脱離しかかっている場合もあります．口腔ケア中ないし後に，脱離して誤嚥や誤飲をしないように，よく確認して清掃を行い，早期に歯科医師の診察を受けなければなりません．

脱離して誤嚥や誤飲が疑われる場合には，すみやかに医療機関を受診する必要があります．誤飲した場合，補綴物の形状によっては消化管穿孔など重篤な状態になる可能性もあります．また呼吸状態に問題がなくても，要介護高齢者などは臨床所見だけでは誤嚥を完全に否定することはできないことから，動揺していた歯や存在していた補綴物がなくなっていた場合は，すみやかに精査しなくてはなりません（図6）．

部分床義歯

部分床義歯は，残存歯にクラスプ*7とよばれるバネをかけて維持しています．クラスプは細い金属であり，着脱時の不手際などで容易に変形や破折を起こすことがあります．破折片を誤嚥したり，変形した場合には義歯が不適合となり，さらに変形したクラスプが粘膜に刺さることもあるため，変形がないよう注意して着脱するとともに，変形や破折がないか，いつも確認する必要があります．

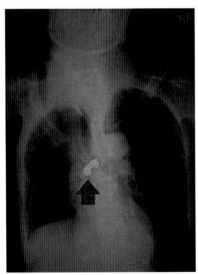

脱落したブリッジ（矢印）を誤嚥した患者の胸部
X線写真

誤嚥したブリッジ
ダミーの歯の下に多量の汚れ（矢印）が付着している

図6 ● ブリッジの誤嚥

可撤式の補綴装置

　可撤式（装着，取りはずしができる）の補綴装置*8（総義歯，部分床義歯）を装着している場合は，使用状況（使用時間，着脱，清掃の自立など）に加え，痛みや動揺がないか，機能への障害の程度など，問題なく使用できているかをアセスメントしましょう．

　義歯を着脱するときには，口腔内のどこの部位にクラスプがかかっているかを確認してから，左右のクラスプ（片側にクラスプがなければ床〈義歯の縁〉）に両手の指をそれぞれかけて，歯の生えている方向にゆっくりと取り出します．そのときに，クラスプや鋭利な歯で指を傷つけないように注意しましょう．

義歯の清掃

　義歯をはずした際には，その汚染の状態を観察します．義歯に付着する汚れには"硬い汚れ"と"軟らかい汚れ"があります．"硬い汚れ"とは歯石（唾液中のカルシウム，リンとプラークが固まったもの）であり，"軟らかい汚れ"とはカビ・細菌等のバイオフィルム，食物残渣，それらが長期間停滞して熟成したプラークです．

　歯石は，義歯ブラシの清掃では除去できないため，歯科医院で除去する必要があります（図7）．バイオフィルム，プラーク，食物残渣は義歯ブラシを用いてこすり落とします．義歯をはずし，きちんと歯を磨いても，義歯に汚れが付いたままでは，その義歯を再度装着することで，磨いたばかりの歯に汚れをつけることになるので，必ず義歯も一緒に清掃しましょう．このとき，歯磨き剤を使用すると義歯に細かい傷をつくり，これが細菌の付着を助長するため，歯磨き剤は使用しません．

用語解説
＊8　可撤式補綴装置（物）
任意に脱着できる補綴装置，可撤性の冠橋義歯（ブリッジ）と部分床義歯，全部床義歯などが可撤性補綴物（装置）にあたる．脱着できるため清掃性がよい．反対に脱着できない冠橋義歯（ブリッジ）やクラウンを固定性補綴物（装置）という．

第1章　口腔ケアのための基本知識

上顎の義歯

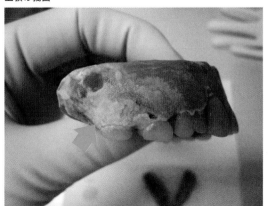

下顎の義歯

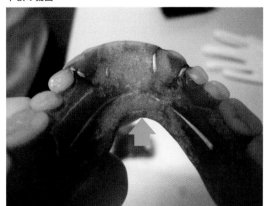

上顎は耳下腺乳頭付近，下顎は舌下小丘付近に多く歯石が形成される（矢印）

図7 ● 義歯に付着した歯石

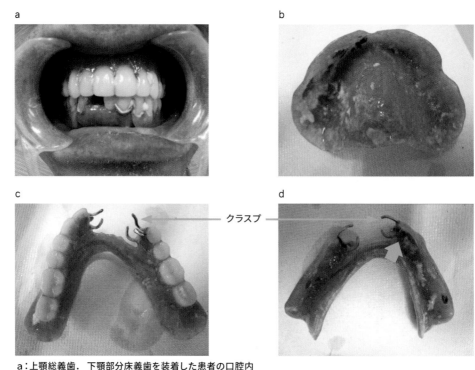

a：上顎総義歯．下顎部分床義歯を装着した患者の口腔内
b：上顎総義歯の粘膜面．多くの食物残渣，汚れが停滞している
c，d：下顎部分床義歯の咬合面（上）と粘膜面（下）．全体的に汚れが付着している．とくにクラスプ付近には多くの汚れが付着している（矢印）

図8 ● 義歯の汚れ

用語解説

＊9 咬合
咬合（嚙み合わせ）とは，上下の歯が嚙み合う状態のことである．主な咬合の状態としては，嚙み合せが深い場合を過蓋咬合（オーバーバイト），上下顎の前歯が前後的に同じ位置である場合を切端咬合，下顎が上顎より前に出ている受け口を反対咬合という．この他，鋏状咬合（シザーズバイト），交叉咬合，すれ違い咬合（クロスバイト），開咬（オープンバイト）などといった咬合状態がある．

また，義歯の汚れ（図8）は義歯の床下粘膜の炎症を起こすだけでなく，義歯と粘膜のあいだで培養された細菌が誤嚥性肺炎の起炎菌であるとの報告もあります．高齢者や障がい者などは，自身で義歯の管理ができないことも多いため，義歯の取り扱いや清掃状態から，患者を取りまく環境を推察することもできます．

義歯に付着している細菌もバイオフィルムを形成するため，そのままでは洗浄剤や消毒液による化学的洗浄の効果はほとんどありません．そのため，義歯の化学的な洗浄を行う前には，必ず歯ブラシや義歯ブラシによる機械的清掃を行いましょう．義歯は口腔内の形状に合わせて作成しているため，複雑な形態をしており，汚れの付きやすい部位は重点的にブラシをかけます．

就寝中の管理

また就寝時には義歯をはずし（義歯をはずすことで残存歯による外傷などが生じる場合を除いて），水中に保管します．義歯の材質は吸水性の樹脂のため，乾燥すると変形し，ひび割れ，破折の原因となります．ただし，清掃しないまま水中に保管すると，細菌が繁殖し，保管容器にバイオフィルムが形成され，保管容器を使用するたびに義歯に細菌が付着するため，保管前の義歯清掃と保管容器の清掃は必須です．

*

　口腔の健康管理を行うことは，経口摂取を可能にし，口腔内の衛生状態を保ち，栄養状態の維持や誤嚥性肺炎などの気道感染を予防することにもつながります．今後，高齢者医療の現場では本人もしくは家族の意思によって，積極的な医療を行わないケースも増えてくることが予想されます．

　しかし，呼吸や栄養の入り口である口腔の健康を維持するためのケアを行わないことは適当とは思えません．最期まで，すこしでもQOLや生命の尊厳を維持するには，呼吸や会話，摂食嚥下といった最低限の機能を維持することが不可欠です．

　口腔ケアは，通常では患者本人，家族でも行うことができるケアですが，終末期や重度認知症患者などでは多専門職種からなる医療・ケアチームの支援が必要になります．本人や家族が望まなくても，口腔ケアを行うことによって，呼吸苦や口腔内の不快症状が緩和される可能性が高い場合は，医療職としてその必要性を提案し，家族を含めたチームとして議論することが必要です．

　その場合，患者のこれまでの生活環境や家族背景なども考慮し，そして何よりも患者の尊厳を守ることを第一に，チームとして議論することが大切です．

第1章　口腔ケアのための基本知識

引用・参考文献

1. McCoy WF，et al：Observations of fouling biofilm formation．Can J Microbiol，27：910-917，1981.
2. 奥田克爾：健康破綻に関わる口腔内バイオフィルム．日本歯科医師会雑誌，58：225-234，2005.
3. Stewart PS：Mechanisms of antibiotic resistance in bacterial biofilms．Int J Med Microbiol，292：107-113，2002.
4. 足立了平ほか編：よくわかる口腔ケアハンドブック．第1版，金芳堂，2006.
5. 山根源之ほか編：チェアーサイドで活用する最新・口腔粘膜疾患の診かた．日本歯科評論増刊，ヒョーロン，2007.

3. 口腔ケアの基本的知識

Q1　口腔ケアを行う時の環境整備で気をつけることは何ですか？

A　口腔ケア時には，患者の口腔内細菌が広範囲に飛散するため，手技の工夫や感染予防対策の実施が必要です．

Keyword … #口腔ケアの環境整備，準備　　#感染予防対策

Check

● 口腔ケア時には，口腔内細菌の飛散が患者の周囲に広範囲に起こっています．

● 口腔ケア時には，周囲への飛散を予防するように環境を整え，標準予防策を実施しましょう．

● 口腔ケア物品は感染予防を考慮した管理が必要です．

口腔ケア実施時の環境への影響

口腔ケアの目的

略語

VAP
人工呼吸器関連肺炎：
ventilator-associated
pneumonia

　口腔ケアには，誤嚥性肺炎や人工呼吸器関連肺炎（VAP）の予防，口腔乾燥と口臭の予防と改善，歯科疾患の予防など多くの目的がありますが，入院環境においては，とくに肺炎の予防に重点が置かれることが多いです．そのため，病棟における口腔ケアでは，起炎菌の口腔内定着を防ぎ，気管内に流れ込む菌量を減らすことが重要です．そして，起炎菌の口腔内定着を防ぐためには，歯垢の除去が必要となります．

口腔ケアの手技

　歯垢の除去を目的とした口腔ケアでは，まずブラッシングによって歯にこびり付いた汚染物（歯垢）の破壊・除去を行います．次に，ブラッシングにより破壊された汚染物が，誤嚥などによって気管内に流れ込むことを防ぐための洗

浄・ふき取りによる排出を行います．そして，最後に排出された汚染物を回収します．

● 排出した汚染物は感染防止のため確実な回収が必要である．

このように口腔ケアは，汚染物の除去・排出・回収を行っているため，実施者にとっても，湿性生体物質に触れる機会の大きい手技と言えます．

口腔ケアにおける湿性生体物質の飛散

口腔ケアにおけるこのような湿性生体物質の飛散の状況がどのようなものであるかについて，いくつかの研究が行われています．

前田ら[1]は，要介護高齢者を対象にブラッシングを行った際の周囲への飛散状況を検討しました．その結果，被験患者の胸部，患者の肩から左右90cmの箇所，術者の眼部および術者の胸部の計5か所で，口腔内細菌の飛散が確認されたと報告しています．

梅津ら[2]は，脳血管障害を有する意識障害患者26名に対して看護師91名が行った口腔ケアの場面における飛散の調査を行いました．その結果，看護師の手関節，フェイスシールド，エプロンのアデノシン三リン酸（ATP）[*1]値は，口腔ケア前よりも口腔ケア後に有意に上昇していました．また，吸引を行った場合，行わない時よりもATP値が上昇しており，洗浄によって口腔内細菌の飛散が高まる可能性を指摘しています．

山﨑ら[3]は，経口挿管患者と気管切開患者の口腔ケア時に，洗浄液による病室の環境汚染を可視化するため，患者（模擬人形）に対して洗浄液にブラックライト発光液を混入して洗浄を行いました．その結果，最大の飛散距離は154cmであったと報告しており，ベッド周囲を超えて飛散する可能性を指摘しています．また，模擬人形の目・鼻・口など顔面周囲には，洗浄液の飛散が密集しており，防御が必要であることも指摘しました．

以上のことから，口腔ケアにおけるブラッシングと洗浄において，口腔内細菌の飛散は，患者の周囲に広範囲に起こっていることがわかります．

環境面における感染予防対策

口腔ケアは前述した通り，ブラッシングや洗浄・含嗽などによって，口腔内の湿性生体物質が患者の周囲に広範囲に飛散します．そのため，環境面においては周囲への飛散を考え伝播を予防する必要があります．

口腔ケア実施時の環境整備

まず，口腔ケア実施時には，患者の周囲をカーテンもしくはスクリーンなど

用語解説
*1 アデノシン
三リン酸（ATP）：
adenosine tri-
phosphate
すべての植物，動物および微生物の細胞内に存在するエネルギー分子．つまり，ATP値の上昇とは細菌（微生物）汚染を意味している．

第1章 口腔ケアのための基本知識

で遮蔽して周囲への飛散を予防します．そして，患者の口腔周囲は最も湿性生体物質が飛散するため，頸部〜前胸部にかけてエプロン等で覆うことが望ましいです．

● このとき，術野のようにして，患者の口腔を中心に頭部全体を覆うことも飛散を予防するためによいと考えられる．

患者の頭部を覆うようなシーツが準備できない場合は，患者の顔面を口腔ケア前後で清拭することが望ましいです．

● 口腔ケア前の清拭：ケア実施者が患者の顔面に付着している細菌に接触することを避ける
● 口腔ケア後の清拭：ケア中に口腔から飛散した細菌の除去

歯ブラシの取り扱い

また，使用する歯ブラシについても正しい管理が必要です．

口腔ケアで使用後の歯ブラシは洗浄しても除去できない細菌が付着し，湿潤環境においては増殖することが知られています．歯ブラシ中の細菌汚染を予防するためには，流水での歯ブラシの洗浄が重要です[4]．このとき，複数の患者の歯ブラシを同時に洗浄すると，交差感染する可能性があります．

そのため，歯ブラシの管理は患者ごとに行い，流水中でしっかり洗浄後，水気をきってよく乾燥させる必要があります．

● よく乾燥させるためには，ブラシの向きを上側にして管理するとよい．

また，歯ブラシの保管場所はなるべく水場の近くを避け，風通しの良い場所を選びましょう．

● 水回りは，水場を好む緑膿菌やアシネトバクター属などのブドウ糖非発酵グラム陰性桿菌で汚染されている．

引用・参考文献

1. 前田知子ほか：口腔ケア時における口腔内細菌の飛散状況．感染防止，16（2）：28-33，2006．
2. 梅津敦士ほか：口腔ケア時の洗浄液の飛散状況および口腔環境調査．日本環境感染学会誌，32（4）：186-192，2017．
3. 山﨑奈津代ほか：気管内挿管患者の口腔ケアを行う際の周囲への飛散状況の可視化：個人防護具の統一に向けて．山口大学医学部附属病院看護部研究論文集，23：94-97，2012．
4. 香西克之ほか：小児における歯口清掃器具の洗浄と保管に関する細菌学的調査．小児歯科学雑誌，32（4）：751-755，1994．

Q2 口腔ケアは1日何回行うのが理想的ですか?

A 基本的には毎食後と就寝前の計4回が理想的です.

Keyword … #口腔ケアの回数

Check

● 食事の有無や食形態, 口腔内の状態にかかわらず, 口腔ケアは必ず行います.

● 就寝中の口腔内微生物の増殖を防ぐために, とくに夕食後や就寝前の口腔ケアを丁寧に行いましょう.

● 口腔の状態をアセスメントし, それに応じて回数の増減や方法を検討します.

口腔ケアのタイミング

食後数時間は口腔内の微生物数が最も増加しやすい環境にあるので, 毎食後に口腔ケアを行います. さらに, 就寝中は口腔内微生物が急増するうえ, 唾液を誤嚥しやすいため, 就寝前に口腔ケアを行うことが大切です.

したがって, 口腔ケアは1日4回行うのが理想的です.

就寝中は口腔内微生物が急増する

夜間の就寝中は口の動きが少なくなり, 唾液の分泌量が減少します[1]. すると, 唾液による口腔内微生物への自浄作用も低下することから, 就寝中の口腔内には微生物が急激に増加します. そのため, 口腔ケアで最も重要とされているタイミングが「夕食後」または「就寝前」となります.

とくに経口摂取している場合, 口腔内の微生物は3度の食事のたびに口腔内の食物残渣などを栄養として増殖します. 夕食後または就寝前に行う口腔ケアには十分に時間をかけ, 徹底的に行うことが, 就寝中の患者の口腔内を清潔に保つために重要です.

どんな患者にも口腔ケアは必ず行う

どんな患者にも口腔ケアは必要です. 例えば, 経口摂取していない患者だか

らといって「口腔ケアを行わなくてよい」ということにはなりません．何故なら，経口摂取をしていないと，食事のときに分泌される唾液による自浄作用や，食物を咀嚼し嚥下することによる物理的な自浄作用がなくなり，自力で口腔内の微生物を減少させる機会を失ってしまっているためです．

摂食嚥下障害を有することにより，食形態が調整されている患者もいます．流動食や軟食は歯や粘膜にこびりつきやすく（図1），粘膜に付着すると除去しにくいのが特徴です．また，このような食形態は咀嚼をあまり必要としないことから，口腔内からの感覚刺激だけでなく，唾液腺周囲の筋からの物理的刺激も少なくなり，唾液が出にくくなります．したがって，常食を経口摂取している患者よりも，流動食や軟食を経口摂取している患者の方が，口腔内環境が不良であることが多くなります．

そのため，口腔ケアは食事の有無，状態にかかわらず実施しなければなりません．

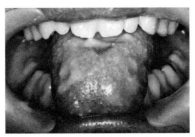

流動食や軟食は歯や粘膜にこびりつきやすい

図1 ● ペースト食を摂取している患者の口腔内

回数の増減や方法を検討する

患者の口腔内は全身状態や個人個人によってさまざまです．そのため，それぞれの状態に応じて口腔ケアの回数や方法を検討する必要があります．最適な口腔ケアの回数を決めるためには，定期的なアセスメントを行い，口腔ケアの内容だけでなく，回数についての検討も行うことが必要です．たとえば，汚染がひどく口腔の乾燥や口臭が強いときなどには回数を増やさなければなりません（図2）．

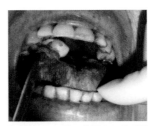

汚染がひどく口腔の乾燥や口臭が強い
ときなどは，口腔ケアの回数を増やす

図2 ● 汚染のひどい患者の口腔内

　しかし，いたずらに回数を増やしたり，使用する器具を増やすと毎日の口腔
ケアに無理が生じてしまいます．そのため，しっかりとアセスメントを行い，
介助者が継続して実施できるような口腔ケアプランにする必要があります．ま
た，口腔清掃状態に問題がないようであれば，回数を減らしたり，ケアの内容
を省略するなど，臨機応変な対応が求められます．

　口腔清掃状態に問題がないかの判断は専門的な視点も必要なことがありま
す．判断が難しいようであれば，歯科医師，歯科衛生士といった専門職と連携
し，口腔ケアによる介入方法を検討しましょう（図3）．

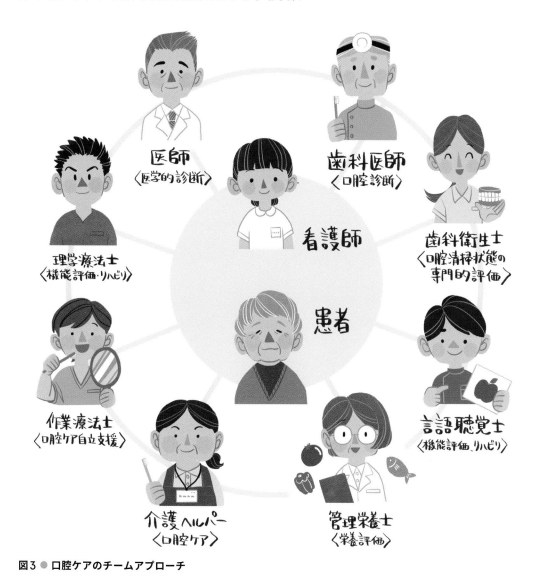

図3 ● 口腔ケアのチームアプローチ

引用・参考文献

1.　日本老年歯科医学会監（下山和弘ほか）：口腔ケアガイドブック．p.5-8．口腔保健協会，2008．
2.　藤本篤士ほか編著：5疾病の口腔ケア－チーム医療による全身疾患対応型口腔ケアのすすめ．p.8-11，医歯薬出版，2013．

Clinical Nursing Skills ｜ Oral Care

Q₃ 口腔ケア後，洗浄は必ず行うべきですか？

A 細菌の除去には洗浄が効果的なため，可能なかぎり実施すべきですが，どうしても難しい場合は，市販の洗浄液をガーゼやスポンジに浸して清拭を行います．

Keyword ⋯ #口腔洗浄 #誤嚥リスク #片麻痺患者

Check

● 洗浄が可能かは，誤嚥のリスクの有無によって判断し，可能であれば部分的にでも行います．

● 洗浄する際には，坐位や側臥位などで咽頭への垂れこみを防ぐことが肝要です．

● ガーゼやスポンジを使用する場合は，含んだ水分が咽頭に垂れこむことがないよう注意しましょう．

誤嚥のリスクを判断する

　ブラッシングや清拭により遊離した細菌を除去するためには，洗浄が効果的ですが，洗浄液を誤嚥してしまうリスクがあることから，患者の口腔機能や嚥下機能の状態を十分に把握して行うべきでしょう．**表1**に誤嚥リスクの評価方法を示します．

　洗浄が可能か不可能かを判断するには，仰臥位で少量の水を口の中にためていられるかどうかで判断することもあります．また，誤嚥の可能性があっても，体位や頭部の前屈・回旋，吸引の可否などにより，洗浄しても問題がない場合もあります（**表2**）．口腔ケアの効果を上げ，効率を高めるためには，部分的な洗浄であっても行うメリットは大きいといえます．

誤嚥の防止

　口腔機能や嚥下機能の障害があり，含嗽や洗浄が不可能な場合は，口腔ケア中の誤嚥にも注意が必要です．

　口腔ケア中の誤嚥は，ケアの刺激によって分泌された唾液や歯ブラシなどに含

表1 ● 誤嚥リスクの評価方法

- 水を口の中にためていられるか
  （どのくらいの量，どのような体位，頸部の状態で）
- むせの有無
- 咳ばらいができるか
- 喀出ができるか
- 深呼吸ができるか　　　　　　　など

表2 ● 洗浄が可能かどうかの判断基準

- ヘッドアップは可能か
- 頭部の前屈・回旋ができるか
- 吸引の可否
- 吸引装備の有無
- 嚥下反射の有無
- 挿管の有無
- むせの有無
- 意識レベルはどの程度か
- 誤嚥のリスクはどの程度か

まれた液体が咽頭へ垂れこむことによっても生じるため，**図1**のような坐位や，**図2**のような側臥位に体位を調整し，咽頭への垂れこみを防ぐことが肝要です．

また，誤嚥があってもむせないこともあるので，ブラッシング時や洗浄時に呼吸状態が荒くなったり，嗄声などがあり誤嚥が疑われたときには，呼吸や発声の状態を確認し，必要であれば頸部や胸部の聴診を行います．

坐位が保持できる場合（図1）

坐位を確保して，頭部を軽度前屈させます．介助者は患者の側方から反対側の肩に背中から手を回し，その手で口唇の圧排と開口を保持します．そして，患者の側方やや下側から，のぞき込むような体勢でケアや洗浄を行います．

このとき，介助者も椅子などに座って安定した状態で行いましょう[1]．

坐位が十分に保持できない場合（図2）

坐位がとれない患者の場合は，側臥位ないし頭部のみを側方に回旋させて行います[3]．

除去した汚れや洗浄液，唾液は適宜吸引できればよいのですが，吸引器具がない場合は口腔内の頬部に置いたガーゼなどに吸収させ除去するか，口腔外に垂れ流し，ガーグルベースンやタオルなどで受けとります．

片麻痺患者の場合

脳卒中などにより片麻痺がある場合は，健側を下にして，口腔内に貯留した分泌物や唾液などが健側の頬部にたまるようにして自覚しやすいようにします[1]．

Point
- 健側を下にする理由は，感覚が維持されているため，分泌物や唾液などが咽頭に侵入しても，嚥下反射や咳反射を生じやすくなる．
- もちろん咽頭への侵入がないよう，十分に注意することが重要である．

体位の工夫などで洗浄を検討する

含嗽ができない患者に対する洗浄は，口腔内の細菌や汚れを希釈し，すみず

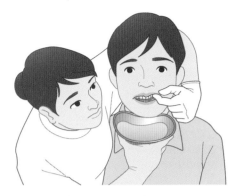

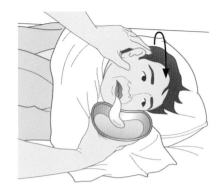

①坐位を確保(上体は前傾させる)
②頭部は軽度前傾させる(過度に前屈させると開口させにくくなる)
③介助者は患者の脇に座る
④介助者は自分と反対側の患者の肩に背中から腕を回し,頭部を固定する
⑤回した手で口唇を圧排し,開口させる
⑥介助者は介助者側から患者の顔を覗き込むような体勢で,ケアや洗浄を行う
⑦口腔ケア中に生じた唾液や洗浄液は口唇から口腔外に垂れ流すようにする
⑧垂れ流れた唾液や洗浄液はタオルやガーグルベースンなどで受け取る

図1 ● 坐位がとれる場合

①患者を側臥位ないし,頭部を回旋させる(マットや枕などで固定し,安定させる).片麻痺がある場合は,健常側を下側にする.感覚がある側を下にすることで,口腔ケア中に咽頭や喉頭に水分等が流入しても,感覚が刺激され,嚥下反射や咳反射が生じやすい
②吸引器具がなければ,回旋した側の口角から唾液や洗浄液が漏れ出ても,リネンを汚さないように,タオルやガーグルベースンなどを置く
③介助者は患者の顔の正面に座る
④視野や採光が取れる範囲で,できるだけ患者の頭部回旋を維持することに留意しながら口腔ケアを行う
⑤回旋側の頬粘膜や口底部に溜まった唾液や洗浄液は,咽頭に流入する可能性もあることから,適宜ガーゼなどで吸い取る

図2 ● 坐位保持が十分にできない場合

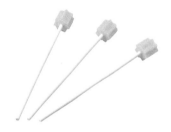

洗浄液を含ませて使用する（株式会社モルテン）

図3 ● スポンジブラシ

みまで効率よく除去するのに効果的です.

　通常の洗浄が困難な場合であっても,体位や頭部の回旋などで咽頭への洗浄液の侵入を防止しながら口腔内を洗浄することを検討すべきでしょう.

　なお,どうしても洗浄が難しい場合は,洗浄液を含ませたガーゼやスポンジブラシ(図3)で清掃を行います.この際にはガーゼやスポンジをよく絞り,含んだ水分が咽頭に垂れこむことがないよう注意する必要があります.

引用・参考文献

1.　日本老年歯科医学会監（下山和弘ほか）：口腔ケアガイドブック. p.19-20, 口腔保健協会, 2008.
2.　菊谷武監：口をまもる 生命をまもる 基礎から学ぶ口腔ケア. p.57-58, 学研メディカル秀潤社, 2007.
3.　加藤岳彦ほか：口から食べたい──口腔看護Q&A. 月刊デンタルハイジーン別冊, p.109, 医歯薬出版, 1998.

Q₄ 口腔ケア前に口腔周囲を， 1%イソジン液で浸したガーゼで拭いて消毒していますが，これは必要ですか？

A 口腔周囲に付着した細菌などを口腔ケア時に口腔内に持ち込まないために必要です.

Keyword … #口腔周囲の消毒

- 口腔周囲の消毒は，付着した細菌やウイルスを口腔ケア中に口腔内に持ち込まないために行うべきです.

- 口腔周囲の清拭により脱感作や廃用症候群の予防などの効果も期待できます.

- 口腔周囲の消毒の際に，消毒薬を正しく使用しないと逆効果になってしまう場合があるため注意が必要です.

口腔周囲の消毒

感染予防

　通常のケアにおいて，口腔周囲の消毒は必要ありません.温タオルなどで清拭を行います.しかし，院内感染のリスクが高い状況においては，口腔周囲の消毒に表1に示すような薬液を染み込ませたガーゼを用いて清拭を行うことを検討します.

　口腔ケア時に口腔周囲の皮膚に触れずにケアを行うことは困難であり，消毒を行っていない場合，口腔周囲に付着した細菌やウイルスを口腔内に持ち込んでしまいます.口腔内にこれらの細菌やウイルスが侵入した場合，咽頭さらには気管への流入を防止することは困難です.

　つまり，口腔ケア時に介助者の手や器具の接触が予測される範囲（図1）を清拭することは，最も簡単で効果的な院内感染対策の1つといえるでしょう.

その他の効果

　さらに，口腔周囲の清拭は消毒効果だけでなく患者の過敏反応に対する刺激

表1 ● 口腔ケアに用いる代表的な薬液

一般名	商品名	使用濃度	特徴
クロルヘキシジングルコン酸塩	コンクールF 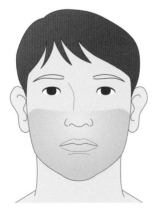 （ウエルテック株式会社）	0.0012%	強いイオン性であり，歯面・粘膜によく付着するため，消毒効果は長時間持続する．強い苦みがあり，アレルギーの可能性がある
ポビドンヨード	イソジン （画像）	1%	すべての口腔内細菌に対して殺菌作用を示す．強いイオン性であり，歯面・粘膜によく付着するため，消毒効果も長時間持続する．甲状腺機能に異常のある患者や，ヨウ素アレルギーのある患者には注意が必要である
ベンゼトニウム塩化物	ネオステリングリーン （画像）（日本歯科薬品株式会社）	0.004%	陽イオン界面活性剤（逆性石けん）であり，細菌，真菌（カビ）類に広く殺菌性を有する．低濃度で殺菌効果があり，毒性は低く，低刺激である
オキシドール	オキシドール （画像）（健栄製薬株式会社）	2〜3倍希釈（口内炎がある場合は10倍希釈）	有機物を融解するため，痂皮状の汚染物などの付着物の除去を容易にする．嫌気性菌に有効．アレルギーはないが殺菌作用は弱く，効果は短時間である

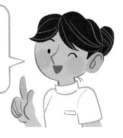

口腔ケア時に介助者の手や器具の接触が予測される部位をあらかじめ清拭しておくと安心です！

図1 ● 接触が予測される範囲（ピンク色の箇所）

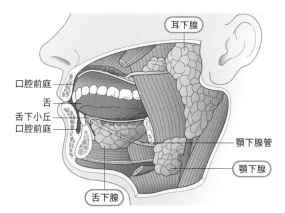

図2 ● 三大唾液腺の位置

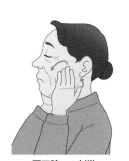
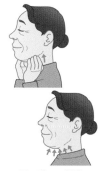

耳下腺への刺激 　　　　　顎下腺への刺激
唾液腺マッサージは三大唾液腺から口腔内の唾液腺開口部に唾液を押し出すようにマッサージをします
図3 ● 唾液腺マッサージ

をなくしたり（脱感作[*1]），顔面・頸部筋肉への刺激による廃用症候群[*2]の予防，血行促進，緊張緩和と筋力増強のほか，顔面の知覚の維持・回復，さらに三大唾液腺（図2）である耳下腺，顎下腺，舌下腺に対する刺激によって唾液腺の廃用予防や唾液分泌の促進が期待できます．

　また，口腔周囲の清拭時に唾液腺マッサージ（図3）もあわせて行うことで，口腔乾燥や口腔内環境の保全にもつながります．

使用する薬剤の注意点

　口腔ケア時に使用する薬液は，消毒効果と皮膚や口腔粘膜に対する効果と副作用を十分考慮して選択する必要があります．

　たとえば，ポビドンヨードは口腔内細菌に対して強い殺菌作用を示し，インフルエンザなどのウイルスにも有効であるといわれています．手術部位や創傷部位の皮膚をはじめ，口腔などの粘膜にも適応が可能であり，強いイオン性であるため，消毒効果も長時間持続すると考えられています．

　しかしその反面，甲状腺機能に異常のある患者や，ヨウ素アレルギーのある患者に使用する際は注意が必要です．また，大量かつ長時間の使用で接触皮膚炎が出現することがあります．

　口腔内では，長期使用により常在菌叢のバランスを崩してしまったり，口腔・咽頭の粘膜を障害して細菌が繁殖しやすい環境を作ってしまったりすることもあります．その結果，使用している抗菌薬に抵抗性を示すメチシリン耐性黄色ブドウ球菌（MRSA）や緑膿菌，さらにはカンジダなどの真菌類も繁殖し，より重篤な感染症へと移行させてしまうこともあります．

　口腔ケアは長く継続して行う必要があるので，患者の全身状態や口腔内の汚染状況などを十分にアセスメントしたうえで，使用する薬液を選択，変更することが大切です．

用語解説
＊1　脱感作
口の運動不足（食事や会話回数の減少など）により発生する，口腔内の感覚異常や口腔内の過敏といった症状を和らげること．

＊2　廃用症候群
長期間の安静状態継続によって起こるさまざまな心身の機能低下．

略語
MRSA
メチシリン耐性黄色ブドウ球菌：methicillin-resistant *Staphylococcus aureus*

鼻前庭を清拭し，副鼻腔炎を予防する

鼻前庭とは

鼻前庭は，皮膚に覆われており鼻毛が生えている部位です．この部分は後方の鼻腔とは異なり，粘液が分泌されないため，鼻腔からの粘液や外来性の異物，血液などが乾燥し停滞しやすくなります．また，鼻毛があることで，さらに強固に付着し，鼻腔の通気を障害します．

鼻腔は通気がなくなると，副鼻腔炎を生じやすく，それにより生じた多量の鼻汁は，多くの細菌を含んで咽頭へ流入し，それが気管に侵入することで肺炎などを発症させる可能性があります．

● 経鼻経管栄養中の患者の場合は，経管栄養チューブが鼻腔に留置されるため，さらに外来性の異物などが停滞しやすく，通気が障害される．

鼻前庭の清拭

筆者らは，顔面の清拭と同時に鼻前庭の清拭も併せて行っています（図4）．

鼻前庭を清拭することで，細菌やウイルスの鼻腔への侵入を防ぎ，鼻腔の通気を確保することで副鼻腔炎を防止します．さらに，鼻呼吸を促して口呼吸を抑制することで口腔乾燥を予防し，口腔内環境の正常化につながります．

鼻腔清拭時のポイント

口腔周囲の清拭と同様に，薬液を含ませた綿球をモスキート鉗子で把持し，清拭します．鼻腔清拭時に使用する綿球は，適度な水分を含ませて使用し，汚染物を軟化させながら除去します．

乾燥した鼻前庭の汚染物は，必要以上に力を加えたり，乾燥した綿球で無理

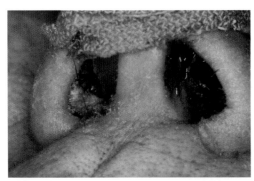

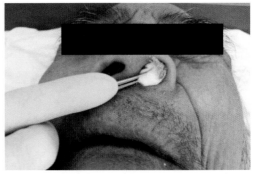

薬液を含ませた綿球をモスキート鉗子にて把持し清拭を行う．鼻前庭は鼻毛のはえている鼻穴の中の皮膚部分で，鼻垢が乾燥し，たまりやすい部分である

図4 ● 鼻前庭の清拭

に除去すると皮膚を傷つけ，出血させてしまうこともあります．さらに血液は鼻腔内で凝固し，停滞することでさらに汚染物が付着しやすい環境にしてしまいます．

　鼻孔の大きさは個人差があるので，口腔ケア時に用いる綿球が大きくて挿入できない場合，小綿球や綿棒などを使用するとよいでしょう．

●とくに経鼻経管栄養中の患者の場合は，経管栄養チューブが存在するため，視野の確保がしにくく，鼻前庭の清拭は容易ではない．清拭時は必要以上の力を加えると，経管栄養チューブの固定が外れてしまう可能性があるため，可能な範囲で清拭することが大切．

　また，鼻毛が長い場合は適度な長さに整え，外来性の異物などが停滞しにくい環境をつくることが大切です．

引用・参考文献

1. 菊谷武監集（渡邊裕）：口をまもる生命をまもる基礎から学ぶ口腔ケア（改訂第3版）．p.71-80，学研メディカル秀潤社，2021．
2. 馬場里奈：人工呼吸器装着患者の口腔ケアの正しい手順と手技．呼吸器ケア，5（7）：90，2007．
3. 岩沢篤郎ほか：ポビドンヨード製剤使用上の留意点．Infection Control，11：18-24，2002．

第1章　口腔ケアのための基本知識

Q5 舌の機能に合わせた舌磨きの道具の選択方法を教えてください.

A 舌苔の厚さや範囲に応じて選択するとよいでしょう.

Keyword … #舌のケア #舌ブラシ #舌苔

- 舌機能が低下すると舌苔の付着が多くなりやすいです.

- 複数回ケアを行うことで舌苔の付着量を低下させます.

- 口腔ケアの刺激が舌機能を向上させる可能性があります.

舌の機能

　舌の機能には,咀嚼,嚥下,構音,味覚などがありますが,機能評価の対象となるのは主に運動機能の評価です.舌は摂食嚥下に深く関与しているため,運動機能が低下すると飲み込みづらさを感じたり,咀嚼がうまくいかなくなったりします.食物の咀嚼は唾液分泌を促し,機能的に粘膜の清掃にも関わっています.そのため,しっかり咀嚼し経口摂取できている人は舌苔の付着は少なく,経口摂取ができない人や軟食になっている人は,舌苔の付着が多くなる傾向にあります.

舌苔

　舌苔は,糸状乳頭に剥離細胞や粘液,食物残渣や細菌などが付着したものです.つまり舌苔は,糸状乳頭と付着物という2つの要素でできているのです.正常な薄い舌苔であれば,糸状乳頭は再生が盛んで容易に剥離し汚れが洗い流されます.一方,舌の機能が低下し自浄作用が低下すると,糸状乳頭も代謝が低下し剥離しにくくなり洗い流されないため,角化亢進して長く伸び,そこに食物残渣や細菌などの付着物がたまりやすく,徐々に堆積し厚い舌苔を形成していきます.

Clinical Nursing Skills ｜ Oral Care

ここで口腔ケアの介入，舌磨きの必要が出てくるというわけです．

舌清掃

舌清掃は常に湿潤下で愛護的に行うことが肝要です．一度にすべての舌苔を除去することにこだわらず，繰り返し介入することで舌苔を徐々に除去していくことが大事です．また，舌清掃に関してはごく軽い力で手前に引きながら行います．

Point
● 100g未満の圧力で30回までなら，舌を傷つけないという報告もある．

舌清掃の方法については「舌苔の除去」（p.35~36）で詳しく述べています．

舌清掃の器具

舌清掃に用いられる器具は，専用器具としては舌ブラシ（ブラシタイプ，ヘラタイプなど）（図1）の他に，スポンジブラシ，ガーゼなどが使用されています．様々なメーカーから販売されていますが，固すぎないものを使用してください．

口腔乾燥が進んでいる場合は，器具が舌に引っかかりやすかったり，痛みを生じさせる可能性があります．継続的に口腔ケアを行う場合，患者の安楽性の確保も重要ですので，痛みのないように行います．

舌清掃の器具は主に舌苔の厚みや硬さを基準にして選択することになります．ただし，その際も器具の硬さに任せるのではなく，あくまでも湿潤にしてやわらくした舌苔を除去し，繰り返し清掃介入することが重要です．

Point
● 舌ブラシは形状によらず，継続的に使用することで舌苔の厚みを減少させるという報告もある[2]．

 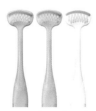

| ブラシタイプ
（ピジョンタヒラ株式会社） | ヘラタイプ
（株式会社クラデンジャパン） | ヘラ+ブラシタイプ
（サンスターグループ） |

図1 ● 舌ブラシの種類

引用・参考文献

1. Yaegaki K, et al：Tongue brushing and mouth rinsing as basic treatment measures for halitosis. Int Dent J, 52：192，2002.
2. 伊藤加代子ほか：ブラシの形態による舌清掃効果の違いについて．日摂食嚥下リハ会誌，13（2）：77-87，2009.

Q6 舌が<u>ピンク色</u>になるくらいまで<u>舌苔は除去すべき</u>でしょうか？

A 舌背が白く見えていても，湿った白い綿球やガーゼなどで清拭し，それほど色がつかなければ大丈夫です．

Keyword … #舌苔

Check

● 舌苔の付着は舌機能の低下のサインです．

● 舌の清掃は湿潤下で愛護的に行います．白くても汚れではない場合もあるため，十分に観察することが大切です．

● 黒毛舌がみられた場合は，全身状態と服薬状況を確認します．

舌苔の付着と舌機能の低下

舌苔とは

　舌苔（図1）とは，舌の糸状乳頭が伸長し，その中に残留した食塊や細菌が増殖し，また剥離した上皮が付着したものです[1]．

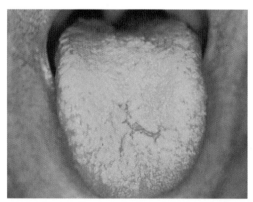

舌の糸状乳頭が伸長した中に，残留した食塊や細菌増殖，剥離した上皮が付着して舌苔が形成される

図1 ● 舌苔が付着した舌

Clinical Nursing Skills ｜ Oral Care

舌の色は，皮膚と同様に年齢差や貧血などの疾患によるもの，喫煙の影響などで個人差があります．健常人も，通常はうっすらと舌の表面の中央付近は白くみえますが，舌苔が付着している場合は，舌尖部の数mmを除き，舌根部に向かうほど，乳白色から褐色の沈着物が多くみられます．

舌苔の付着の原因

舌苔は口腔機能，とくに舌の機能が低下している場合に多く蓄積します．舌の機能が健常な場合は，舌自体の運動や舌と口蓋の接触，食塊が舌の表面を移動する際の物理的な力により舌苔は自浄され，伸長した舌乳頭も短縮し一定の長さを保っています．

したがって，舌苔の付着とは舌機能の低下を示唆するものであり，舌苔の付着部位により舌機能の状態や習癖を推測することができるのです．

Point
- たとえば経口摂取していない場合，舌の運動量が減少し，食塊との摩擦がなくなり，また唾液分泌量の低下などから自浄作用が低下し，舌苔の付着は増加するため，口腔ケアによって除去する必要がある．

舌苔の除去

舌苔の除去方法

舌苔の除去は，舌根部から舌尖部（**図2**）に向けて舌ブラシを前方方向に動かし，除去します（**図3**）．

舌ブラシによる清掃は舌苔とその中の細菌を除去し，伸長した舌乳頭を適宜短縮させることが目的です．舌苔を除去する場合，舌尖をガーゼなどを用いて把持し，前方に牽引して，できるだけ奥のほうから舌ブラシを用いて除去します．

Check out
the video below!

舌の清掃

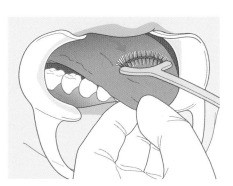

舌は有郭乳頭で舌体と舌根に分けられます
図2 ● 舌の部位

図3 ● 舌ブラシを用いた清掃方法

嘔吐反射がみられる場合

舌の牽引により嘔吐反射がみられる場合は無理に牽引せず，舌尖部をガーゼ

などで下顎前歯部付近に固定し，安定させて清掃します．強固に付着している痂皮状の汚染物は無理に除去すると舌粘膜を損傷するため，あらかじめ発泡性のある含嗽剤（オキシドールなど）を含ませた綿球を，モスキート鉗子などを用いて把持し，付着物に塗布して痂皮状の汚染物を浮き上がらせてから出血や損傷などが生じないよう除去するとよいでしょう．

湿潤下で愛護的に清掃する

舌の清掃は湿潤下で愛護的に行い，粘膜を保護することが肝要です．湿った白い綿球やガーゼなどで清掃し，それほど色がつかなければ，舌背が白く見えていてもそれ以上行う必要はありません．

口腔乾燥があり，毎回乾燥した舌苔が付着している場合などは，清掃後に口腔湿潤剤を適宜塗布すると効果的です．ただし，口腔湿潤剤の過剰な使用は余分な口腔湿潤剤が新たな舌苔の構成要素となるため，必要最小限にします．

黒毛舌が見られた場合

舌苔が付着している状態で抗菌薬やステロイド薬などが投与されると，口腔内細菌の発育が阻害されたり，反対に増殖して菌交代現象[*1]による口腔内細菌叢の変化が生じ，糸状乳頭の表面やすき間に蓄積した舌苔に含まれる細菌が黒色色素を産出し，それが沈着した黒毛舌（**図4**）を呈する場合があります．

飲食物中の色素や錠剤などの薬物による着色，喫煙などが関与することもありますが，経口摂取していない場合は，全身状態や服薬状況を確認し，原因を見きわめてから対応することが必要です．舌苔が基礎となっていれば，舌苔と同様の手順で除去しましょう．

用語解説
＊1　菌交代現象
菌交代現象とは生体において正常菌叢の減少などにより，通常では存在しない・あるいは少数しか存在しない菌が異常に増殖を起こし，正常菌叢が乱れる現象．

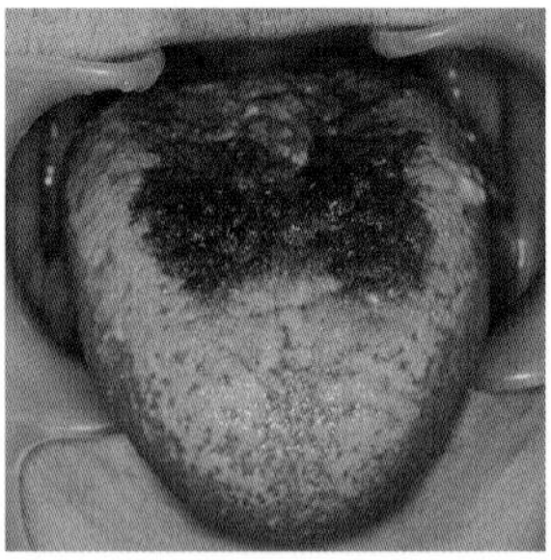

抗菌薬やステロイド薬投与による口腔内細菌の発育阻害や，菌交代現象による口腔内細菌叢の変化が生じ，黒毛舌を呈する

図4 ● 黒毛舌

引用・参考文献

1.　日本老年歯科医学会監（下山和弘ほか）：口腔ケアガイドブック．p.90，口腔保健協会，2008.

Q7 孤立歯はどのような用具・方法で磨けばよいですか？

A 歯ブラシと補助的清掃用具を使い，孤立歯の面を意識して，毛先を歯(根)面に当て，細かく動かして磨きます．

Keyword … #孤立歯

Check

● 孤立歯は通常の歯より汚れやすく，とくに鉤歯は自浄作用が低下するため重点的に磨きます．

● 通常のブラシだけでなく，ポイントブラシや歯間ブラシを使い分けて清掃します．

● 大きく動揺する歯がある場合には歯科医師，歯科衛生士に相談します．

孤立歯は汚れやすい

歯列の中でその両隣に歯が存在しない状態で，1本だけある歯を「孤立歯」と呼びます．

歯は歯列の中に連続して存在していると清掃がしやすいという特徴があります（図1）．これは，歯と歯の間に歯ブラシの毛先が入り込みやすいためです．しかし，孤立歯では，歯に歯ブラシを当てると毛先が広がってしまうため，歯の前後の根元の部分に毛先が十分に届かず，清掃状態が悪化しやすくなります（図2）[1]．また，孤立歯は隣り合う歯がないために，傾斜したり移動していた

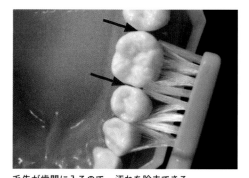

毛先が歯間に入るので，汚れを除去できる
図1 ● 通常の歯列のブラッシング

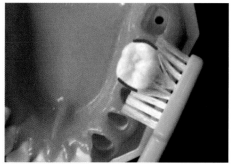

通常の歯ブラシでは毛先が開いて汚れを除去できない
図2 ● 孤立歯のブラッシング

りすることもあります．これにより不要な空隙を生じ，食物残渣の停滞が助長されます．

孤立歯の清掃

歯の面を表側（唇頬側），裏側（舌側），左右側（隣接面）の4面として捉え，それぞれの面を1面ずつ丁寧に清掃します．

Point
● かみ合わせる相手のない歯は，咬合という物理的な力がかからないため，より汚れやすくなり，う蝕や歯周病のリスクが高くなる．

また，孤立歯は義歯の鉤歯[*1]となることが多く，鉤歯は通常よりその歯にかかる負担も大きくなります．鉤歯の清掃状態が不良となると，より歯周病が進行しやすくなるため，歯を失うリスクが高くなります．

残存歯が少ないと孤立歯は見落としがちです．とくに，義歯の下に歯根だけ残っている場合には，口腔内に歯の形として見えにくいこともあります（図3）．そのため，口腔内をよく観察し，見落とさないようにすることが大切です．

用語解説

＊1 鉤歯
義歯のバネがかかる歯のこと．

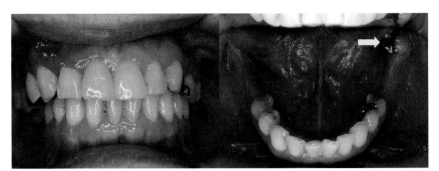

下顎左側臼歯の孤立歯：噛んだ状態で正面から見ても，臼歯部の孤立歯は見えない（左）．口を開けるとその存在に気がつくこともある（右，矢印）

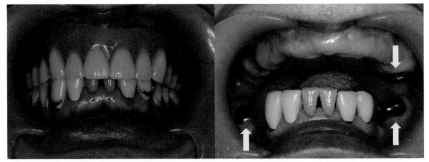

義歯の下にある歯：義歯を装着した状態で正面から見ても，義歯の下に歯があるかはわからない（左）．義歯の下にも歯があることもあるので注意が必要（右，矢印）

図3 ● 見落としやすい孤立歯

ポイントブラシ（タフト型ブラシ）や歯間ブラシを使い分ける

　通常の歯ブラシで十分に清掃できない場合には補助的清掃用具を使用します.

ポイントブラシ

　ポイントブラシ（図4）は毛束が一つになっているヘッドが小さい歯ブラシです.

　通常の歯ブラシでは毛先が届きにくいところの清掃に適していて, とくに, 歯と歯の間や, 歯と歯肉の境目を効率よく清掃することができます. 孤立歯に対しては歯のない側からポイントブラシを挿入し, 歯と歯肉の境目を狙ってブラシを当てるようにします. 歯肉を傷つけないように, 力の入れ方や動かし方に十分注意しましょう（図5）.

Check out
the video below!
ポイントブラシを
使用した孤立歯の清掃

Point ● 先端が円錐状になっているブラシが適している.

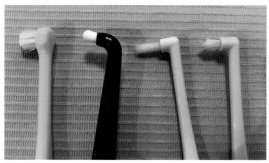

さまざまな形のブラシがある. 孤立歯の清掃には先端が円錐状になっているブラシが適している（右端）

図4 ● ポイントブラシ（タフト型ブラシ）

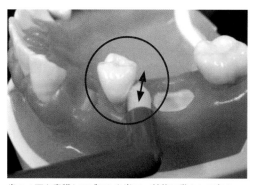

歯の4面を意識してブラシを当て, 前後に動かして磨く

図5 ● ポイントブラシの当て方, 動かし方

歯間ブラシ

　歯間ブラシは歯と歯の間を清掃する器具ですが, 孤立歯の清掃にも使用します.

　歯と歯肉の境目に対して毛先が垂直になるようにブラシを当て, 前後の往復運動を数回繰り返して清掃します（図6）.

Check out
the video below!
歯間ブラシを使用した
孤立歯の清掃

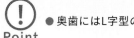
Point ● 奥歯にはL字型のものが使用しやすい.

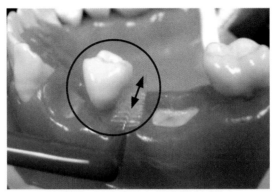

歯の4面を意識してブラシを当て，前後に動かして磨く

図6 ● 歯間ブラシの当て方，動かし方

歯が揺れている場合

　孤立歯は動揺している場合があり，歯ブラシなどで磨こうとしても，歯の表面にブラシの圧が伝わらず，清掃が不十分になることがあります．このような場合は，歯を指でしっかりと固定し，歯の動揺をコントロールしながらブラシを当てて清掃を行います（詳細はp.42-45を参照）．

 ●動揺のある歯は義歯の取り外しや口腔清掃時に抜け落ち，誤嚥・誤飲する危険性がある．そのため，歯の動揺が大きく，清掃するのに不安を感じるようであれば，歯科医師や歯科衛生士に相談する．

義歯を使用している場合

　義歯と接触している歯の表面は自浄作用が低下するため，とくにプラークや食物残渣が付着しやすい部分です．どうしても義歯をはずしてくれない場合を除き，歯の清掃を容易にするためには義歯をはずしてから清掃を行いましょう．

義歯の清掃

　食後に義歯を外して清掃せず，歯と義歯の隙間に食物残渣が挟まったままにしている人をよく見かけますが，このままの状態は，う蝕や歯周病が進行する原因となります．そのため，食後は必ず義歯を外し，義歯ブラシで清掃しましょう．

 ●義歯と接触している歯の清掃にはとくに注意する．

　どうしても義歯を清掃することができない場合には，義歯を流水ですすいだり，含嗽することで食物残渣が少なくするようにします．

クラスプの清掃

　義歯のバネ(クラスプ)の内面にも汚れが付着します(**図7**)[2]．クラスプの周囲は複雑な形態をしているため，清掃が必要な表面に義歯ブラシが確実に当たっているか確認しながら清掃を行いましょう．義歯ブラシでは清掃しにくいときには，歯ブラシや小型のブラシを選択します．

　なお，義歯を清掃するときには落下による破損が起きないよう注意しましょう．

Point

- 手のひらで義歯を確実に保持し，下にタオルや水を張った洗面器を置くことで，落下したときの衝撃を和らげることができる．

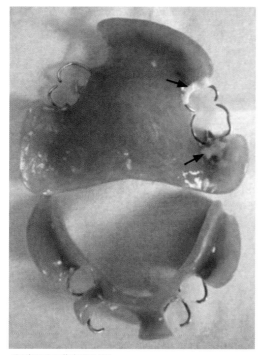

バネ(クラスプ)内面の汚れ

図7 ● 義歯の汚れやすい部分

引用・参考文献

1. 荒川浩久：プラークコントロールのためのホームケア指導 口腔リスクとライフステージに応じた最新処方．別冊歯科衛生士，p.69-72，クインテッセンス出版，2000．
2. 藤本篤士ほか編著：5疾病の口腔ケア チーム医療による全身疾患対応型口腔ケアのすすめ．p.12-13，医歯薬出版，2013．

Q8 動揺歯が抜けそうで怖いのですが，どのような用具・方法で磨けばよいですか？

A

動揺歯を動かないように固定したうえで歯ブラシを使用します． 固定が難しい場合は歯ブラシの毛先を歯の軸に沿って削ぎ落とすように動かして汚れを除去します．

Keyword ⋯ #動揺歯

Check

● 指を使って動揺歯を動かないように固定しましょう．

● 歯ブラシは歯の軸に沿って， 削ぎ落とすように汚れを除去します．

● 動揺歯は必ず， 歯科医師の診察を受ける必要があります．

歯が動揺する原因

　口腔ケアを行う時に，動揺歯があると様々な問題が生じます（表1）．

　歯が動揺する原因としては，①強い力が歯にかかり，歯が植立している顎の骨（歯槽骨）から脱臼している場合（図1），②歯周病により歯槽骨が吸収し，骨が歯を支えられなくなり，力がかかって動揺するとともに，周囲に生じている炎症組織に痛みや出血が生じている場合（図2）などがあげられます．

歯周病による動揺

　動揺している歯についても，ブラッシングをして歯についたプラーク（細菌の塊）を除かないと，脱臼歯の場合でも損傷した周囲組織が治癒する前に感染してしまい，重度の歯周病に移行して，痛みが生じ，さらに動揺はひどくなってしまいます．歯周病による動揺についても，同様にさらに歯周病が重度化するという悪循環におちいることになります．つまり，歯が動揺しているからこそ，口腔ケアは行わなければならないのです．

Clinical Nursing Skills ｜ Oral Care

表1 ● 動揺歯が口腔に与える問題

①動揺歯が脱落して誤飲や誤嚥をしてしまう
②動揺歯をブラッシングする時など，痛みや出血が生じてしまい，十分な清掃ができなくなってしまう
③動揺歯は歯ブラシで圧をかけると動いてしまい，十分な歯ブラシ圧（適正なブラッシング圧は100〜200g）がかからず，汚れが十分に落とせない　　　　　　　　　　など

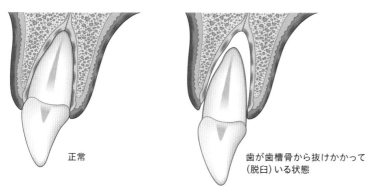

正常

歯が歯槽骨から抜けかかって
（脱臼）いる状態

図1 ● 歯が脱臼している場合

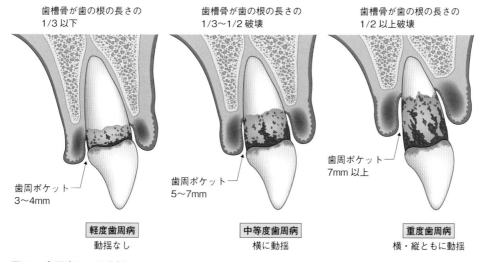

歯槽骨が歯の根の長さの
1/3 以下

歯槽骨が歯の根の長さの
1/3〜1/2 破壊

歯槽骨が歯の根の長さの
1/2 以上破壊

歯周ポケット
3〜4mm

歯周ポケット
5〜7mm

歯周ポケット
7mm 以上

軽度歯周病
動揺なし

中等度歯周病
横に動揺

重度歯周病
横・縦ともに動揺

図2 ● 歯周病による動揺

動揺歯のブラッシングのポイント

Check out
the video below!

動揺歯のブラッシング

　動揺歯のブラッシングのポイントは，動揺歯を動かないように固定することです．固定の方法としては，まず歯を上から押さえつける，歯ブラシを当てる反対側に指を添えて，歯ブラシの圧がかかっても動かないようにするといった単純な方法になります（図3）．

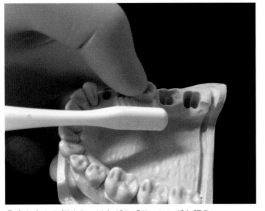

①歯を上から押さえつけながらブラッシングを行う

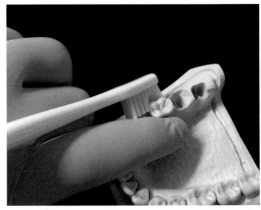

②歯ブラシを当てる反対側に指を添えて，歯ブラシの圧がか
　かっても動かないようにする

図3 ● 動揺歯のブラッシングのポイント

　しかし，歯に指を添えるのは困難な場合もあります．たとえば開口が十分で
きなかったり，協力が得られず，術者の指を噛もうとするといった場合は動揺
歯に指を添えることは困難となります．

　そのような場合は，歯周ポケットと歯肉付近を中心に，歯ブラシの毛先を
使って，できるだけ小刻みに毛先を動かして，歯の縦軸にできるだけ沿った方
向に力がかかるように，プラークを歯面から削ぎ落とすようなイメージで除去
するようにします．

　この時，歯ブラシの腹（真ん中の部分）を使ったり，大きく動かしたり，歯の
真横から力をかけたりすると，動揺歯に強い力がかかり，歯が大きく動かされ，
痛みや出血を助長するので注意が必要です．歯ブラシは普通の硬さで，ヘッド
は小さいものを選択するとよいでしょう．

　歯肉から離れた歯面に付着したプラークについては可能な限り除去する程度
として，動揺歯周囲の歯肉の炎症が改善し，動揺や易出血状態が改善してから，
積極的に除去するようにします．

動揺歯があった場合の対応

　動揺歯があった場合，必ず歯科医師の診察を受けたほうがよいでしょう．前
述のように，歯の動揺の原因は歯周病だけではありません，脱臼も歯の根元か
ら生じているものもあれば，歯の根の途中で破折している場合もあります．

　また，いわゆる差し歯や補綴物が取れそうになっていて動揺している場合も
あります．これらの原因は歯科医師でないとわかりません．

　動揺歯はすべて抜歯*1しなければならないということもなく，他の歯と一緒
に固定したり，破折しているところだけを取り除いたり，取れそうになってい
る補綴物を取り除くだけであれば，患者への負担もほとんどありません．

用語解説
＊1　抜歯
歯を抜くこと．抜歯の
原因の第1位は歯周
病，2位はう蝕虫歯
で，1位と2位を合わ
せて抜歯の原因の66%
以上を占めている．

　それよりも，口腔ケア中だけでなく，食事中や就寝中に歯や補綴物が脱落し，誤飲や誤嚥をした場合のリスクのほうが大きいと思われます．わが国は近年超高齢社会となり，寝たきりの患者が増加してきています．そのような患者は，脱落した歯や補綴物を誤嚥してもひどくむせたりしないため，重症の肺炎や肺膿瘍となってから発見されるといった報告も散見されるようになってきました．

　また，誤飲であっても，寝たきりで，固形物の経口摂取を行っていない場合などは，消化管の運動が減弱しており，重く尖った歯や補綴物が自然に排出されることなく，消化管内で停滞し，感染や消化管穿孔を生じさせ，生命にかかわる事態になることも多いと考えます．

　もし，口腔のアセスメントで動揺歯を認めたら，歯科医師の診察を受け，脱落のリスクを診断してもらい，誤飲や誤嚥が生じた場合のリスクとともに，主治医，家族を含め動揺歯への対応を協議しておく必要があります．

　医療過誤の事案が連日のように取り上げられている昨今，もし万が一，動揺歯がなくなっていることに気づいたら，そのままにせず，ベッド周囲を捜索し，発見できないようであれば，X線写真などで誤飲，誤嚥の有無を確認しなければなりません．そして家族に状況を説明し，しかるべき対応をとることが必要となってきています．

Q9 歯肉を押すと，歯の周りから白い膿のようなものが出てきます．このままでよいのでしょうか？

A 歯の周りからの白い膿は歯周病の進行を示しているため治療とケアが必要です．

Keyword ・・・ #歯周病のケア

- 歯周病は，体調の変化により炎症が急性化して痛みや腫脹が発現する場合があります．

- 歯周病には歯科専門職による歯周治療と歯周ポケットに対する日常のケアが必要です．

- 歯周ポケットが深い場合は手術が行われる場合もあります．

歯の周りの状態

　口腔ケアのときなど，とくに炎症を起こしていないと思われる部位の歯肉を押すと，歯と歯肉の間から白い膿のようなものが出てくることがあります．とくに痛みを訴えることもないのですが，これはどのような状況なのでしょうか？

　まず，歯の周りの状態について解説しますと，歯は歯槽骨という顎の骨の中に植立していますが，歯の根と歯槽骨が直接接しているわけではなく，歯根膜という線維性の結合組織からできている網が根と歯槽骨の間に介在し，歯槽骨と歯をつないでいます．つまり歯は，歯槽骨という骨でできたソケットの中に張られた網の上に乗っているということになります（図1）．

　ではこの歯根膜という組織は何をしているかというと，歯にかかる力が直接，歯槽骨にかからないように，クッションの役割をしているのです．

　噛む力は男性で60kg，女性でも40kgくらいで，なかには100kgを超す人もいます．そのような強い力が歯根膜というクッションもなく直接顎の骨にかかるとどうなるでしょうか．当然痛みが生じ，ひどくすると，顎の骨や歯が折れたり，歯自体がソケットから抜けてしまったりしてしまいます．

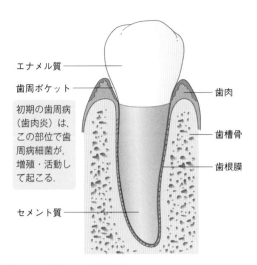

図1 ● 正常な歯と歯周組織

（図1内のラベル）
エナメル質
歯周ポケット
初期の歯周病（歯肉炎）は，この部位で歯周病細菌が，増殖・活動して起こる．
セメント質
歯肉
歯槽骨
歯根膜

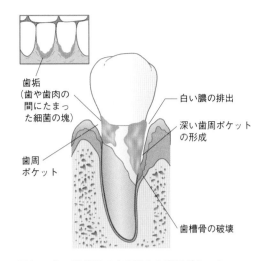

図2 ● 白い膿が出てくる場合の歯周ポケット

（図2内のラベル）
歯垢（歯や歯肉の間にたまった細菌の塊）
歯周ポケット
白い膿の排出
深い歯周ポケットの形成
歯槽骨の破壊

また，歯根膜は年齢や歯周炎の進行とともに，弾性が失われ，また減少していきます．そのため歯周病が進行した状態では，強く噛むと，痛みや動揺が生じるようになるので，強く噛むことができなくなってしまうのです．

歯周ポケットと歯周病

一方，歯根膜には毛細血管やリンパ球などが含まれ，歯の周囲の感染防御の場にもなっています．歯は歯肉とぴったりとくっついているわけではないので，歯の周りにはどうしても歯と歯肉の間の溝（歯周ポケット*1）が生じてしまいます．このため，この歯周ポケットには多くの口腔内の細菌と，食物残渣などが溜まってしまうのです．

これらの細菌は細菌の塊である歯垢（プラーク）を形成し，さらに増殖していきますが，通常，健康で免疫力が十分あるときには，歯根膜や歯肉の感染防御機構が働くため，とくに炎症が生じることはありません．

しかし，歯周ポケットが深くなり，免疫力を超えた多量の細菌の塊ができてしまったり，体調が悪く免疫力が低下したりすると，歯周ポケット内の細菌が増殖し，歯周病が急性化して，痛みや腫脹を発現することになるのです（図2）．

歯の周りの白い膿へのケア

歯の周りから白い膿のようなものが出ている状態というのは，歯の周りの免疫組織が歯周ポケット内の細菌に勝っていて炎症が起きず，細菌の死骸が白い膿となって，歯肉から押し出された状態ということになります．

しかし，白い膿が出てくるということは，同部位には深い歯周ポケットがあ

用語解説
*1 歯周ポケット
歯周ポケットとは，歯周病が原因で歯周組織の破壊が起こることによって，病的に深くなった歯肉溝のことである．歯周ポケットは健康な人であれば約1〜2mm程の深さになっているが，歯周病で歯周組織が破壊されるとこの歯周ポケットは深くなり，3mm以上の深さになると病的なものと見られるようになる．基本的には歯周ポケットが深ければ深いほど，重度の歯周病と考えられる．歯周ポケットが深くなると，その中に付着しているプラークや歯石を歯磨きでは落とすことができなくなるので，定期的に歯科医院で専門的な治療を受けなければならない．

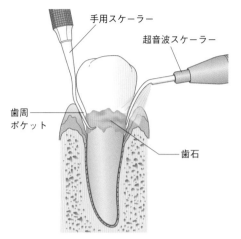

歯周ポケット内の歯石はスケーラーで取り除く

図3 ● 歯周ポケット内のケア

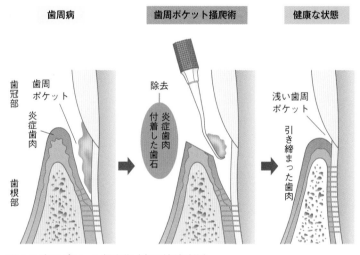

図4 ● 歯周ポケット掻爬術（歯周外科手術）

り，その中に歯垢や歯石が存在していることを意味します．同部位には，歯科専門職による歯石除去や歯周ポケット内への抗菌薬などの薬剤の注入などの歯周治療と，毎日の歯周ポケット内に対する慎重なブラッシング，また含嗽薬を用いた化学的消毒を適宜行う必要があるということになります（**図3**）.

また，深い歯周ポケットができてしまっている場合は，歯石除去が十分にできず，毎日の歯ブラシの効果がほとんどなくなってしまうことから，深くなってしまった部位の歯肉を切除して，歯周ポケットを浅くするといった手術が行われることもあります（**図4**）.

これらを行わないと，体力が落ち，免疫力が低下したときに，歯周病が急性化して，痛みや腫脹が生じることになります．つまり，体力の低下によって爆

発する爆弾を口の中にいくつも入れているのと同じで，それも，加齢や病気により，さらに容易に急性化し難治性にもなりますので，患者の状態によっては早期に対応する必要があるのです．

歯周外科手術（治療）

歯周ポケットに対する手術は，歯周外科手術（治療）といわれ，歯周病に対する治療の1つです．通常，歯周病に対しては歯周ポケットの深さ，歯肉の出血の有無，歯の動揺の状態，噛み合わせの状態などの歯周病の検査を行います．

次に歯ブラシや歯間ブラシ，デンタルフロス，含嗽薬を用いた，日常的な口腔ケアの指導を行い，口腔衛生状態の改善をはかります．同時に，専門的口腔ケアにより歯周ポケット内など，歯についた歯垢や歯石を可能な範囲で除去し，動揺している歯を固定し，歯の表面を研磨して歯垢が付着しにくく，日常的な口腔ケアの効果が得られやすい状態に改善します．

また，歯周ポケット内への抗菌薬などの薬剤の注入も行われます．これら基本的な歯周病の治療が行われ，口腔衛生状態が良好になっても，歯周ポケットが深く残ったままの場合，歯周外科手術が行われます．

歯周外科手術の目的は，歯周ポケットの除去もしくは改善，歯周組織の形態を修正することで，歯ブラシなどの口腔清掃を容易にすること，歯石除去時にスケーラー*2などの歯石を除去する器具の到達性を容易にすること，破壊された歯周組織の再生を図ることなどによって，歯を保存することです．

用語解説

＊2　スケーラー
歯や歯根に付着した歯石を除去するスケーリング，歯石を除去した根面の表面を平滑に整えるルートプレーニングを行う時に用いる小器具．手用スケーラーのほかに，音波や超音波を利用したスケーラーがある．

Q10　口腔カンジダ症とは何ですか？

A

口腔内に常在する真菌のカンジダが，何らかの要因で異常に増殖して口腔粘膜表面に症状を呈する疾患のことです.

Keyword … #口腔カンジダ症

+Check

- 全身的要因や特殊な薬剤の影響のほかに，口腔乾燥と義歯の清掃管理不良による局所的要因が重要なリスク因子になります.
- 拭って除去できる白苔のない紅斑性カンジダ症が増えてきているため，見落とさないように注意が必要です.
- 抗真菌薬で軽快しても再燃しやすいため，カンジダ症の誘発因子の改善と口腔ケアが重要です.

Clinical Nursing Skills ｜ Oral Care

　口腔カンジダ症患者は近年増加傾向にあり，要介護高齢者の誤嚥性肺炎との関連も指摘されています. 口腔常在菌で本来無害である口腔カンジダが，何故症状を呈するようになるのか，口腔カンジダ症の症状と対応，その予防法に関して解説します.

口腔カンジダ症の発生機序 (図1)

　常在菌である口腔カンジダは，保菌状態から口腔カンジダ症の原因菌となるまでに，下記の3つのステップを踏みます.

- Step 1：保菌状態にある時は，酵母型で口腔粘膜表面に弱く付着しているため，含嗽，食事や唾液の自浄作用などで容易に剥がれ・飲み込まれて問題にはなりません.
- Step 2：長く粘膜表面にとどまると，唾液中のたんぱく質と結合し粘膜とより強固に付着しますので，含嗽だけでは剥がれずスポンジブラシ等の機械的刺激が必要になります.
- Step 3：さらに粘膜にとどまると，酵母型のカンジダは糸くず様の仮性菌糸を粘膜の上皮内に伸ばしていき強固に粘膜と結合します.

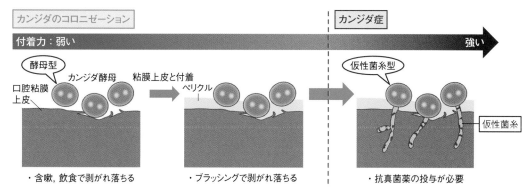

カンジダは口腔粘膜表面に付着・増殖し，粘膜下に侵入し口腔カンジダ症を生じるため，口腔ケアにより付着の段階でカンジダを取り除けばカンジダ症の予防ができる

図1 ● 口腔カンジダ症の発生機序

Step3のように，カンジダが仮性菌糸によって粘膜と強固に結合した場合は，機械的刺激だけでは剥がすことができず抗真菌薬の化学的作用が必要になります．

また，顕微鏡でこの仮性菌糸を確認できた場合，単なる保菌状態ではなくカンジダ症と診断されます．したがってブラッシングで剥がれ落ちる状態までで食い止めることが，口腔カンジダ症の予防になります．

Point
● 予防には唾液の存在がとても重要で，逆に唾液のない口腔乾燥状態はカンジダ症の重要なリスク因子となる．

口腔カンジダ症の自覚症状

一番多い自覚症状は口内の疼痛で，特に舌に高頻度に起こります[1]．熱いものや刺激物を食べた際の摂食時痛が特徴になります．続いて味覚異常，口腔乾燥，白苔，発赤などです．カンジダ性の味覚異常は特に高齢者において頻度が高くなります．

口腔カンジダ症の臨床所見（図2）

主に白いカンジダ症の偽膜性カンジダ症と，赤いカンジダ症の紅斑性カンジダ症の2つからなります[2]．

偽膜性カンジダ症

偽膜性カンジダ症は，口腔粘膜表面に拭って除去可能な白色の苔が特徴です．全身の抵抗力の低下や，抗菌薬・抗がん薬・ステロイド薬・免疫抑制薬などの長期投与の場合に起こります．

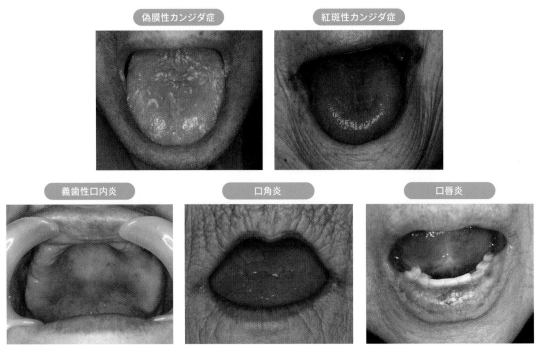

偽膜性カンジダ症，紅斑性カンジダ症の他に，カンジダ性の義歯性口内炎，口角炎，口唇炎などがある

図2 ● 種々のカンジダ症の症状

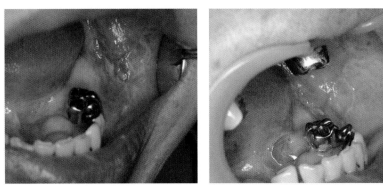

58歳女性．左頬粘膜に扁平苔癬を認める．強い痛みを伴っていたためカンジダ症の併発を疑い
フロリード®ゲルを使用したところ，すぐにびらん・潰瘍病変は消失し痛みも消失した

図3 ● 口腔扁平苔癬に併発したカンジダ症（症例）

紅斑性カンジダ症

　紅斑性カンジダ症は，口腔内に白色の苔は認めず，舌に有痛性の発赤と舌乳頭の萎縮からなる平滑舌が特徴で，近年増加しています．

　こちらのタイプの方が摂食時痛（熱いものや刺激物）があるため，患者の自覚症状は強いです．また，平滑舌の舌乳頭は萎縮しているので唾液を保持することができず舌表面は乾燥しています．

その他の症状（義歯性口内炎・口角炎・口唇炎）

　そのほかに，高齢者では義歯を外すとその下の粘膜が発赤しているカンジダ性の義歯性口内炎もよく見られます．また，口角炎を合併している場合も多く，ときに口唇炎も認められます．口腔扁平苔癬のようにびらん・潰瘍病変にもカンジダ症が合併している場合があります（図3）．

　ステロイド軟膏で軽快せずかえって症状が悪化したり，通常よりも痛みの程度が強い場合には，カンジダ症の合併を考慮し，カンジダ検査をするか診断的治療として抗真菌薬を投与します．

口腔カンジダ症の治療

　現在，わが国で口腔カンジダ症に投与可能な抗真菌薬は，ミコナゾール（フロリード®ゲル，オラビ®錠），アムホテリシンB（ファンギゾン®シロップ），イトラコナゾール（イトリゾール®内用液）の4種類があります[2]．それぞれに使用法が異なりますので注意が必要です．

　どれを用いても偽膜性カンジダ症にはよく奏効しますが，紅斑性カンジダ症には効きにくい症例が増えてきています．また，義歯を使用している患者では，義歯内面に多くのカンジダが付着していますので，義歯内面に使用できるミコナゾールゲルが第一選択薬になります（図4）．

　しかし，ミコナゾールとイトラコナゾールは薬物相互作用により，ワルファリン（ワーファリン®），トリアゾラム（ハルシオン®）などを含め併用禁忌薬が多いので注意してください．またミコナゾールゲルは1日4回の使用が推奨されていますが，最近使用可能になったミコナゾール付着錠（オラビ®錠）は，1日1回上顎犬歯窩に貼付するだけでよいため患者のコンプライアンスが向上しました．

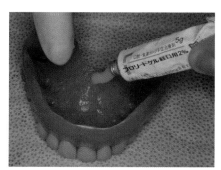

義歯はカンジダのリザーバーとされ，義歯内面へのフロリード®ゲルの塗布は有効である

図4 ● 義歯内面への抗真菌薬の塗布

口腔カンジダ症の予防

　抗真菌薬で除菌しても，カンジダ症になった誘因を改善しないとまた再発します．局所的誘因の多くは，口腔乾燥と義歯の清掃不良です．

　口腔乾燥に対しては，保湿剤の適正な使用，唾液腺マッサージ（当科では小唾液腺に対する徒手での口腔粘膜マッサージを推奨），ガム咀嚼などが中心になります．

　義歯の清掃不良に関しては，就寝時に必ず外し義歯内面の機械的清掃並びに化学的清掃として義歯洗浄剤を使用します．義歯内面に抗真菌効果のある保湿剤の塗布を励行するのも良い方法です．そしてもちろん，毎日の口腔ケアも重要です．スポンジブラシを用いた口腔ケアは，小唾液腺への唾液腺マッサージに他なりません．

Clinical Nursing Skills ｜ Oral Care

引用・参考文献

1.　山崎　裕：口腔カンジダ症による舌の痛みへの対応．日本歯科評論，76（2）：31-42，2016．
2.　山崎　裕：口腔カンジダ症の診断と対応．口腔外科のレベルアップ＆ヒント　第1版（片倉　朗編）．p.178-181，デンタルダイヤモンド社，2019．

第 2 章

口腔ケアの用具，薬液の選び方・使い方

Contents

1. 用具

Q₁ どの口腔ケア用具を使ったらよいですか？また，基本的な使い方と使用上の注意点を教えてください．

A 使用部位や口腔内の状況に応じて用具を選択するようにしましょう．

Keyword … #歯ブラシ　#スポンジブラシ　#ポイントブラシ　#舌ブラシ
#歯間ブラシ　#デンタルフロス　#口腔清拭シート

Check

- 歯ブラシに比べ，スポンジブラシやポイントブラシは清掃効率が悪いので，歯ブラシの使用前後の補助的な清掃用具として使用しましょう．

- 舌ブラシはヘラタイプのほうが清掃効果が高いですが舌を傷つける可能性がある場合はブラシタイプを選択しましょう．

- 歯間ブラシやデンタルフロスの使用は難しい場合もあるので，無理をしないようにしましょう．

Clinical Nursing Skills　|　Oral Care

歯ブラシ

Check out
the video below!

歯ブラシの動かし方

　歯ブラシは口腔内の状況によって選択しますが，ヘッドは小さいもののほうが細かい部位まで磨くことができるため，使いやすくなります．

　歯垢（プラーク）の残りやすい「歯と歯肉の境目」「歯と歯の間」「噛み合わせの溝」を中心に，歯を1，2本ずつ磨くように小刻みにブラシを動かします．

　また，義歯のバネがかかっている歯や孤立歯にも，歯垢が残りやすいので注意しましょう（図1，2）．

　外側・内側・噛み合わせの面に分けて磨きます．誤嚥防止のため，歯ブラシの水気はよく切ってから使用します．

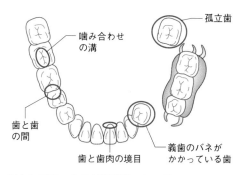

図1 ● プラークの付着が多いところ

- 孤立歯
- 噛み合わせの溝
- 歯と歯の間
- 歯と歯肉の境目
- 義歯のバネがかかっている歯

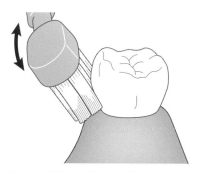

図2 ● 小刻みにブラシを動かす

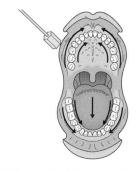

図3 ● スポンジブラシの使い方

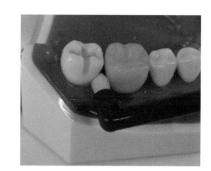

図4 ● ポイントブラシの使い方

スポンジブラシ

　スポンジ部分が，柄からはずれていないか確認をしてから使用します．スポンジブラシは乾燥したままだと粘膜を傷つけることがあるので，一度水で湿らせよく絞って使用するか，口腔湿潤剤をつけて使用します．

　頬の内側，上顎・下顎の内側，舌などを重点的に清拭します．スポンジブラシの操作は奥から前に向かってやさしく清拭します（**図3**）．

　スポンジ部分の溝の形状によって，そのまま引き出すように清拭するか，回転させながら清拭するかなど，使用方法は異なります．

> **!** **Point**
> ● 清拭中にスポンジブラシを噛んでしまった場合，無理に引き抜こうとすると，スポンジ部がはずれ誤飲・誤嚥を招くおそれがあるので，無理に引き抜かないように注意する．

　何回も使用できるように思えますが，基本的に使い捨てなので，使用するたびに交換するようにします．

ポイントブラシ（タフト型ブラシ）

　毛先が小さく柄が細い形状で，歯ブラシの毛先が届きにくい部位や細かい部分（歯間部や歯並びが悪い部分，孤立歯，奥歯の後ろ側）の清掃に使用します（**図4**）．

Check out the video below!
スポンジブラシの使い方

Check out the video below!
ポイントブラシの使い方

歯ブラシを使用したあとの仕上げに用います．開口障害があり，歯ブラシを口腔内に挿入できない場合や嘔吐反射が強く普通の歯ブラシだと，嘔吐反射が頻発する場合などにも用いられます．

舌ブラシ

Check out
the video below!

舌ブラシの使い方

舌の清掃器具は大きく分けて，ブラシタイプとヘラタイプの2種類があります（図5）．

ブラシタイプは，一度水で濡らし水分をよく切ってから使用します．両方とも清掃方法は同じで，奥から前に向かって軽い力で舌を押えるようにゆっくり動かします．あまり力を入れ過ぎると，舌表面を傷つけてしまいます．また，舌の奥まで入れると嘔吐反射が誘発されることがあるので注意が必要です．

! ● 舌を強く引っぱったり，大きく開口させると嘔吐反射が誘発されるので，必要最小限の開口にとどめ，舌を軽く固定すると嘔吐反射を抑制することができる．
Point

清掃効果はヘラタイプのほうが高いのですが，唾液が少なく口腔内が乾燥している場合や，舌乳頭が萎縮している場合は，舌表面を傷つける可能性があるので，ブラシタイプを使用します．

口腔内が乾燥している場合には，水や口腔湿潤剤で湿らせてから行います．厚い舌苔や伸長した舌乳頭に強く付着した舌苔は，一度にすべて除去するのではなく，軽くこすって剥がれるものを除去し，舌表面粘膜の代謝による剥離を促す程度にとどめ，数日に分けて除去していきます．

歯間ブラシ

Check out
the video below!

歯間ブラシの使い方

歯と歯のすき間の清掃に用います．歯肉を傷つけないように，ブラシ部分をゆっくりと挿入し，歯間ブラシを平行にして歯面に沿わせ，前後に数回動かします（図6）．

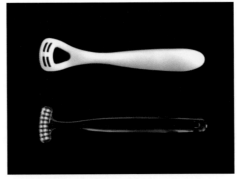

上：ヘラタイプ　下：ブラシタイプ

図5 ● 舌ブラシ

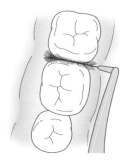

図6 ● 歯間ブラシ

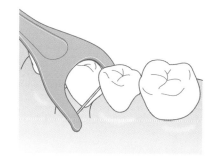

図7 ● デンタルフロス

　歯間ブラシはサイズの選択が大切で，歯と歯のすき間の大きさに合わせて，また，ブラシ挿入時に抵抗を感じない程度の少しゆとりのあるものを選択します．サイズが小さすぎると清掃効果が得られず，また大きすぎると歯肉を傷つける危険性があるため注意が必要です．

　乾燥して通りにくい場合は，歯磨きジェルなどをつけると通りやすくなり，歯肉を傷つけなくて済みます．

デンタルフロス

　歯と歯が接している間の清掃に用います．巻糸タイプとハンドル付タイプの2種類があります．ゆっくりと前後にのこぎりを引くようにスライドさせながら挿入し，歯の側面をこすりながら上下に数回動かします（**図7**）．

　歯と歯の接触点を通過するときにきつく感じますが，勢いよく挿入すると，勢い余って歯肉を傷つけ汚れを押し込んでしまうので注意が必要です．

　ハンドル付タイプのほうが使いやすいのですが，歯間部の充填物や補綴物に引っかかり，抜けにくくなった場合，はずしにくくなり注意が必要です．

Check out
the video below!
デンタルフロスの使い方

口腔清拭シート

　口腔清拭シートは，指やペアンなどに巻きつけて，口の周りや口腔内の汚れを拭き取ります．拭き取った汚れがシートに付いたら，汚れた面をずらし，きれいな面で拭き取っていきます．歯列の内側の拭き取りの際に，指を噛まれないように注意しましょう．

　シートによる清拭だけでは十分に歯垢を除去することはできないので，可能な限りブラッシングすることが望ましいでしょう．

Check out
the video below!
口腔清拭シートの使い方

Q₂ うがいができる人もスポンジブラシで清拭すべきですか？

A 舌苔や痂皮状の汚染物が付着していない口腔内で，ぶくぶくうがいが十分にできていれば大丈夫です．

Keyword … #うがい #スポンジブラシ

Check

● 安全なぶくぶくうがいができるか確認しましょう．

● 口腔粘膜に汚れが残っていないか十分に観察します．

● スポンジブラシは隅々まで十分に洗浄ができない場合や部分的にしか洗浄できない場合などに使用しましょう．

粘膜の清掃

　口腔ケアでは，粘膜の清掃が特に重要になります．

　経口摂取が可能な人であれば，食事中の咀嚼や唾液の自浄作用によって機能的に清掃されています．しかし，加齢などによる咀嚼機能の低下や，舌運動機能の低下，唾液分泌の低下によってそれが期待できない場合は，口腔ケアによって機械的に清掃する必要が出てきます．

　この際，スポンジブラシやガーゼ，舌ブラシなどを使用して粘膜清掃を行います．

安全にうがいができているか

　「うがいができる」という状態ですが，様々な状況が考えられます．口腔ケア時には，ぶくぶくうがいが理想的ですが，口に水を含んで吐き出すことができる人，口に水を溜めておける人，むせのある人，座位の保持ができる人，できない人など，個別に判断する必要があります．

　口腔内の洗浄の項目（p.24）であげた，誤嚥リスクの評価を行っておくことも重要です．

口腔内の観察

うがいをしてもらい，口腔内がしっかり洗浄できたか必ず確認するようにしてください．汚染物の残留の確認もありますが，水分が多く口腔内に残っていることで，誤嚥のリスクが高くなることも考えられます．しっかり吐き出せているか，汚染物の除去の程度はどうか，粘膜に傷はないか，など口腔ケア後の口腔内の状態をしっかり観察しましょう．

スポンジブラシの使用方法

スポンジブラシの用途を考える

スポンジブラシは粘膜のケアを行う際，色々な用途で使用することがあります．口腔ケア開始時に口腔湿潤剤などを口腔内全体に塗り広げる際に使用することもありますし，軟らかくなった舌苔などの汚染物を除去するにも有効です．今回の質問のように口腔ケアによって遊離した細菌を除去するための清拭にも使用します．

何を目的として使用しているかを意識することが重要でしょう．

スポンジブラシの効果的な使い方

口腔内の洗浄の項目で説明しましたが，口腔ケアの有効性を高めるためには洗浄を行うことが望ましいといえます．汚染物を除去し，細菌を遊離した状態で含嗽による洗浄ができるのであれば，清拭を目的としたスポンジブラシの使用は必須ではないでしょう．

ただし，隅々まで十分に洗浄ができない場合や部分的にしか洗浄できないケースもあります．また，含嗽の後の水分が多く口腔内に残っている場合は水分をぬぐう必要もあります．そういった場合はスポンジブラシによる清拭を併用する必要があります．

引用・参考文献

1.　日本老年歯科医学会監（下山和弘ほか）：口腔ケアガイドブック．口腔保健協会，2008．
2.　菊谷武監：口をまもる 生命をまもる 基礎から学ぶ口腔ケア　改訂第3版．学研メディカル秀潤社，2021．
3.　日本訪問歯科協会HP：https://www.houmonshika.org/（2021年6月22日検索）

第2章　口腔ケアの用具，薬液の選び方・使い方

Q₃ ナイトガードを作成・使用していますが，洗浄の方法や回数は？

A 口腔ケア施行時ごとに取りはずして，清掃・消毒し，粘膜の傷とナイトガードの破折・破損の有無も必ず確認します.

Keyword ⋯ #ナイトガード

Check

● 軟らかい歯ブラシでブラッシング後，義歯洗浄液に浸漬します.

● ナイトガードは唾液による薬剤の流出を防いで停滞性をよくするためや，圧迫止血にも用いられます.

● ナイトガードは褥瘡性潰瘍の保護目的に有用です.

ナイトガードとは

ナイトガードは，歯ぎしり（ブラキシズム）やいびき，顎関節症，口腔粘膜疾患などの治療のほか，口腔の不随意運動のある患者や意識障害，経口挿管患者の歯や歯肉，気管挿管チューブの保護など多くの目的で使用されます.

Point ●「保護床」「副子」「マウスピース」といった名称でよばれることもある.

ナイトガードを装着したまま長時間口腔内に放置すると，ナイトガードに付着した細菌が繁殖し，気管に垂れこむことで誤嚥性肺炎の原因となることがあることから，清掃・消毒は，口腔ケアのたびに行う必要があります.

ナイトガード使用時の口腔ケア

まず，口腔ケア時にナイトガードを取りはずし，粘膜に新たな傷がないかなどの口腔状態を確認します.

Point ●とくにナイトガードの辺縁が可動粘膜と接触して褥瘡を形成することがあるので注意する.

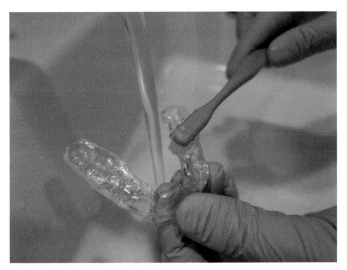

図1 ● ナイトガードの機械的清掃

また，ナイトガードを長期間使用すると，摩耗や変形が起こるため，破折・破損の有無を確認する必要があります.

ナイトガードの清掃方法

清掃方法は，流水下で軟らかい歯ブラシにて表面と内部のぬめりがなくなるまで機械的清掃を行います（**図1**）.このとき，歯磨き剤を使用すると歯磨き剤に含まれる研磨剤により，ナイトガードが傷つき，この細かい傷に細菌が定着し繁殖する原因となるので使用しないようにしましょう.

機械的清掃後は専用容器に義歯洗浄剤を入れ，浸漬させます.

● 義歯洗浄剤は消毒・消臭に効果的だが，歯ブラシによる機械的清掃を行わずに義歯洗浄剤に浸漬させた場合，表面に形成されたバイオフィルムにより，付着した細菌を十分に除くことができない[1, 2].

ナイトガードは熱可塑性の材料で作製されていることが多く，熱湯などで変形するので，煮沸消毒などは行ってはいけません.

ナイトガードの使用効果

口腔では各種疾患や治療の副作用などで，出血傾向が増悪し，歯肉から自然出血がみられる場合があります.このような場合，歯ブラシなどの機械的清掃が困難になることも多くあります.しかし，歯肉周囲の歯垢を除去しないでおくと，さらに歯肉炎が増悪し，出血を助長します.

ナイトガードは，その内面に止血薬や抗菌薬，消毒薬を填入することで，唾液による流出を防ぎ，薬剤の停滞性をよくし，病変部にのみ長時間作用させることができ，ドラッグデリバリーシステム（DDS）の効果を持ちます（**図2**）.同時に，出血している場合は圧迫止血の効果も期待できます.

用語解説
DDS
ドラッグデリバリーシステム：drug delivery system
体内での薬物分布を制御することで，その作用時間を延長し薬物の効果を最大限に高め，副作用を最小限に抑えることを目的とした方法.

第2章 口腔ケアの用具，薬液の選び方・使い方

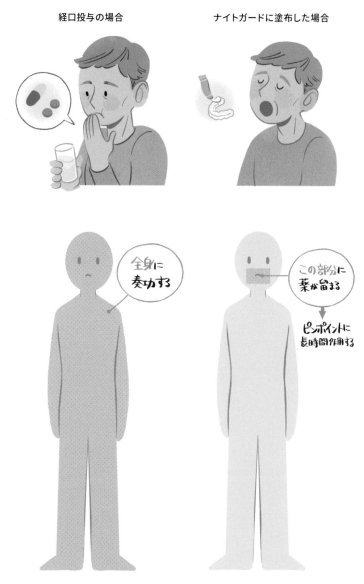

経口投与の場合 ナイトガードに塗布した場合

図2 ● ナイトガードを用いたDDS

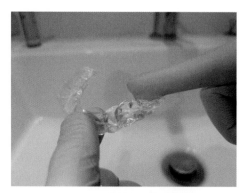

図3 ● ナイトガード装着時に薬剤を塗布

　また，自己免疫疾患などの難治性の口腔粘膜疾患に対し，ステロイド軟膏を持続的に長時間作用させ症状を軽減することにも有効です．

　リウマチなどの自己免疫疾患では，ステロイド薬の長期使用を行うことがありますが，口腔カンジダ症の出現に注意する必要があります．難治性の口腔カンジダ症に対して，抗真菌薬をナイトガードによって口腔内に長時間作用させ治癒を促すこともあります．

　この場合のナイトガードの清掃は，口腔ケア施行ごとに取りはずし，塗布した薬剤とぬめりを機械的に清掃し，口腔ケア終了後に，再度装着時に新しい薬剤の塗布を行います（**図3**）．

褥瘡性潰瘍の治療

　う蝕や歯の鋭縁，不適合な補綴物などに接する部分の粘膜が長期間，刺激を受けたり圧迫された結果，褥瘡性潰瘍を形成することがあります．また，口唇や頬粘膜，舌を噛む習癖がある場合や義歯の不使用などの咬合状態の変化により，従来は接していなかった口腔粘膜に歯が当たることによっても褥瘡性潰瘍が生じることがあります（**図4**）．

　そのような場合，原因歯の抜歯や歯科治療を行うことが望ましいのですが，入院患者など，積極的な歯科処置を受けることが困難な場合，ナイトガードを作成し装着することで，褥瘡性潰瘍を保護し，治癒を促すことがあります（**図5**）．また，長期間の粘膜への機械的刺激は，舌がん，歯肉がんなどの口腔がんの誘因になる場合があるので，口腔ケアの際は，早期に病変を発見し，適切な処置を行うことが重要です．

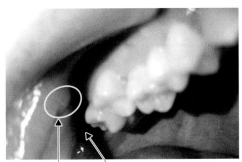

粘膜の浮腫あり
咬頭があたり，
疼痛を生じている

叢生により，
咬頭が頬粘膜に
あたっている

図4 ● 咬合状態の変化による褥瘡性腫瘍

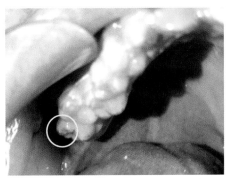

ナイトガードで咬頭の鋭縁を覆い，粘膜への接触をコントロールする

図5 ● ナイトガードを用いた褥瘡性腫瘍の保護

2. 薬液

Q₁ 痰などで汚染された口腔内に使用するオキシドールの使用時間は？　それとも，白色ワセリンを使用したほうがよいのでしょうか？

A 血液成分などを融解し，発泡して汚染物が浮き上がるまでです．白色ワセリンは口腔周囲が乾燥している場合の保湿で使用します．

Keyword … #オキシドール #白色ワセリン

＋ Check

● オキシドールの発泡がはげしい場合は，適宜口腔内の吸引を行いましょう．

● 高濃度では刺激が強いため，2〜3倍希釈のオキシドールを使用します．

● 白色ワセリンは口腔内には使用せず．口唇や口腔周囲の保湿目的で使用しましょう．

オキシドールは2〜3倍希釈で使用する

　口腔内を清拭する場合，アレルギーに注意しながら殺菌消毒効果が強く持続性のあるクロルヘキシジングルコン酸塩（コンクール®）やポビドンヨード（イソジン®）を使用している施設が多いと思われます．

　しかし，口腔内の汚染（剥離上皮膜など）が強固に付着している場合，除去が困難で，口腔ケアに時間がかかり，患者の負担が大きくなります．このような場合，2〜3倍希釈のオキシドールを用いて除去していきます．

　オキシドール（過酸化水素水）は，殺菌効果が弱く，その持続性に乏しいものの，血液成分など有機物質を融解し，発泡することにより，剥離上皮膜などの汚染物を浮き上がらせ，除去を容易にします（**図1**）．また，ほかの薬液や口腔

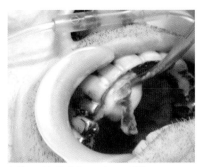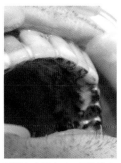

血液など有機成分と反応し，発泡することで，剥離上皮膜などの汚染物を
浮き上がらせ除去を容易にする．口腔内が出血していたり，血餅が付着し
ている場合は発泡が強くなり，視野が悪くなるため注意する

図1 ● オキシドールを使用した口腔内

表1 ● オキシドールの特徴

- 殺菌作用，浸透性が弱く，持続性に乏しい
- 血液など有機成分と反応し発泡することで，乾燥付着物の
  除去を容易にする
- 発泡作用により，剥離上皮膜などを除去しやすくさせる
- 酸素を生じるため嫌気性菌に有効である
- 止血効果も期待できる
- 2〜3倍希釈にて使用する

湿潤剤と同様，剥離上皮膜などを軟化し，除去を容易とするため，口腔ケアが
効率よく短時間で行えるようになります．

　一方，オキシドールは汚染や出血がひどいとかなり発泡するため，視野が悪
くなり，薬液などが咽頭に侵入してもわからず，誤嚥させてしまう危険があり
ます．そのため，発泡が強い場合は，適宜，口腔内の吸引を行うことが重要で
す．表1にオキシドールの特徴を示します．

　使用する場合は，高濃度では刺激があるため，2倍以上に希釈して使用しま
す．また，口内炎など粘膜疾患がある場合は，痛みを誘発することから10倍希
釈から使用します．オキシドールは水溶性で，簡単に使用でき，重曹ほど苦み
が強くありません．

白色ワセリンは口腔内には使わない

　口腔湿潤剤などを剥離上皮膜の軟化に使用する場合もありますが，同じく保
湿の目的で使用する白色ワセリンは，軟化に時間を要します．また，白色ワセ
リンは粘膜によく付着し，唾液などで流されにくくするために，疎水性の基剤
にセルロース類やパラフィンなどを加えて粘着性を高めてあります．

　そのため，粘稠度が高く，厚い皮膜状に残存したり，滑りやすく水に溶けに

くいことから，口腔ケアで除去することが困難となり口腔内環境の悪化につながります．

　さらに，白色ワセリンは塊になりやすく，これが咽頭に侵入することで誤嚥や咽頭での停滞につながる可能性もあることから，口腔内への使用は避けるべきです．水溶性のワセリンもありますが，これは，口腔湿潤剤と同様と考えます．

　白色ワセリンは保湿効果が高く持続することから，口唇や口腔周囲の皮膚の保湿を目的に塗布します．口唇の乾燥は，汚染物の付着や口腔ケア時の出血の要因となるため，予防のためにも十分に保湿することが重要です．

　白色ワセリンを塗布する場合は，その部位の汚染物を除去し，清潔な状態にします．そして，清潔な綿球や綿棒，手袋をした指などで塗布します．一度に多量のワセリンを塗布すると，その上に汚染物を付着させる可能性があることから，口唇やその周囲の皮膚の乾燥を防止し，軟化，弾性を維持するために必要最小限の量を適宜塗布することが効果的です．

　塗布する場合は，必ずそこに付着している古いワセリンを綿球や綿棒，ガーゼなどで除去してから新しいワセリンを塗布するようにしましょう．

引用・参考文献

1. 外木守雄ほか：効果的な口腔ケアの実践——口腔内環境の整備とケアのポイント．エキスパートナース，22（7）：18-21，2006.
2. 清住沙代：あなたの施設でもできる！　呼吸器合併症を防ぐオーラルマネジメント——口腔ケアの方法　非挿管患者の場合　専門的口腔ケアの実践．呼吸器ケア，8（7）：641-646，2010.
3. 山根源之：口腔乾燥患者に対する口腔ケア．日本老年歯科医学会監：口腔ケアガイドブック．p.134-135，財団法人口腔保健協会，2008.

Q2 デンタルリンスはどれを使ったらよいですか？　また，原液で使ったほうが効果はありますか？

A 効能によって目的別に使い分け，濃度は添付文書に従いましょう．

Keyword … #デンタルリンス

● デンタルリンスごとの効能を把握し，目的によって使い分けます．

● デンタルリンスの希釈は，添付文書に則って行います．

● デンタルリンスにより，痛みやむせ，誤嚥が予想される場合や味やにおいが患者の好みに合わず拒否される場合，嘔吐の原因となる場合は，必要に応じて希釈を行います．

目的によって使い分ける

　液体歯磨きや洗口液を総称してデンタルリンスと呼びますが，それぞれ用途によって使い分けるのがベストです．より効果的に使用するには，それぞれの特徴を知ることが大切です．

　通常，デンタルリンスと称しているものには，①う蝕予防に効果のあるもの，②歯周病予防に効果的なもの，③粘膜の保湿を行うもの，があります．

う蝕予防に効果的なデンタルリンス

　発泡剤や界面活性剤の作用で，歯磨き前に歯に付着した歯垢（プラーク）を分解しやすくし，磨き残しを少なくするための効果を期待するものと，歯磨きのあとにフッ化物溶剤などで歯をコーティングすることにより，歯垢の再付着を抑制する効果を期待するものとに大別されます（**図1**）．

　どちらも多くの商品にフッ化物が配合され，う蝕予防効果が報告されています．また，フッ素による初期う蝕の再石灰化効果も報告されています[1]．

　デンタルリンスは使用後に口腔内に残留するフッ化物が歯垢中にも含まれるため，う蝕予防により効果的です[1]

歯周病予防に効果的なデンタルリンス

　クロルヘキシジングルコン酸塩や，ベンゼトニウム塩化物などの消毒薬が配合されています．歯周ポケット内部のバイオフィルムに浸透して殺菌する効果や，歯肉の炎症を抑制する効果のある成分が配合されているものもあります（**図2**）．

　歯周ポケットの歯垢中に潜在する病原菌の増殖を抑制する目的に使用するだけでなく，喉頭や咽頭に付着している病原菌にも効果があることから，誤嚥性肺炎の予防を目的とした口腔ケアで使用するとよいでしょう．

粘膜の保湿効果のあるデンタルリンス

　経口挿管している患者や常に開口状態にある患者は，口腔ケアを行っただけでは，粘膜が乾燥してしまう傾向があるため，ケア後には必要に応じて，保湿効果のあるデンタルリンスを使用するとよいでしょう（**図3**）．

効果的な使用方法

　デンタルリンスは，原液での使用が適しているもの，希釈しての使用が適しているものとがあるため，添付文書に準じて使用することが重要です．

　希釈の濃度に関しても，患者の口腔の状態に応じて添付文書の内容に従いましょう．

　なお，アルコールを含有しているデンタルリンスは，ピリピリした刺激感があるだけでなく，使用後に口腔内の乾燥をきたしやすいため，保湿が必要な患者への使用は注意が必要です．また粘膜の弱い人や高齢者への使用は，とくに注意が必要です．

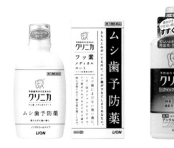

左：クリニカ フッ素メディカルコート（第3類医薬品）
殺菌成分が歯垢の増殖を抑え，う蝕を予防する
右：クリニカ クイックウォッシュ（医薬部外品）
酵素が歯と歯のすき間に入り込み，歯垢を分解・除去し，歯面への歯垢の付着を抑制する
図1 ● う蝕予防に効果的なデンタルリンス
（ライオン株式会社）

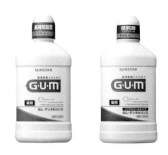

ガム・デンタルリンス（右はノンアルコールタイプ）
殺菌剤として塩化セチルピリジニウム（CPC）と塩化ベンザルコニウム（BKC）が配合され，歯周病菌を殺菌・除去し，更に炎症を抑えることで歯周病を予防する効果がある
図2 ● 歯周病予防に効果的なデンタルリンス
（サンスター株式会社）

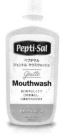

ペプサルジェントルマウスウォッシュ

唾液にも含まれる天然酵素(ラクトペルオキシダーゼ，グルコースオキシダーゼ，リゾチーム)やラクトフェリンといった保湿成分が配合されている

図3 ● 保湿効果のあるデンタルリンス

(ティーアンドケー株式会社)

　歯磨き後に使用するタイプのものは，使用後に水ですすいでしまうと，効能は半減してしまいます．嗜好に応じて製品を変えて使用することをお勧めします．

●しみる場合は，希釈可能な製品は，ぬるま湯を用いて希釈してもよい．

　デンタルリンスでのノドうがい(ガラガラうがい)は，使用目的外になりますので，ノドうがいには使用しないでください．

　デンタルリンスは，ブラッシングなどの機械的な清掃と併用するものです．とりあえずデンタルリンスをしておけば，ブラッシングをしなくても大丈夫という考えは誤っています[*1]．目的によって使い分けるとともに，歯に付着した歯垢は，歯ブラシだけでなく，歯間ブラシ，デンタルフロスなどの補助的清掃用具を用い，また，粘膜の汚れは舌ブラシ，粘膜ブラシなどを併用し，口腔内を清潔にしたうえで使用すると，より効果的です．

用語解説

＊1 マウスウォッシュ
デンタルリンスは液体歯磨きとも呼ばれ，歯ブラシを行うことが前提だがマウスウォッシュは洗口液で口をすぐ目的で使用される．歯ブラシなどを行うことは前提ではないが，効果は限定されます．

引用・参考文献

1.　日本口腔衛生学会 フッ化物応用研究委員会編：フッ化物応用と健康──う蝕予防効果と安全性．口腔保健協会，2001.

第2章 口腔ケアの用具，薬液の選び方・使い方

ポビドンヨードの使用により口腔内が乾燥しないのですか？

エタノールを含んだイソジン®液は口腔内の乾燥を助長する可能性があります．

Keyword … #ポビドンヨード（イソジン®）　#口腔乾燥

Check

● ポビドンヨードの濃度が高いほど粘膜への為害作用が強いです．

● 口腔乾燥や汚染の状態などをアセスメントして濃度を調整しましょう．

● 含嗽剤でもその効果と副作用を十分考慮したうえで使用する必要があります．

粘膜への為害作用

ポビドンヨードの効果

　含嗽剤としてよく用いられるポビドンヨードは，イソジン®ガーグルとして処方されますが，エタノールを含有しており，これは経粘膜水分蒸散量を増加させる可能性が高いことから，口腔内の乾燥を助長することを考慮に入れる必要があります（表1）．

　口腔内の粘膜は細菌感染の最大の防御機構です．それが損傷を受けた場合，細菌の侵入を許してしまうことになります．さらに粘膜表面が損傷を受けると損傷部位は炎症を起こし，血管の透過性が亢進します．そして滲出液が滲出しフィブリンを中心とした膜で損傷部位は覆われます．この膜の中で粘膜は徐々に治癒していくことになるのですが，この滲出液の膜は細菌にとって格好の繁殖の場になってしまいます．

　ポビドンヨードは，すべての口腔内細菌に対して強い殺菌作用を示します．また，強いイオン性をもっており，歯面や粘膜によく付着するため効果も持続します．

　しかし，イソジン®の原液で口腔内の細菌を一時的にゼロに近い状態にでき

表1 ● 1mL中のイソジン®の有効成分と添加物

イソジン®液10%	
有効成分	ポビドンヨード100mg（有効ヨウ素として10mg）
添加物	濃グリセリン，クエン酸水和物，無水リン酸一水素ナトリウム，ラウロマクロゴール，pH調整剤
イソジン®ガーグル液7%	
有効成分	ポビドンヨード70mg（有効ヨウ素として7mg）
添加物	エタノール，l-メントール，サリチル酸メチル，濃グリセリン，サッカリンナトリウム水和物，リン酸水素ナトリウム水和物，クエン酸水和物，ユーカリ油，チモール

表2 ● ポビドンヨードの濃度と細菌に対しての効果と粘膜への為害作用

ポビドンヨードの濃度	細菌に対しての効果	粘膜への為害作用
10%	+	+++
1%	+	+++
0.1%	++	++
0.01%	−	+

（岩沢篤郎ほか：ポビドンヨード製剤の使用上の留意点．INFECTION CONTROL，11(4)：376-382，2002を参考に作成）

第2章 口腔ケアの用具，薬液の選び方・使い方

たとしても，同時に粘膜も損傷されるため，細菌が繁殖しやすい環境ができます．また，そのときに使用している抗菌薬に抵抗性を示す耐性菌が主に繁殖することから，より難治性で重篤な感染症に移行する可能性があります．

ポビドンヨードの使用

口腔ケアでイソジン®を用いる場合は，粘膜への為害作用[*1]（高濃度であるほど粘膜は損傷を受けます）に注意して使用しましょう．また，甲状腺の機能に異常がある患者やヨウ素アレルギーのある患者には注意が必要です．

口腔ケア時に使用する消毒液については，外用剤であってもその効果と副作用について熟慮したうえで使用することが肝要です．

ポビドンヨードの濃度と細菌に対しての効果と粘膜への為害作用は，**表2**に示したような研究結果が報告されています[1]．

この研究結果は，ポビドンヨードは遊離したヨードイオンの濃度と殺菌作用は相関することから，ポビドンヨードの濃度が高いほど殺菌作用が強くなるわけではなく，また，ポビドンヨードの濃度が高いほど粘膜への為害作用は強い，ということを示しています．

以上のことから，口腔内の乾燥が著明な患者への口腔ケアで用いるポビドンヨードは0.1%程度（イソジン®換算では1%程度）が適当だということになります．

なお，ポビドンヨードの副作用を**表3**に示します．使用した際には，全身・

用語解説
＊1 為害作用
体に害があること．影響があること．

表3 ● ポビドンヨードの副作用と発生率

症状	発生率
ショック，アナフィラキシー様症状	0.1%未満
口腔・咽頭の刺激感など	0.1%未満
口腔粘膜のびらん，口腔内の荒れなど	0.1～5%未満

口腔内の観察を行い，異常がみとめられた場合には，ただちに使用を中止しましょう.

濃度の調整

　口腔乾燥がそれほどでもない患者は，唾液や口腔内常在菌，食物残渣などでポビドンヨードの濃度が薄められる可能性があり，唾液の量など口腔内の状況に合わせて，濃度をすこし上げるなどして調整することも必要です．口腔ケアでポビドンヨードを使用するポイントとしては，口腔乾燥と粘膜への為害作用といった副作用を考慮し，遊離したヨードイオンの濃度をできるだけ高くするような濃度で使用することです．そのためには，口腔乾燥や汚染の状態など，口腔内の状況を十分にアセスメントすることが大切です.

Clinical Nursing Skills ｜ Oral Care

引用・参考文献

1. 岩沢篤郎ほか：ポビドンヨード製剤の使用上の留意点. INFECTION CONTROL，11 (4)：376-382，2002.
2. 日本老年歯科医学会監 (下山和弘ほか)：口腔ケアガイドブック. p.20，口腔保健協会，2008.

Q4 重曹を使用した口腔ケアのメリット・デメリットは？

A メリットは比較的安価であることと，飲み込んでも無害なことで，デメリットは苦味があるため患者が嫌がる場合があることです．

Keyword … #重曹　#含嗽

Check

- 重曹水の含嗽は口臭を和らげ，舌苔を防ぐ効果があります．

- 重曹を含有している製品にはアズレンと重曹の配合薬である含嗽用ハチアズレ®顆粒があります．

- 重曹以外にも舌苔の除去に有効なものがあるので，口腔内の状態に合わせて選択しましょう．

重曹と口腔ケア

重曹の作用

　重曹（炭酸水素ナトリウム・図1）はタンパク質を加水分解する作用があります．口腔ケアでは，この作用を用いて，乾燥して粘膜に固着した痂皮状の汚染物や痰，粘性のある唾液などを溶解します．

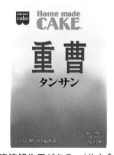

粘液溶解作用がある　（共立食品）

図1 ● 重曹

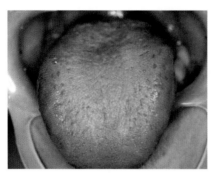 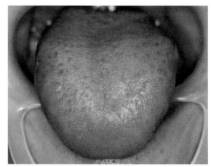

舌清掃前．中央部に舌苔がこびりついている　　重曹水による2〜3分の含嗽，スポンジブラシなどでの舌清掃後．舌苔はきれいに除去されている

図2 ● 重曹による舌の清掃

　重曹を使うことで粘膜の付着物は除去しやすくなり，とくに，食物残渣や口腔内の微生物なども含まれる舌苔を除去するのに有効です．**図2**は重曹水で2〜3分含嗽したのち，綿球やスポンジブラシで舌苔を除去した写真です．また，重曹の使用は口腔カンジダ症にも有効であるといわれています[1]．

使用方法

　口腔ケアに使用する重曹水は2%の濃度とします．

Point　● 重曹はやや水に溶けにくいため注意が必要である．

　一般的に含嗽での使用が有効といわれており，口臭を緩和し，舌苔を減少させます．口腔ケアにおいては，スポンジブラシやガーゼなどに浸漬して使用します．

　重曹は比較的安価であることと，誤飲しても害がないことから，介護保険施設などでは日常の口腔ケアに多く利用されています．しかし，苦味が強いためそのままでは嫌がる人もいるので，レモン水にしたりハッカ油を入れたりすることで対応することもあります．

重曹を含有する含嗽剤

　重曹を含有している製品に含嗽用ハチアズレ®顆粒（**図3**）があります．

Point　● 含嗽用ハチアズレ®顆粒はアズレンと重曹との配合剤である．
　　　● アズレンは粘膜の炎症を抑える作用と粘膜を修復する作用がある．

　通常，1包を100mLの水または微温湯に溶かし，1日数回の含嗽で使用します．副作用はほとんどないため安心して使用することができます．このような作用から，がんの化学療法や放射線療法の有害事象で口腔粘膜炎が多発している場合などによく使用されています．

　処方薬なので医師，歯科医師に相談して，処方してもらうようにしましょう．

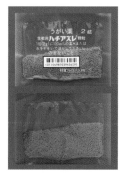
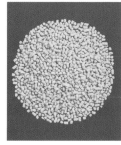

アズレンによる消炎効果と粘膜修復作用および重曹の粘液溶解作用（清浄作用）がある

図3 ● 含嗽用ハチアズレ®顆粒
（小野薬品工業株式会社）

その他の舌苔の除去に有効なもの

重曹水と同様に，舌苔を除去するのに有効とされているものに口腔湿潤剤，オキシドール，パイナップル水などがあります．口腔内の状態に合わせて選択するとよいでしょう．

口腔湿潤剤

ジェルタイプの口腔湿潤剤は，粘膜に付着し乾燥した汚染物を湿潤することで，粘膜から剥がしやすくする効果があります[2]．舌の表面に塗布し，スポンジブラシやガーゼなどで清拭したり，軟らかい歯ブラシや舌用ブラシで清掃します．

● このとき，必要以上に舌背を擦りすぎないよう注意する．

オキシドール

オキシドールは血液など有機物質と反応すると強く発泡するため，機械的な清掃効果が得られます．粘膜に固着した汚染物を発泡によって浮き上がらせることができるうえ，止血効果もあるため，汚染物を除去するときに多少の出血があったとしても安心です．さらに，弱いながらも殺菌効果が期待できます．

パイナップル水

パイナップルにはタンパク質分解酵素が含まれているため粘膜への為害作用がありますが，舌苔の除去効果もあります．しかし，糖分と酸によるう蝕のリスクも考えられるので，あまりおすすめはできません．

引用・参考文献

1. 日本老年歯科医学会監（下山和弘ほか）：口腔ケアガイドブック．p.158-160，口腔保健協会，2008.
2. 杉原一正ほか監：口腔の緩和医療・緩和ケア．p.112-115，永末書店，2013.

口腔ケアの前に口腔清掃用ジェルを使用しなくてはいけませんか？

A 口腔乾燥がみられる人には使用するのが理想的です．

Keyword … #口腔清掃用ジェル　#口腔湿潤剤　#口腔乾燥

Check

- 口腔乾燥がみられる場合には口腔湿潤剤を積極的に使用します．義歯を使用している場合には，義歯にも口腔湿潤剤を塗布します．

- 乾燥し固着した汚染物はジェルで湿潤させてから除去します．

- ジェルの代用としてオキシドール，生理食塩水，重曹水を使用することもあります．

口腔乾燥による粘膜の汚れ

　意識障害や麻痺などにより口腔機能が低下して経口摂取ができなくなると口腔粘膜の自浄性が低下し，汚れやすい状態になります．この汚れは，口腔粘膜表面の上皮細胞が新陳代謝によって剥がれ落ち，積層したものに痰や食物残渣などが付着したものです．

　口腔が機能していると飲食物とともに汚染物は洗い流され嚥下されますが，口腔が機能していないと汚染物は口腔粘膜上に堆積していきます．さらにここに口腔乾燥が重なると，汚染物は痂皮状となって口腔粘膜にこびり付いてしまいます（図1）．汚染物は微生物の温床ともなるので，必ず除去しましょう．

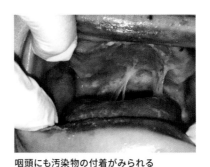

咽頭にも汚染物の付着がみられる
図1 ● 口蓋に付着した痂皮状の汚染物

Clinical Nursing Skills ｜ Oral Care

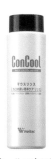
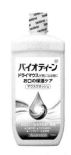
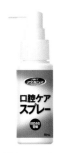

コンクールマウスリンス　　バイオティーンマウスウォッシュ　　口腔ケアスプレー
（ウエルテック株式会社）　（グラクソ・スミスクライン株式会社）　（川本産業株式会社）

図2 ● 市販されているいろいろな液体タイプの口腔湿潤剤

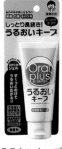
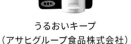
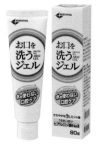
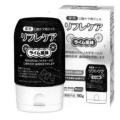

うるおいキープ　　　　　　お口を洗うジェル　　　　　　　リフレケア
（アサヒグループ食品株式会社）　（日本歯科薬品株式会社）　（雪印ビーンスターク株式会社）

図3 ● 市販されているいろいろなジェルタイプの口腔湿潤剤

口腔湿潤剤

「口腔清掃用ジェル」は，一般的には口腔湿潤剤といいます．口腔湿潤剤には液体タイプ（**図2**）とジェルタイプ（**図3**）があり，主に水と保湿成分から構成されています[1]．

Point ● 商品によっては抗菌成分などの有効成分が添加されているものもある．

　液体タイプもジェルタイプも，口腔内を潤すためや，歯や粘膜の表面に付着した汚染物を除去するために使用されます．口腔乾燥の状態や汚染物の付着状況により，どちらを使用するか選択しましょう．

　ジェルタイプの口腔湿潤剤は保湿効果が高いため[2]，口腔乾燥を認め，痂皮状の汚染物が粘膜に強固に付着している場合に使用するのがよいでしょう．液体タイプの湿潤剤は加温効果が高く，乾燥が高度な場合や口にネバつきがある場合に選択されることが多いです．容易に咽頭へ流れ込むので，使用するときには誤飲・誤嚥させないよう，注意が必要です．

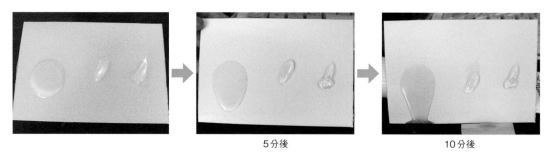

5分後　　　　　　　　　　　　10分後

図4 ● ジェルタイプ口腔湿潤剤の流動性の違い
紙の上に各種口腔湿潤剤を置き，45°に傾けて5分，10分静置した．製品により流動性に大きな違いがある

ただし，ジェルタイプも製品によりその流動性が異なるため（**図4**），口腔ケアを受ける人の乾燥状態と嚥下機能に合った流動性のものを選択することが重要です．

付着した汚染物の除去

口腔ケアを行うとき，粘膜に強固に付着した汚染物を無理に剥がそうとすると，痛みを与えるだけではなく，粘膜から出血することがあり，傷となった場合にはそこから感染を起こす危険性もあります．したがって，まず口腔湿潤剤で汚染物を十分に湿潤させ，粘膜から汚れを浮き上がらせてから除去するようにしましょう．

● 一度にすべての汚染物を除去することができないこともあるので，口腔粘膜を傷つけないためにも，何度かに分けて除去するようにする．

介助による口腔ケアを必要とする人は粘膜に強固に付着した乾燥した汚染物がある人が多いので，保湿効果の高いジェルタイプの口腔湿潤剤を使用するのが理想的です．

汚染物除去の手順

1 口腔湿潤剤の塗布

手指やスポンジブラシなどに1〜2cm程度のジェルタイプの口腔湿潤剤をとり（**図5**），乾燥した口唇や口腔内の粘膜全体に，やさしくマッサージするように塗り広げます．

2 粘膜のケア

乾燥の程度にもよりますが，塗布してから2〜3分後くらいにスポンジブラシやガーゼなどで清拭するように粘膜のケアを行うようにします．

Check out
the video below!

口腔湿潤剤の塗布

スポンジブラシを用いた
粘膜のケア

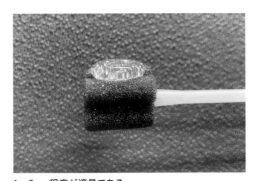

1〜2cm程度が適量である

図5 ● 口腔湿潤剤の使用量

Point

● 汚染物が剥がれてこないようであれば，口腔湿潤剤を追加して塗布するか，さらに時間をおいてからケアを行うようにする．

3 前回の口腔湿潤剤の除去

　以前使用した口腔湿潤剤が乾燥，固着し，粘膜表面に残っていることがあるので，口腔湿潤剤をさらに上塗りしないよう，口腔ケアを行うたびに残っている口腔湿潤剤をすべて除去するようにします．

4 再度，口腔湿潤剤の塗布

　汚染物を除去したら，再度，口腔湿潤剤を粘膜全体に薄く塗布して粘膜のケアは終了となります．

　上記のケアを行うことで，粘膜が常に潤った状態を保つことができます．

　また，義歯を使用している人には，義歯の内面や表面に薄く口腔湿潤剤を塗布して使用することで，粘膜への保湿効果を高めることができます．

口腔湿潤剤の代用

　口腔湿潤剤を使用しない場合には，生理食塩水や希釈したオキシドール，重曹水を使用して口腔ケアを行います．

　重曹は市販の歯磨き剤や含嗽剤にも配合されている成分で，これを水に溶かして作られた重曹水は弱アルカリ性を示し，タンパク質を加水分解する作用があります．この作用を応用し，口腔粘膜に固着した汚染物や粘性の唾液を除去します．

Point

● 重曹水は2%の濃度のものを用いる．
● 口腔ケア以外に含嗽でも使用することもできる．

　患者自身が重曹水を作る場合には，食用の重曹を使用するよう指導しま

しょう.

2%重曹水の作り方

1 500mLの空のペットボトルに重曹を大さじ2杯 (10g) 入れます.
2 水道水で溶かします.
3 作った重曹水は冷蔵庫で保管します. 使用期限は1週間程度です.

　ジェルタイプの口腔湿潤剤とは異なり, 生理食塩水や重曹水は粘膜上に停滞しないため, 嚥下機能が低下している人に使用する場合には, 水分が咽頭に垂れ込むことによって誤嚥させないよう注意が必要です.

　スポンジブラシを使用する場合には水分を含ませすぎないように注意して, 口腔ケアを行う体位も工夫することで対応しましょう.

引用・参考文献

1. 吉田和市編：徹底ガイド　口腔ケアQ&A―すべての医療従事者・介護者のために. p.138-139, 総合医学社, 2009.
2. 日本老年歯科医学会監 (下山和弘ほか)：口腔ケアガイドブック. p.91-92, 口腔保健協会, 2008.

Q6 口腔湿潤剤を購入できない場合は，<u>何を代わりに使用</u>したらよいですか？

A

基本的に口腔湿潤剤に代わるものはない**ため，室内の湿度や温度の調節や加湿，脱水の改善，ストレスの除去，投薬内容の整理，口腔ケアの方法や回数を見直す**ことなどで対応します**.

Keyword ⋯ #口腔湿潤剤がない場合

Check

- 室内の湿度調節を最初に行い，次に脱水の改善を行います.

- 多剤服用者は投薬内容の見直しを検討します.

- 唾液の分泌を促すための口腔ケアを実践し，その効果を見ながら，ケアの回数を増やします.

口腔湿潤剤の種類

　現在，口腔湿潤剤は40社から70種類以上発売されています．性状もジェルタイプ，液体タイプ，シートタイプと様々で，内容成分の基剤，湿潤剤，増粘剤などによって，それぞれの特徴があります．

　なぜこれほど多くの口腔湿潤剤が開発され，発売されているのでしょうか．それはニーズがあるからです．皆さんも必要としているように，口腔の乾燥は医療・介護の現場で大きな問題となっているのです．しかし，これだけ多くの口腔湿潤剤が商品化されているということは，口腔湿潤剤に代わるものがないということを表しているともいえます．

　一昔前は，口腔内の保湿のために，口腔内にワセリンやオリーブ油，ゴマ油，グリセリンなどを塗布するといった試みが行われていたこともあったようです．

　ワセリンは石油から得た結晶成分である半固体炭化水素の混合物を精製し不純物を取り除いたもので，疎水性で口腔粘膜によく付着し，唾液などで流されにくいといった利点がありますが，口腔内の汚染の原因となり，疎水性である

ことから，除去することが大変困難になるという欠点もあります．

　オリーブ油やゴマ油は，ほとんど保湿効果がなく，ほぼ液状であるため，食用とはいえ咽頭に垂れ込み，誤嚥の可能性があるので，おすすめできません．

　グリセリンは，無色透明のシロップ状の液体で，匂いがなく，甘みがあります．強い吸湿力を持つことから，口腔の保湿に効果があり，水に非常に溶けやすいことから，除去するのは容易です．反面，口腔粘膜の水分を奪ってしまうことや，唾液で流れやすく保湿効果が長続きしないなどの欠点があります．

　また，定期的に口腔内に水分や人工唾液をスプレーするといった方法も行われていますが，保湿効果は短く，頻繁に行うと誤嚥のリスクが高まることから，誤嚥が疑われる患者や意識レベルが低下した患者にはおすすめできません．

　口腔湿潤剤はこれらの問題を補うため，各社がさまざまな基剤，湿潤剤，増粘剤，その他の成分を配合して作られた製品で，保湿効果が十分期待できます．医薬部外品や化粧品のため，医師や歯科医師により処方されるものではありませんが，最近では数種類の口腔湿潤剤を置いてある薬局もあり，近隣の薬局やドラッグストアで入手することも容易になってきました．

　50 〜 70g程度で1,000 〜 2,000円程度と高価であり，高度の口腔乾燥がある場合は，1日3回の口腔ケアよりも頻繁に使用しなければならないことも多く，費用負担が大きくなり，継続的に使用することが困難になってしまう場合があります．

口腔湿潤剤が購入できない場合

　口腔湿潤剤が購入できない場合の対処方法として，以下の①〜⑨があります．
①室内の加湿および室温の調節を行い，湿度を上げる．
②脱水を改善して，唾液の分泌を促す．発熱や感染の有無，発汗，尿量をチェックして，体内の水分量を把握する．
③ストレスや緊張の緩和を行う．痛みや精神的ストレスの有無を確認し，可能なかぎりそれらを除く．
④投薬内容を見直す．
⑤鼻腔の通気を改善し，鼻呼吸を促す．
⑥ネブライザーなどで，口腔周囲を加湿する．可能ならばマスクを装着し口腔の保湿を行う．挿管中であれば，口腔内や口唇部に湿ったガーゼを留置する（誤飲をしないよう注意する）．
⑦口腔ケアの回数を増やして，清拭時に水分を誤嚥させないよう注意しながら，口腔内を加湿する．
⑧顔面頸部の清拭を行い，耳下腺，顎下腺，舌下腺といった大唾液腺や口腔粘膜にある小唾液腺をマッサージして，唾液の分泌を促す．このとき，温庵刺

Check out
the video below!

口腔内の清拭

唾液腺マッサージ

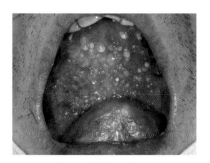

図1 ● 口蓋の小唾液腺の流出障害

激などを組み合わせ，唾液腺への血行を改善する．

⑨口腔ケアの清拭を行う場合，口腔粘膜表面を覆い，唾液の流出を妨げている，汚れや乾燥した被膜（**図1**）を除去し，さらに口腔粘膜に広く分布する小唾液腺を刺激するように，口腔粘膜のマッサージを行う．

投薬内容の見直し

④の投薬内容で，唾液の分泌低下を引き起こす薬剤としては，抗ヒスタミン薬，降圧薬，抗精神病薬，抗不安薬，自律神経作用薬などが知られています．また，最も影響が大きいのは薬の種類にかかわらず，多剤服用であるとの報告もあります．

口腔乾燥の対策としては，まず現在投与中の薬剤を検討し，主治医と協議して，可能であれば投与薬の変更，削減をしてもらいます．また，症状が重度であれば，糖尿病，自己免疫疾患，鼻咽喉疾患等を疑い，専門診療科に診療を依頼します．

また口腔乾燥に伴う口腔の自浄作用の低下による根面う蝕[*1]，歯周病，口内炎の多発について十分注意し，とくに高齢者に対しては徹底した口腔衛生管理を行う必要があることから，歯科専門職による専門的口腔管理を検討します．

口腔ケアの回数を増やす

⑦の口腔ケアの回数は，ただむやみに回数を増やせばよいということではありません．適切な回数やその回ごとの口腔ケアの内容については，口腔内のアセスメントを適宜行い，足りない部分は追加し，改善した部分については，ケアを簡略化したり，回数を減らしたりといった検討をしないと長続きしません．

ケア内容を簡略化したり，回数を減らしたりして，状態が悪化するのであれば，すぐに元に戻せばよいので，勇気をもって簡略化するようにしましょう．

また，口腔の汚染が取り除かれ，炎症が改善すると，全身の状態にもよりますが，口腔乾燥を含め，口腔の状態は改善し，汚染しにくい状態になることがほとんどです．そのような状態になれば，これを維持するために必要な最小限

用語解説

＊1　根面う蝕
歯は通常口腔内にみえる歯冠部と歯肉に覆われた歯根部に分けられる（歯冠と歯根の境界を歯頸部という）．歯周病等により歯肉が下がると，歯頸部の歯根が口腔内に露出する．露出した歯根面は刺激に過敏であることが多く，知覚過敏などを生じる．また歯根面はプラークが付着しやすく，う蝕になりやすく，さらに進行しやすい．そのため要介護高齢者などでは露出した歯根が多く，プラークの除去も困難なことから，同部位に大きなう蝕ができやすい．歯根にう蝕ができると清掃しにくくなり，さらにう蝕が進行すると，歯頸部で破折し，歯冠が脱落して，誤飲や誤嚥のリスクとなるため注意が必要である．

の口腔ケアの回数や内容にすればよく，かなり負担を減らすことができます．

歯磨きジェル

　口腔ケアのときに，歯磨きジェルを使用すると口腔乾燥が緩和されることがあります．液体タイプの含嗽剤を用いたブラッシングでは，薬液の咽頭への垂れ込みによる誤嚥のリスクがあり，通常の歯磨き粉では清掃効果は高くなりますが，歯磨き粉に含まれる発泡剤のため泡だらけとなり，含嗽や洗浄ができない重症患者や要介護高齢者には使用できません．

　歯磨きジェルは，通常の口腔湿潤剤とほぼ同様の成分が含まれ，発泡剤が含まれていないため，ほとんど泡立ちません．含嗽のできない人に，吐き出してもらったり，拭き取ることを前提に開発された商品であるため，誤嚥のリスクやケアの負担を軽減できます．

　口腔湿潤剤ではないので，基本的には歯ブラシにつけて使用しますが，ブラッシングの効率が上がるだけでなく口腔乾燥が緩和されることも多いようです．さらに，歯磨きジェルを使用することで口腔内が潤滑され，ブラッシングによる痛みや違和感を軽減し，口腔ケアに非協力的な人にも効果があります．

　また，ジェル状で垂れにくく，液体タイプを使ったブラッシングよりも誤嚥のリスクを軽減することはもとより，何度も液体をつける必要がなくなるのでケアの時間の短縮にもなります．さらに乾燥した汚れを軟化するため，除去しやすくなり，ケア時間の短縮と歯肉の損傷なども予防できるといった利点があります．また，泡立たないため汚れが見やすく除去しやすいといった効果もあります．

　歯みがきジェルの最も良い点としては，入手しやすいことです．介護向けの歯磨きジェルも発売されていますが，近隣の薬局などで入手することは困難なようです．しかし，同様の成分を含んだ乳・幼児用の歯磨きジェルはほとんどの薬局で購入でき，しかも安価なので，家族や介護者でも購入しやすいということは大きな利点と思われます（表1）．

口腔湿潤剤選択のポイント

　口腔湿潤剤を使用する場合でも，その性質はさまざまなことから，患者の状態を十分に把握して，目的に応じて選別して使用すると効果が上がり，使用期間やコスト，リスクなどさまざまな負担を軽減することができると思われます．

　口腔湿潤剤には液状のものからジェル状のものまで，流動性に関していろいろな種類があります．

　選択するにあたり重要なポイントは，加湿が必要なのか，保湿が必要なのか

表1 ● 歯磨きジェルの種類と内容

メーカー	アサヒグループ食品株式会社	ピジョン株式会社		コンビ株式会社
商品名	マイルド歯みがきジェル	ジェル状歯みがき（乳児用）	ジェル状歯みがきぷちキッズ(幼児用)	teteo歯みがきジェル（幼児用）
分類	医薬部外品	医薬部外品	医薬部外品	医薬部外品
成分	水(基剤)，グリセリン(湿潤剤)，キシリトール(甘味剤)，トレハロース(保湿剤)，セルロースガム(増粘剤)，ヒアルロン酸Na(湿潤剤)，グルコシルヘスペリジン・チャ葉エキス・クマイザサ葉エキス・ショウガ根茎エキス・シクロデキストリン・マルトデキストリン(湿潤剤)，ベントナイト(清掃助剤)，クエン酸・クエン酸Na(pH調整剤)，PEG-50水添ヒマシ油(可溶化剤)，セチルピリジニウムクロリド・安息香酸Na・ソルビン酸K(保存剤)，香料(香味剤)	フッ化ナトリウム，キシリトール，プロピレングリコール，キサンタンガム，安息香酸ナトリウム，パラベン	精製水，キシリトール，PG，無水ケイ酸，カルボキシメチルセルロースNa，フッ化ナトリウム，安息香酸Na，エチルパラベン	精製水，濃グリセリン，PG，ソルビット液，キシリトール，サッカリンNa，カルボキシメチルセルロースNa，キサンタンガム，POE硬化ヒマシ油，安息香酸Na，パラベン，香料，フッ化ナトリウム
内容量	100g	40mL	50g	30g
価格(税込)	1,045円	605円	605円	418円

PG：プロピレングリコール，PEG：ポリエチレングリコール，POE：ポリオキシエチレン　　　　(価格は2021年8月時点)

ということです．単純にいえば，液状のものは加湿に適しており，ジェル状のものは保湿に適しています．その他，口腔湿潤剤を選択する上で考慮すべき事項としては次のようなものがあります．

①患者が自分で口腔ケアを行えるか，介護者が行っているか，その協力度など

②患者の口腔湿潤剤の味や刺激に対する嗜好

　患者が使用しやすいもの，味や使用感が患者に合っているもの，口腔ケアが介助で，拒否がある場合は湿潤剤自体除去しやすい親水性のものを選択します．

③効果時間はどれくらい必要か（1日に実施する口腔ケアの回数から判断する）

　効果時間が短くて良い場合は加湿効果の高いもの，効果時間が長い場合は保

湿効果の高いもの，また抗菌・静菌効果のあるものを選択します．

④口腔乾燥の程度，自覚症状やカンジダなど感染の有無

　乾燥の程度が強い場合は保湿効果の高いもの，自覚症状を緩和できるもの，また抗菌・静菌効果のあるものを選択します．

⑤使用する部位について（舌，口唇，頬粘膜，口蓋など）

　舌，頬粘膜など，可動性が高い部位は口腔湿潤剤のむらが生じてしまうことから，流動性が高く，自然に広く伸びやすいものを，口唇は口腔外にあり乾燥しやすいことから，流動性が低く，保湿効果が高いもの，口蓋は可動性が低く，誤嚥のリスクがあることから，流動性が低く，保湿効果が高いもの，除去しやすい親水性のものを選択します．

⑥口呼吸の有無

　口呼吸がある場合は保湿効果が高いものを選択します．マスクの着用など他の保湿法を併用できる場合は併用します．

⑦アフタ性，ヘルペス性，カンジダ性口内炎などの口腔粘膜疾患の有無

　抗菌・静菌効果のあるもの，刺激の少ないものを選択します．

⑧嚥下障害や意識障害の有無

　適度な流動性があるものを選択します．

第 **3** 章

症状・状態・疾患別の口腔ケア

Contents

1. 症状別の口腔ケア

Q₁ 痂皮を剥がすタイミングがわかりません．そもそも，必ず剥がさなければいけないものなのですか？

A 粘膜に付いた汚染物は乾燥する前に除去するのが理想的です．無理に剥がすのは禁物です．

Keyword … #痂皮を剥がすタイミング

Check

- 痂皮状の汚染物は，オキシドール，重曹水，口腔湿潤剤で十分に湿潤・軟化させてから除去します．

- 痂皮状の汚染物は無理に除去すると出血の可能性があります．

- 汚染物を固着させないためにも，こまめなケアと口腔内の保湿を心がけましょう．

Clinical Nursing Skills｜Oral Care

痂皮状の汚染物

痂皮状の汚染物とは

　意識障害や麻痺などにより口腔機能が低下し口腔内が乾燥している患者では，舌や口蓋に痂皮状の汚染物がみられることがあります（図1）．これは，口腔粘膜上皮が剥離したものが堆積し，そこにさらに痰や血餅，食物残渣などが堆積した集合体です．これは口腔内の微生物繁殖の温床となるため，必ず除去しましょう．

　この汚染物は硬くなればなるほど除去するのが困難になるため，基本的には乾燥する前に除去するのが理想的です．

Point
● 普段から適切な口腔ケアを行うことで，汚染物の蓄積はかなり予防できる．

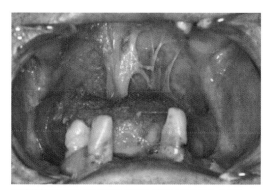

口腔機能が低下して口腔内の乾燥が強い場合にみられる

図1 ● 痂皮状の汚染物

しかし，実際の臨床においてはさまざまな要因から痂皮状の汚染物を形成してしまうことも多くあります．

痂皮状の汚染物の除去

硬くなった汚染物は十分に湿潤・軟化させ，粘膜を傷つけないように，少しずつ除去するようにします．汚染物が多量に付着している場合には一気にすべてを除去しようとせず，複数回に分けて除去するようにしましょう．

汚染物を除去するときには同時に口腔内のマッサージも行い，小唾液腺からの唾液分泌も促進するようにするとよいです．

痂皮状の汚染物のケア

オキシドール，重曹水，口腔湿潤剤を使用する

汚染物が強固に付着している場合には，2〜3倍に希釈したオキシドールや2%重曹水，口腔湿潤剤を使用して口腔ケアを行います．

まず，口腔ケアを始めるときにこれらを塗布して痂皮を湿潤・軟化させます．少しずつ，付着物が浮き上がってきたところから，スポンジブラシや粘膜用ブラシを使用し，愛護的に除去するようにしましょう．

汚染物は無理に剥がさないようにする

基本的には痂皮状の汚染物は除去するべきですが，全身状態が著しく不良な場合や出血傾向が見られる場合には，固着した汚染物を除去することで粘膜を傷つけ，多量に出血することもあります．

浮き上がってきた汚染物をそっと除去する程度にとどめ，無理に除去しないよう注意しましょう．また，傷となった場合には感染の原因となることも考えられます[1]．

第3章 症状・状態・疾患別の口腔ケア

全身状態が回復してくれば，少しずつ積極的なケアを行うことができるようになります．患者の全身状態に応じた口腔ケアを心がけることが必要です．

こまめなケアと口腔内の保湿

痂皮状の汚染物を再付着させないためには口腔内を乾燥から防ぐことが重要です．口腔ケアのあとにはジェルタイプの口腔湿潤剤を口腔粘膜に薄く塗布するなどして，口腔粘膜の保湿を心がけましょう．

Point
● 常に口腔内が湿潤している状態を保つことができれば口腔内環境は改善し，口腔ケアに費やす労力を軽減することができる．

意識状態が低下することで常に開口状態になっていたり，口呼吸を認める場合には，可能であれば頸部を前屈して閉口を促したり（**図2**），鼻呼吸ができるように鼻腔内の清掃を行ったり，マスクの着用や加湿器の使用も検討します．

口腔が汚染されている場合には咽頭も不潔になります[2]．咽頭吸引で咽頭を清潔に保つことも重要ですが，口腔ケアをしっかり行い，口腔を清潔にすることで咽頭の不潔も解消される可能性は十分にあります．したがって，咽頭のケアのためにも口腔ケアは重要です．

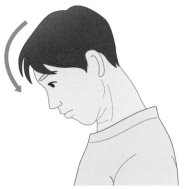

頸部を前屈させて閉口を促す
図2 ● 頸部の前屈による閉口

引用・参考文献

1. 日本老年歯科医学会監（下山和弘ほか）：口腔ケアガイドブック．p.143-144，p.174-175，口腔保健協会，2008.
2. 米山武義ほか：口腔ケアと誤嚥性肺炎予防．老年歯学，16：3-13，2001.

Q₂ 経口挿管の患者の口臭が強く，口腔ケア後1時間もしないうちに口臭が発生してしまいますが，どのような口腔ケアをすればよいですか？

A 口臭の原因を明らかにし，それを取り除くような口腔ケアを行います．

Keyword … #口臭 #経口挿管の患者

Check

● 口腔内の疾患に由来している口臭かどうかを確認しましょう．

● 挿管されている患者では鼻呼吸ができないため，鼻前庭の清掃も行います．

● 歯周病が原因の口臭には，歯や歯肉，歯周ポケットを小さめの歯ブラシでブラッシングすると効果的です．

第3章 症状・状態・疾患別の口腔ケア

口臭の原因を確認する

　口腔由来の病的な口臭は歯周病の臨床症状の1つであり，通常は呼気とともに口腔から出る悪臭の総称です．挿管されている患者の場合，口臭は呼気に由来せず，全身と口腔局所の問題による口腔・咽頭の汚染が原因である可能性があります．気管挿管チューブの周囲，歯や歯肉，舌などの清掃が不十分である可能性や，う蝕や歯周病が原因である場合が考えられます．

　一般的に口臭は，加齢に伴うものや早朝時・空腹時などの生理的な口臭と，口腔内疾患に由来する場合や全身疾患が関与する場合の病的な口臭とに分類されますが，病的な口臭の80％以上が口腔内疾患に由来すると考えられています．

　口腔内疾患とは，歯肉炎，歯周病，重度う蝕，口腔内悪性腫瘍，舌苔などです．口臭の原因の臭気物質は，アルコール類，イオウ化合物，脂肪酸，アミン類，トリプトファン誘導体などで，なかでも揮発性化合物（硫化水素），メチルメルカプタン，ジメチルサルファイドが口臭の主体をなす物質と考えられています．

これらの原因となる物質の多くは，歯や歯周組織，舌に由来し，唾液の分泌低下や乾燥，また自浄作用の低下などが口臭を助長する要因になります．

鼻前庭の清掃も行う

歯ブラシ・舌ブラシによる歯垢や舌苔の除去を行うとともに，唾液腺マッサージを行い，唾液分泌を促進させることで，口腔内の自浄性を高めることができます．

気管挿管チューブの周囲，歯や歯肉，舌などの清掃が不十分である可能性，う蝕や歯周病が原因である場合が考えられます．

また，経鼻胃管チューブによる栄養補給を行っている場合は，自浄性が低下するだけでなく，栄養剤が胃から咽頭や口腔内に逆流し，それらが口臭の原因になる可能性もあります．

さらに気管挿管チューブなどにより，咽頭や喉頭の自浄性，清掃性が障害され，扁桃腺や喉頭蓋谷（図1）などに汚染物が溜まり，これが口臭の原因になることもあります．

挿管中の咽頭のケアは困難ですが，保湿や洗浄，清拭などによってこれらの汚染物を軟化し，適宜ぬぐったり吸引したりして除去することが肝要です．

また，挿管中は鼻呼吸ができず，鼻腔が鼻垢などで閉鎖していると副鼻腔炎を起こし，鼻汁が増えて口臭の原因ともなります．したがって，口腔ケアに際しては鼻前庭の清拭（p.30参照）も行い，鼻腔の通気を確保しましょう．

小さめの歯ブラシで小刻みにブラッシングする

歯肉の腫脹や発赤，歯肉からの出血や排膿，歯の動揺などに代表される歯周病に由来する口臭の場合は，歯や歯肉，歯周ポケット（図2）を図3に示した方法で清掃します．

その際，歯ブラシの植毛部の長さが下顎の前歯4本分くらいの小さめの歯ブラシで，植毛部の幅が狭いものを選択し，歯ブラシを歯周ポケットに挿入するように押し当て，歯ブラシの毛先が動かない程度に小刻みに動かすと効果的です．

歯列（歯並び）が悪い部分や普通の歯ブラシが入らないような細かい部分は，ポイントブラシ（タフト型ブラシ，図4）や歯間ブラシ（図5）を併用すると，歯ブラシだけでは除去しにくい口臭の原因となる歯垢の除去に効果的です．また，消毒薬で脱臭効果が高いのはポビドンヨード（イソジン®）といわれており，ブラッシング時に歯ブラシの先に数滴垂らして使用することなどを検討しましょう．

必要に応じて，歯科医師や歯科衛生士などの専門職による治療や専門的口腔

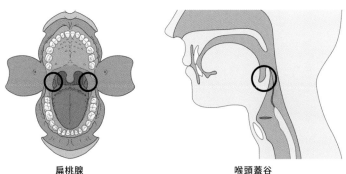

扁桃腺　　　　　　　　　　　　喉頭蓋谷

図1 ● 汚染物が溜まりやすい部位（○印）

歯周ポケット

歯周ポケットの周囲には，汚れが溜まりやすいため，腫脹や口臭の原因になりやすい

図2 ● 歯周ポケット

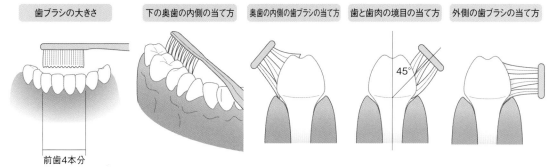

歯ブラシの大きさ　　下の奥歯の内側の当て方　奥歯の内側の歯ブラシの当て方　歯と歯肉の境目の当て方　外側の歯ブラシの当て方

45°

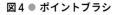

前歯4本分

下顎の前歯4本分くらいの小さめの歯ブラシで，植毛部の幅が狭いものを選択し，歯ブラシを押し当て，振動程度に小刻みに動かす

図3 ● 歯ブラシの当て方の基本

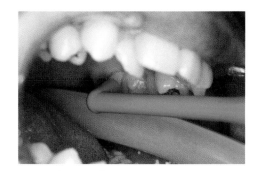

図4 ● ポイントブラシ

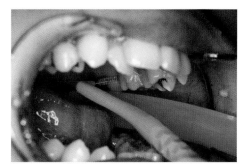

図5 ● 歯間ブラシ

　ケアを受け，口腔環境を整えることにより，看護師・介護者などが行う日常的な口腔ケアをより安全に，短時間で効率よく行うことが可能となります．

　挿管患者の場合，通常歯科の外来で行っている専門的口腔ケアと比べ，ベッドサイドであるため，使用できる機材などが限られており，一概に同様にはできませんが，専用の機材を用い，可能な範囲で口腔環境を整えることは，歯科専門職が得意とするところです．

また，**図3～5**に示すような口腔清掃法を的確に行うことにより，口腔内の環境は整えられます（**図6～8**）．また，歯の沈着物を機械的に除去するだけで，さらに日常的な口腔ケアが簡便となるとともに，口臭の軽減も図ることができます．

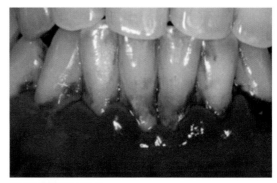

歯肉の腫脹がみられる

図6 ● 口臭の原因となる歯垢が付着した口腔内

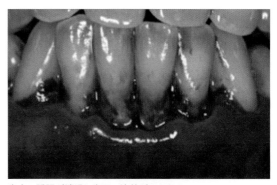

歯肉の腫脹が消退し歯石の沈着がみられる

図7 ● 歯ブラシなどによる歯垢除去後の口腔

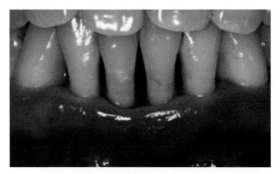

**図8 ● 歯の沈着物（歯石など）が除去され歯肉の腫脹が
　　　　消退し，歯の表面が直視でき整備しやすい口腔内**

引用・参考文献

1.　武井泉ほか編：糖尿病合併症ケアガイド．Nursing Mook54，学研メディカル秀潤社，2009．

Q₃ 嘔吐が続く患者のため，口腔ケアがなかなかできません．有効なケア方法や時間帯などはありますか？

A 口腔ケアはできるだけ制吐薬の効果が持続している時間に行い，嘔吐の誘発を避けることを心がけましょう．

Keyword … #嘔吐が続く患者

Check

● 制吐療法の進歩に伴い，かなりの症例で悪心・嘔吐がコントロールできるようになってきています．

● 主治医や薬剤師と連携して口腔ケアプランを作成しましょう．

● 口腔ケア介入は無理をせず，嘔吐物の誤嚥を防ぐことを第一目標とします．

第3章 症状・状態・疾患別の口腔ケア

制吐療法の進歩

近年，制吐療法の進歩により，以前より格段に悪心・嘔吐がコントロールできるようになってきました．例えば，がん化学療法による悪心・嘔吐（CINV）は，がん治療に伴う有害事象の中で患者に最も苦痛を与えるものとして広く知られてきました．しかし現在では，抗がん薬の催吐リスクの層別化（**表1**）や，嘔気の出現時期に応じて異なる制吐薬を使用するなどの対応が整備[1]され，大きな成果をあげています．

また，術後悪心・嘔吐（PONV）は口腔ケアだけでなく経口摂取促進のうえでも大きな障害となることから，制吐薬が予防的に使用される症例が増えています．

略語
CINV
がん化学療法による悪心・嘔吐：chemotherapy-Induced nausea and vomiting

PONV
術後悪心・嘔吐：postoperative nausea and vomiting

口腔ケアのタイミング

悪心のある患者に口腔ケアを行うためには，悪心の原因を把握し，制吐療法がどの程度効果をあげているのか，事前の情報収集が重要です．

表1 ● 経口抗がん薬による催吐リスク

分類	薬剤
高度リスク （催吐頻度＞90％）	プロカルバジン
中等度リスク （催吐頻度 30～90％）	イマチニブ，エストラムスチン，クリゾチニブ，シクロホスファミド，セリチニブ，テモゾロミド，トリフルリジン・チピラシル（TAS-102），パノビノスタット，ブスルファン（≧4mg/日），ボスチニブ，ミトタン，レンバチニブ
軽度リスク （催吐頻度 10～30％）	アファチニブ，アキシチニブ，アレクチニブ，イキサゾミブ，イブルチニブ，エトポシド，エベロリムス，オラパリブ，カペシタビン，サリドマイド，スニチニブ，ダブラフェニブ，テガフール・ウラシル（UFT），テガフール・ギメラシル・オテラシル（S-1），ニロチニブ，パゾパニブ，パルボシクリブ，バンデタニブ，ブスルファン（＜4mg/日），フルダラビン，ポナチニブ，ボリノスタット，ラパチニブ，レゴラフェニブ，レナリドミド
最小度リスク （催吐頻度＜10％）	エルロチニブ，オシメルチニブ，ゲフィチニブ，ソラフェニブ，ダサチニブ，トラメチニブ，トレチノイン，ヒドロキシカルバミド（ヒドロキシ尿素），フォロデシン，ベムラフェニブ，ベキサロテン，ポマリドミド，メトトレキサート，メルカプトプリン，メルファラン，ルキソリチニブ

（日本癌治療学会：制吐薬適正使用ガイドライン2015年10月[第2版]．2015を参考に作成）

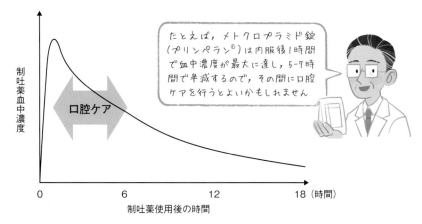

図1 ● 制吐薬使用と口腔ケアのタイミング

●主治医だけでなく専門知識のある担当薬剤師と連携できれば，効果の高い口腔ケアプラン作成に役立つと考えられる．

　具体的には**図1**のように，口腔ケアは催吐性のある薬剤使用時を避け，制吐薬が効いている時間に実施するといった柔軟な対応が必要です．制吐薬の効果発現時間は個人差がありますが，投与後から血中濃度が最高に達する時間と半減期についての情報があれば，口腔ケアのタイミングを決定しやすくなります．

嘔吐を繰り返す患者への口腔ケア

　以前にCINVやPONVに関連した嘔吐を一度でも経験したり，繰り返したりした患者ではとくに，催吐リスクの高い薬剤を使用していないにもかかわらず，治療のことを考えたり病院に来たりしただけで，悪心を催したり嘔吐した

りするようになる場合があります（予期性悪心・嘔吐）．ガイドライン[1]では薬剤による制吐以外に，系統的脱感作やリラクゼーションといった心理学的治療法の他，強い匂いを避けるといった対策が示されています．普段の口腔ケアでは問題なく使用できている歯磨剤でも，このような症例では悪心・嘔吐を誘発する原因となりうるため，量を少量にするか，匂いの少ない歯磨剤に変更するといった配慮が必要です．刺激や発泡の少ない口腔湿潤剤を歯磨剤の代用とすることもよく行われます．

　また，嘔吐を繰り返すような患者では，口腔内の感覚が過敏になっていることから，口腔ケア介入時に注意が必要です．口腔は歯列の内側（固有口腔）と外側（口腔前庭）に分かれます．固有口腔（内側）には舌根，口蓋粘膜といった嘔吐反射を誘発する部位が含まれるため，口腔ケア介入の際には口腔前庭（外側）からアプローチを行い，患者の反応を確認しながら悪心を誘発しないようにケアを行います．さらに患者によっては，少しでも歯ブラシが固有口腔に入ると悪心を誘発することもまれに経験します．このような場合，歯科では系統的脱感作法[2]や静脈内鎮静法などを用いて対応を行いますが，日常の口腔ケアが異常な嘔吐反射で妨げられる場合，できるだけ楽な姿勢をとり，リラックスした状態で，嘔吐を誘発しない部位に限定してケアを行うことが重要です．刺激を避けるため，歯ブラシは毛先がやわらかくヘッドの小さいものを選択します．嘔気の程度によっては，含嗽のみのケアにとどめる場合もあります．口腔乾燥に伴い唾液の性状が変化し，口腔内の粘つきが強くなることで嘔吐反射が亢進している症例では，含嗽用ハチアズレ®顆粒のような炭酸水素ナトリウム（重曹）を含む含嗽剤による洗口で口腔内をさっぱりさせることが有効な場合があります．

嘔吐物の誤嚥を避ける

　これまで述べたように，悪心・嘔吐のリスクがある症例では，患者の様子を伺いながら無理な口腔ケアを避けるようにします．口腔ケア施行中に嘔吐し，嘔吐物を大量に誤嚥した場合に，胃酸による重篤な化学性肺炎（メンデルソン症候群）を起こすことがあるためです．このような場合，主病への治療継続が困難となるだけでなく，致死的な経過をたどることにもなりかねません．

　制吐療法のように，主病への治療には直接関与はしないものの，患者のQOLを改善することを目的とした治療を支持療法といいますが，口腔ケアも支持療法としての側面があります．口腔機能の維持向上をはかりつつ，主病への治療継続に寄与するといった，口腔ケアの支持療法としての役割がより重要になってきているといえます．

引用・参考文献

1.　日本癌治療学会：制吐薬適正使用ガイドライン2015年10月［第2版］．2015.
2.　下山和弘ほか：口腔ケアガイドブック（日本老年歯科医学会監）．2008.

顎がはずれている・はずれやすい人の口腔ケアで気をつけるポイントは？

A 顎関節が脱臼しているかどうかのアセスメントを常に行う必要があります.

Keyword … #顎がはずれている・はずれやすい　#顎関節脱臼

Check

● 要介護高齢者では，口唇が閉じていても顎関節が脱臼しているときがあります.

● 顎がはずれていそうなときは，顎の開閉口の可否を確認します.

● 脱臼は無理に整復を試みず，ただちに歯科医師に相談しましょう.

Clinical Nursing Skills ｜ Oral Care

高齢者の顎関節が脱臼しやすい理由

　要介護高齢者では，とくに運動障害があると姿勢調節も自分で行えず，同じ姿勢をとっていることで首の後ろの筋肉が硬くなり，柔軟な動きがとれなくなるケースがあります.

　後縦靭帯骨化症[*1]や，頸椎のプレート固定を行っているような頸椎ヘルニアや頸椎症の手術後（脊椎前方固定術）の患者では，頸部の可動域制限があり，徐々に頸部の筋肉も拘縮していく人が多く見られます. また，リクライニングの車椅子などに乗車しているときの頸部の角度により頸部が伸展し緊張してしまうと，頸部の拘縮はより一層起こりやすくなります（図1）.

　もともと前頸部には，開口するための筋肉が胸骨や鎖骨から舌骨や下顎骨に向かって走行しています. 一方，頭蓋骨の下部からは後頸筋群や，僧帽筋をはじめとするさまざまな背筋群が走行しています（図2）.

　前述のように前頸部の拘縮が起こっている状態で，後頸筋群，背筋群などの緊張・拘縮によって頸部が後屈していくと，頭部は後屈し，下顎は下に引っ張られ開口状態になります. そのうえ，高齢者では顎の関節を構成する関節結節や下顎頭が加齢変化で吸収し，なだらかになってしまっていることから，容易に顎関節が脱臼することになります（図3，4）.

用語解説
＊1　後縦靭帯骨化症
脊椎椎体の後方にある後縦靭帯という線維性組織が骨化し，肥厚し硬くなることで，脊髄を圧迫する疾患.

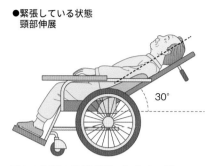

●緊張している状態
頸部伸展

30°

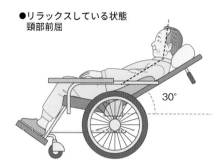

●リラックスしている状態
頸部前屈

30°

図1 ● 頸部の拘縮が起こりやすい例

（藤島一郎：脳卒中の摂食・嚥下障害．p.77，医歯薬出版，1993を参考に作成）

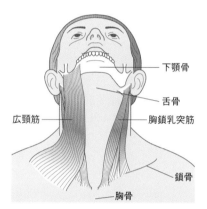

下顎骨

舌骨

広頸筋

胸鎖乳突筋

鎖骨

胸骨

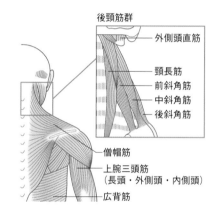

後頸筋群

外側頭直筋

頸長筋

前斜角筋

中斜角筋

後斜角筋

僧帽筋

上腕三頭筋
（長頭・外側頭・内側頭）

広背筋

図2 ● 前頸部の筋肉と後頸部・背部の筋肉

顎関節脱臼のアセスメント

顎関節が脱臼を起こしたときの症状は，開口状態のため発語が不明瞭になる，流涎を起こし，咀嚼や嚥下が困難になり，閉口しようとすると顎関節部の痛みを伴うなどがみられます．

しかし，要介護高齢者ではこれらの症状が不明確であることも少なくありません．もともと会話をしない人であったり，閉口が困難な人は，周囲の人に訴えることが困難で，顎関節が脱臼していることも見過ごされてしまうことがときおり見受けられます．

もともと嚥下困難で流動食しか食べていない人であれば，いっそう発見が困難になるばかりか，顎関節が脱臼しているにもかかわらず摂食させてしまい，誤嚥を引き起こしてしまうことにもなりかねません．過去に顎関節脱臼の既往のある人に対しては，再度脱臼を起こす可能性も考慮し，食事のたびに簡単なアセスメントを行うことが必要と考えられます（図5）．

それでは，症状が明らかでない要介護高齢者の顎関節脱臼のアセスメントは

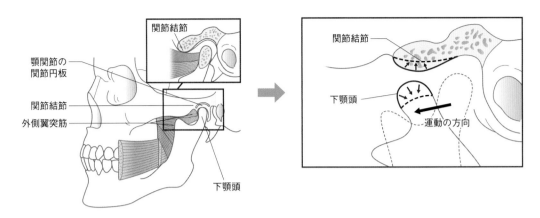

図3 ● 高齢者の顎関節が脱臼する理由

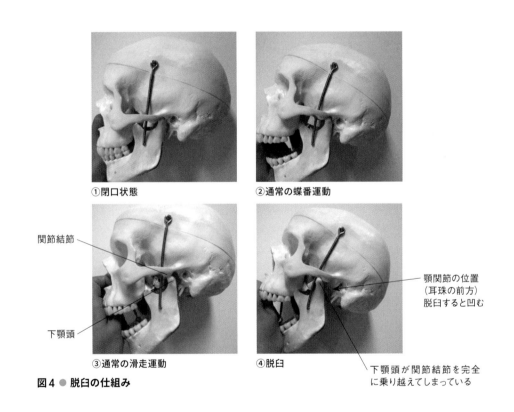

①閉口状態

②通常の蝶番運動

③通常の滑走運動

④脱臼

図4 ● 脱臼の仕組み

どのようにすればよいのでしょうか．次の点に留意して「見て」「触って」確認することをお勧めします．

視診（耳珠の前方が過度に凹んでいる）

耳珠の前方（とくにもみあげの毛が生えていないところ）に位置するのが下顎骨の関節突起です．本来は盛り上がっており，触れると開口運動で動いているのが感じられます．つまり，顎関節の位置が凹んでいることは，下顎頭が定位置におさまっておらず，前方に移動してしまっていることを示す所見です．

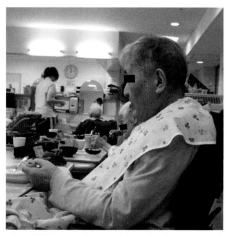

口唇が閉鎖していても，また自立摂食をしているようでも顎がはずれているケースがある

図5 ● 食事の際のアセスメント

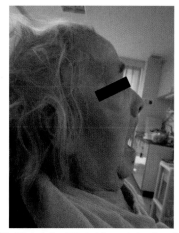

顎がはずれたまま，戻らなくなってしまった．さらに，嚥下困難となり，経口摂取ができなくなってしまった

図6 ● 整復困難になった脱臼

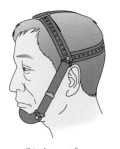

チンキャップ 　　　　　頸椎カラー

図7 ● 固定法の例

触診（顎が容易に開閉口できない）

　顎関節が脱臼していると開閉口運動ができなくなります．顎が開いたままのときに，おとがいに手を添えて開閉口運動ができないようであれば脱臼を疑います．本人が力を入れずリラックスしている状態で，開閉口運動ができているのならば顎ははずれていません．

顎関節が脱臼したときの対応

　あくびや大開口，嘔吐反射などで顎関節脱臼が引き起こされます．何度も容易に脱臼するようになると，習慣性脱臼となります．関節結節がなだらかになったことによる脱臼は整復も容易であることが多いですが，整復しないままに数日過ぎてしまうと関節包や伸展してしまった筋肉・靭帯が硬くなり整復困難になってしまいます（図6）．

　顎関節脱臼は無理に整復を試みず，脱臼を確認したらただちに歯科医師の診察を受けるべきです．脱臼を起こした後は関節包などの軟部組織が損傷しているため，治癒を促すため関節の固定が必要です．

　一方，顎関節を完全に固定すると，経口摂取できなくなることから，顎の動きを制限する程度の固定しかできません．そのため固定は弾性包帯やチンキャップ，頸椎カラー，顎用のバンデージによる緩徐な固定（可動域の制限）を行います（図7）．

　しかし，要介護高齢者では完全に行動制限を行うことは困難であり，長期間の固定が困難なため軟部組織が十分に治癒せず，脱臼を繰り返すことになります．

!
Point

● 流涎や食物残渣が固定器具に付着して不潔になることや，固定器具が皮膚に強く食い込んで潰瘍になることも少なくないため，固定器具の使用中は毎日観察し清潔にすることを心がける．

＊

　要介護高齢者の顎関節脱臼は，とくに経口摂取に関するQOLを著しく損なう状態になります．顎関節脱臼をきっかけに経口摂取が困難になるケース，習慣性脱臼のために脱臼したまま過ごさざるを得なくなるケースもあります．脱臼して早期であれば十分整復できる可能性がありますので，脱臼のアセスメントを実施し，歯科を受診することをお勧めします．

Q5 口腔ケアの刺激で分泌した唾液を誤嚥する患者では，口腔ケアを行わないほうがよいですか？

A 誤嚥性肺炎の予防のためにも口腔内を清潔にする必要があります．

Keyword ··· #嚥下障害 #口腔ケアの唾液で誤嚥する

Check

● 姿勢は誤嚥しにくい体位を必ずとります．

● 歯ブラシは常に清潔に保つようにしましょう．

● 口腔ケアの刺激で唾液分泌が増加するので，適宜吸引を行います．

高度の嚥下障害

唾液を誤嚥するほど高度な嚥下障害があり，経口摂取を行っていない場合，「食べていないから」と口腔ケアを怠ることが少なくありません．

経管栄養を行っている場合，口から食事摂取をしていないため，舌の運動や咀嚼運動が少なくなり，細菌の増殖を防ぐ効果をもつ唾液の分泌も減少し，口腔内の自浄作用が低下します．そのため，細菌が増殖し，プラークの付着や歯石の沈着も多くみられるようになります．それに伴い，歯周病や口内炎など口腔内の細菌感染を起こしやすくなります．

また，口腔内が不潔な状態で唾液を誤嚥すれば，誤嚥性肺炎のリスクは高くなります．

つまり，嚥下障害があり，経口摂取していない人ほど，口腔ケアをしっかり行って，口腔内の細菌を減らし，唾液を誤嚥しても，その中に含まれる細菌の数を少なくすることで，誤嚥性肺炎を防ぐ必要があるのです．

最近では口腔内の刺激を行うことで，嚥下反射を促す神経伝達物質の分泌が増加し，嚥下障害が改善するとの研究報告もされています．

　また，これまで口腔ケアにより誤嚥性肺炎が減少することは数多くの報告がされており，口腔ケアで口腔内を清潔にすることは，唾液の誤嚥のリスクを考慮しても，行うべきと思われます．

　しかし，唾液を誤嚥させることは誤嚥性肺炎のリスクを増やすことから，次のように誤嚥を予防する必要があります．

誤嚥予防のポイント

口腔ケアを行う姿勢

　全身状態に応じて誤嚥しにくい体位をとります．坐位になれる場合は，上体を起こし，頸部は少し前屈の姿勢をとります．

　坐位がとれない場合は，30°仰臥位で頸部前屈位ないし，側臥位とすると誤嚥を起こしにくいでしょう．麻痺がある場合は，上下肢ともに健側を下にした側臥位の状態で，口腔ケアを行います．側臥位がとれない場合でも，頭部を健側に回旋したり，頸部を前屈し，咽頭と気管に角度をつけます（図1）．

歯ブラシやスポンジブラシを清潔に保つ（図2）

　歯ブラシやスポンジブラシは水につけたままだと，1～2ccの水分を吸収し，口腔ケア中にその水分が咽頭にこぼれる可能性があることから，適宜，余分な水分はとるようにします．

　汚れが付いたブラシは，こまめに水で洗い，きれいにします．コップを2つ用意して「ブラシ洗浄用コップ」と「口腔洗浄用コップ」を用意すると便利でしょう．

Check out
the video below!

スポンジブラシを
清潔に保つ

唾液や水分で誤嚥する場合

　洗口や水での洗浄は行いません．口腔ケアを行うと，刺激により唾液の分泌が増加します．口腔内に唾液が溜まったら，適宜吸引するか，ガーゼで吸い取ります．可能であれば，吸引機能付きの歯ブラシや粘膜ケア用のブラシを使用するとよいでしょう（図3）．

洗口ができない，誤嚥があり洗浄できない場合

　ブラシで落とした細菌の回収が困難で，口腔内に残ってしまった場合，細菌は唾液などに含まれ咽頭に落下し，誤嚥する可能性があります．

　口腔ケアの最後は，必ずスポンジブラシやガーゼなどで口腔内を清拭して，水分と汚染物をできるだけ回収するようにします．

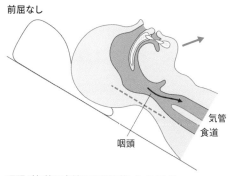

前屈なし

気管
食道

咽頭

咽頭が気管と直線になり誤嚥しやすくなる

前屈あり

気管
食道

咽頭

咽頭と気管に角度がついて誤嚥しにくくなる

図1 ● 頸部の角度と咽頭・気管の位置

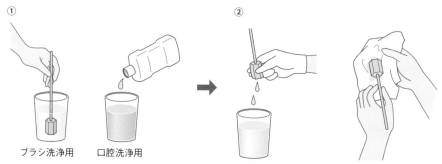

① ②

ブラシ洗浄用　　口腔洗浄用

①ブラシ汚れの洗浄用コップと口腔洗浄用コップを用意しブラシを清潔に保つ
②水分はしっかり絞るか，ガーゼなどで余分な水分をとる

図2 ● 歯ブラシやスポンジブラシを清潔に保つ

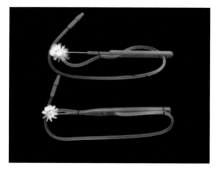

図3 ● 粘膜ケア用のブラシ（吸引機能付き）

第3章 症状・状態・疾患別の口腔ケア

後頸部拘縮で首が反ってしまう患者の口腔ケアのポイントを教えてください．

なるべく頸部の緊張をとって前屈できるような支援をしましょう．

Keyword … #後頸部拘縮

Check

● 後頸部が緊張し，拘縮する原因をアセスメントしましょう．

● ケア中に誤嚥が起こらないように姿勢の調節と水分の回収を徹底します．

● 口腔ケアのために筋肉のリラクセーションを行うことも有効です．

後頸部拘縮の原因

　髄膜炎，クモ膜下出血，脳腫瘍などによる髄膜刺激症状がある人では，「頸部硬直」症状が出ることがあります．そういった患者の場合，仰臥位で頭部を持ち上げると，頸部筋肉が強直し，前屈できなくなってしまいます[1]．

　また，脳梗塞や脳出血等の脳血管障害の後遺症や，進行性の神経筋疾患で体幹筋の麻痺や不随意運動があると後頸部の筋拘縮が起こりやすく，頭部が後屈し，頸部の運動が困難になってしまいます．片麻痺の場合は，身体の傾きを健常側が緊張して補正しようとしているため，長期にわたるアンバランスな緊張から，筋拘縮が引き起こされます．

　さらに認知症による身体機能の協調性の低下・平衡感覚の低下などでも，運動量の低下から，抗重力筋の筋力低下，廃用性萎縮，体幹保持機能低下が起こり，頭部を支えるための後頸部の緊張が生じ，さらに拘縮が引き起こされてしまいます．

　整形外科疾患によっても頸部の可動域制限が起こります．後縦靱帯骨化症や，頸椎のプレート固定を行っているような頸椎ヘルニアや頸椎症の手術後（脊椎前方固定術）の患者では，頸部の可動域制限があり，徐々に頸部の筋肉も拘縮していく人が多く見られます．頭頸部がんなど頸部の手術の既往がある人

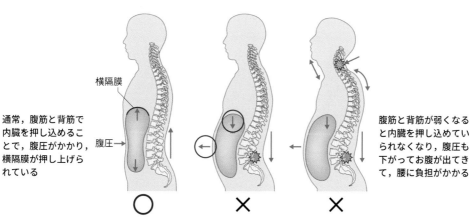

通常，腹筋と背筋で
内臓を押し込めるこ
とで，腹圧がかかり，
横隔膜が押し上げら
れている

横隔膜

腹圧

腹筋と背筋が弱くなる
と内臓を押し込めてい
られなくなり，腹圧も
下がってお腹が出てき
て，腰に負担がかかる

図1 ● 加齢による変化：腹筋群・背筋群の筋力低下と姿勢①

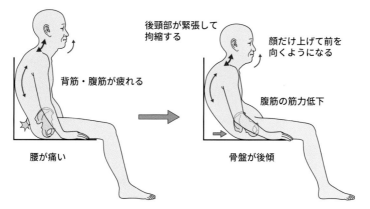

後頸部が緊張して
拘縮する

顔だけ上げて前を
向くようになる

背筋・腹筋が疲れる

腹筋の筋力低下

腰が痛い

骨盤が後傾

図2 ● 加齢による変化：腹筋群・背筋群の筋力低下と姿勢②

では，瘢痕拘縮による可動域制限と残存している筋肉のアンバランスな緊張か
ら，頸部の可動域制限が出ることもあります．

　疾患に直接関係がなくても後頸部は拘縮します．腹筋・背筋など抗重力筋の
廃用性萎縮と筋力低下，加齢変化による椎間板の変性，骨粗鬆症によって押し
つぶされた椎体による脊柱後弯症（円背／亀背）が長期的に継続すると，背中は
丸くなり頸部は後屈して前を向く姿勢となるため（図1，2），常に後頸部の筋肉
は収縮している状態となり，伸展しにくくなっていきます．

可動域制限による弊害

　口腔ケアを行ううえで後頸部の拘縮が問題になるのは，それによって起こる
頸部後屈姿勢が誤嚥しやすい姿勢であるためです．咽喉（咽頭と喉頭）の構造と
して，前方に気道があり後方に食道がありますが，頭部を後屈すると，咽頭か
ら気道への経路がよりまっすぐ通じるような姿勢になり，重力で口腔内の汚染
物質を含んだ水分が気道に垂れ込みやすくなります（図3）．

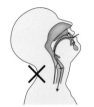
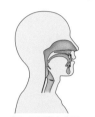
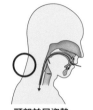

| 食事の際の姿勢調節
口腔ケアの際の姿勢調節 | | 坐位の保持
麻痺側のサポート |

頸部後屈姿勢
口腔内の水分が気道に
垂れ込みやすい

成人の正常な坐位

頸部前屈姿勢
顎を引いた前屈姿勢のほうが
気道に垂れ込みにくい

図3 ● 誤嚥しにくい姿勢に調節する

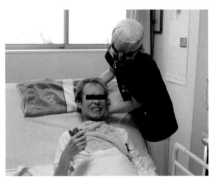

背中から体幹，上肢，頸部の筋リラクセーショ
ンを行ってから口腔ケアを行う

図4 ● 筋肉のリラクセーション

とくに口腔ケアによって粘膜や残存歯から汚れをはがすことで，ケア時の水分や唾液は遊離した細菌を含むことになります．この唾液や水分が咽頭に流れ込むと肺炎リスクが高まるため，注意が必要です．ケア中に生じる水分を誤嚥させないように姿勢の調節と水分の回収を徹底する必要があります．

姿勢の調節

頸部後屈によって，汚れを含んだ唾液やケア中の水分が気道へ垂れ込みやすくなることは，誤嚥性肺炎のリスクとなるため，なるべく頸部を前屈させるような姿勢の調節が必要になります．

そのため，後頸部拘縮となった経緯を病歴から確認し，可動域をアセスメントをします．

頸部に整形外科疾患や手術による瘢痕がない場合で，後頸筋の緊張が強いと考えられるケースでは，背中，体幹，上肢から頸部にかけての筋肉のリラクセーションを行います（図4）．

まず，温めたタオルなどで筋肉の血行を促進し，少しずつほぐし，ストレッ

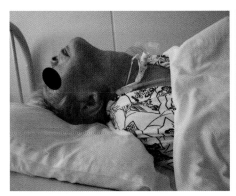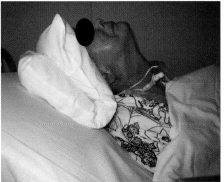

ベッドや枕で対応する

図5 ● 項部硬直により頸部前屈が困難な場合

チなどを行います．十分にストレッチを行った後，可能な範囲で頭部を挙上して前屈姿勢に近づけて口腔ケアを行います．とくに現在，後頸部の緊張があり，将来的に拘縮することが予想される場合には，早期から継続的に対応する必要があります．

その場合，姿勢を適切に調節できる低反発クッションや運動機能療法，適切な車椅子などの導入で，筋のアンバランスな緊張が最小限になるように調整します．髄膜刺激症状の頸部硬直と考えられるケースでは，リラクセーションはもちろんですが，硬直が著明で他動的な頸部前屈が困難であることも少なからず見られます（**図5**）．

口腔ケアに際してはベッドと枕やクッションなどを応用し，なるべく前屈に近づけること，また水分を気道に垂れ込ませないように口腔ケア用の口腔湿潤剤を利用したり，側臥位では唾液が口角から漏れシーツや衣類を汚してしまう可能性があることから，口峡部周囲にガーゼを敷くなどの対応が有効です．

引用・参考文献

1. 金子昌子：図でわかるエビデンスに基づく脳卒中・頭痛・パーキンソン病のある人への看護ケア．p.150，中央法規出版，2007．

第3章 症状・状態・疾患別の口腔ケア

2. 状態別の口腔ケア

Q₁ 口腔ケアを行うことで認知症高齢者と関係が悪くなる場合は，口腔ケアを行わなくてよいのでしょうか？

A 本人の行動原理を推察したうえ，本人が受け入れられるようにリラックスできる環境の中で，少しでも継続することが，高齢者の生活の質の維持につながります．

Keyword … #認知症高齢者

Check

- 患者の気持ちになって，「なぜ『回避したい』と思う状況であるのか」を検討することがプランニングの始まりです．
- 中止を決断する前に一連の口腔ケアを通して，出会い（開始）→口腔ケア→別れ（終了）までの一連のプロセスを振り返りましょう．
- 患者が口腔ケアに対して恐怖心や不安を感じないよう，声掛けなどで緊張をほぐし，安心感を得られるような良好な関係を築くことから始めましょう．

認知症の人が感じている世界

　認知症という診断がされていなくても，高齢で要介護状態であると，認知機能低下が生じます．

　認知症が進行した人が感じている世界を想像してみましょう．たとえば1本の歯ブラシを「歯を磨く物だ」と認識すること，それ自体が障害されていると，本人にとって歯ブラシは「変な棒」であって，自分を攻撃する恐ろしいものに感じているかもしれません（図1）．

　周囲で起こっている出来事が理解できない混乱した世界では，「驚く」ということは容易に「恐怖」「不安」につながり，「苛立ち」そして「回避行動」につながることを忘れてはいけません．あなたが，言葉の通じない世界で，「恐ろしい棒を口に突っ込まれる！」と思ったとしたら，何をするでしょうか．「やめて！」と大きな声を出して，手が動くなら，手で棒を振り払い，手が動かなければ顔を横

Clinical Nursing Skills | Oral Care

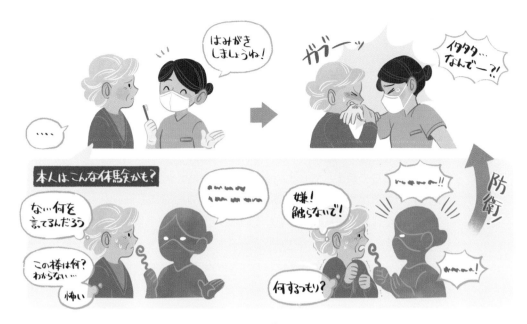

図1 ● 認知症の本人にとって"どんな体験になったのか"を考えよう

に振ったり棒に噛みついたりして，抵抗するのではないでしょうか.

　認知症が進行した人にとって，この世界は不可解で，不安で恐怖に満ちているため，怖い攻撃から身を守り，安心できる世界を守ろうとしてしまいます. 私たち，ケアをする職種は，そういった認知症の人の行動を「拒否している」という一言で片づけず，行動の背景を推察し，本人にとってわかりやすく不快ではない方法を実践することが求められます.

　では，認知症の人が「不安だ」「怖い」「嫌だ」と思わない方法とはどのようなものでしょうか.

認知症の人の口腔ケアの方法

Check out
the video below!

認知症の人の口腔ケア

「出会い」の工夫

　不安と恐怖による強い拒否反応があるときは，患者にとって「恐ろしい存在」だと思われないようにすることが最初の配慮です. たとえば座っている本人に対して立って近づいただけでも，見下ろされていることで心理的な距離ができますし，マスクやフェイスガードなどで表情が見えない様子で近づくと，いくら微笑んで近づいたとしても，怪物にしか見えません.

　口腔ケアをするための「出会い」から，工夫して遠くの正面から手を振って微笑んだ顔をみせて，まるで家族のように出会う，そんな工夫も必要です. こういった工夫は認知症のケアメソッドのひとつである，ユマニチュード®ケアでも学ぶことができます.

　出会いの時の態度は，認知症の人にとっての受け入れに大きく影響します．たとえば，歯ブラシを掲げながら（真剣な）怖い顔して近づく人と，にっこり笑って楽しい世間話をしにくる人，どちらが認知症の人にとって受け入れやすいでしょうか．誰だかわからなくても，「この人としゃべってあげてもいいわ」と思わせる工夫が必要です．ほんの数秒でよいので，「楽しい人が来たな」と思ってもらえる雰囲気を作ってから，体に触らせてもらいましょう．

　寝ていた人に，急に大きな声で言葉をかけたり，急な介入をして驚かせると嫌な気持ちで始まってしまいます．何か別のアクティビティをしていた人に，急に口腔ケアを強要することも，本人の望みに合致していない介入になるので，嫌な気持ちから始まってしまいます．言語的にお断りされたときには時間を改めることにして，次の約束をすることも大事です．覚醒状態が不良の人に対しては，認知機能が重度に低下しているでしょうから，心地よい柔らかな刺激から始めることが大事です．

過敏ではない部位からのマッサージ（ボディタッチ）

　人体において敏感な部分である口腔や手のひらは，急に触ると患者にとっては驚き恐怖心につながります．緊張をほぐすよう（過敏ではない部分である）肩から上腕，前腕，手，また肩から首，頬，と順に手のひら全体でしっかりゆっくり押さえます（**図2**）．

　手のひら全体で触れるのがコツで，細かく揺さぶるようにしないことが大事です．指が拘縮している場合は，痛くない範囲で指の関節を動かし，蒸しタオルで温めるなど心地よく温かい刺激が入るようにします．肩や腕を触るときも最初はじっくりゆっくり体温が伝わるように触れます．患者にマッサージする

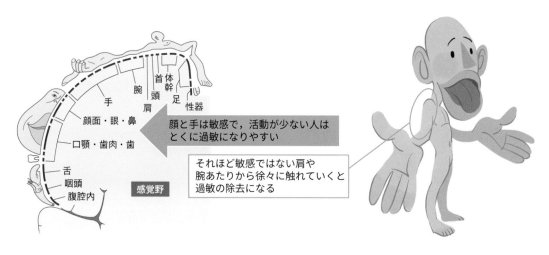

ペンフィールドの地図　　　　　　　　　　　　　　　　　ペンフィールドのホムンクルス

図2 ● 体性感覚に配慮した過敏の除去

ことを伝えてから，筋肉の走行に沿って中央から末梢に向かうようにマッサージをしてリラックスさせます．

　このようなプロセスを経て，徐々に顔，口腔へ触覚刺激を入れていきましょう．体に触る過程で，患者が安心して寄りかかってきたときに術者または介助者の胴に寄りかかるようにするなど，頭部が安定するようにすることも大切です．

 ●頭部は両側から手で挟むよりも，背面を介助者の胴でサポートしつつ，顔の両側を手のひらで包み込むようにするほうが，体温が伝わり，本人の落ち着きにつながる．

口腔への介入

　顔までアプローチできたら頬を手のひら全体で包むように，体温が伝わるようにして過敏の除去を試みます．ただ感覚的に過敏の除去を行うというよりも，家族に愛情を伝えるようにすることが重要です．

　「お顔を拭いたら気持ちよいですよ」などとポジティブな感情を引き出すような声掛けをして，蒸しタオルで顔をやさしく拭くのもよいでしょう．口の周りだけでなく，額や鼻もやさしく拭きとります．「お口もきれいにしましょうね，少し開けてみましょうか」などの声掛けをやさしく行い，口唇とその周辺を拭いてみます．触らせてくれるようだったら，術者の指で口唇や口腔粘膜を触ってみます．

　いきなり道具を入れずに，先に術者の指で触るのは，術者の指の方が圧力の調整をしやすいことと，本人が口輪筋に力を入れる様子や，その力強さも把握できるためです．

 ●指をモダイオラスの内側に滑らせながら挿入し，内側から拡張させるようにすると口輪筋の緊張がほぐれることも多い．

　指は頬の粘膜に沿わせて奥の方まで入れて拡張させるように圧排すると視野が十分確保できます．

　視野が確保されていても光量が確保できなければ奥の方は見えず，見えない汚れは落とせません．したがって，視野を確保することが口腔ケアの質を高めることにつながります．筆者は防災用のヘッドライトを口腔ケアの際に使用しています．暗くて見えない汚れが肺炎のリスクにならないように，十分に道具を準備することも重要なメソッドです．

ケア道具の使用

　術者の指で口腔粘膜を触り，びらんや潰瘍などの傷がないかを確認し，残存歯の汚れを目視で確認してから，歯ブラシなどの硬い道具を使用します．患者にわかりやすい言葉で「お口の中をきれいにしましょうね」とやさしく言いなが

ら，過敏症状のある方には術者の指と歯ブラシが同時に口腔内に納まるように入れましょう（**図3**）．

Point ● 歯ブラシなどの硬い道具だけが口腔に入っていると非常に強い異物感から過敏反応が起こりやすい．

　指で頬粘膜を拡張しながら歯ブラシがあまり多くの粘膜に触れないように配慮して優しく磨くことも大事です．もちろん，開眼してもらい，本人に歯ブラシを見せて，反射的に大きく開口してくださるような方でしたら，この限りではありません．

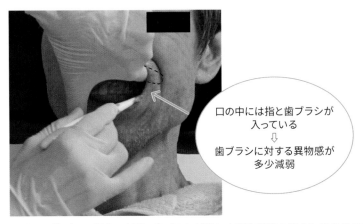

口の中には指と歯ブラシが
入っている
⇩
歯ブラシに対する異物感が
多少減弱

図3 ● 過敏で恐怖がある場合の対策：歯ブラシ以外に上顎臼歯部の歯肉に指をあてておく

口腔粘膜や歯肉に傷や炎症がある場合

　口腔粘膜や歯肉に傷や炎症があって，痛みがあるために口腔ケアを嫌がっていることが推察されたら，ひとまず痛みの改善を主眼にケアを行うことが重要です．口腔内の痛みのある部分の多くは，口腔内細菌の二次感染にさらされるため，ケアをしないで安静にしていても治癒することがありません．清潔にしたうえで，状況に応じて抗生剤入りの軟膏などの使用も必要となるので，すぐに歯科受診をしてください．歯科医師の指示のもと，口腔ケアを行いましょう．

認知機能が低下した人との関わり方

拒否のない範囲から少しずつ継続する

　口腔ケアは生きている限り継続することが必要です．いったん，介助による口腔ケアが困難だな，と思われたケースであっても，一度にすべてをきれいにすることよりも，本人に嫌われず，仲よくなることを重視して，継続的に関わってみてください．本人に許容できる方法を探しながら，継続的に顔や口腔

に介入していると，本人も徐々に口腔への介入に慣れて，清掃できる範囲が広がっていくことも大いにあります．焦らず，じっくり構えて，時間をかけていくことも必要です．

嫌なことをしない・痛くしない

認知症の人であっても，要介護状態の人であっても「我慢して付き合ってくれている」ことが，案外あります．最初は嫌々ながら付き合ってくれていたけれど，時間が長い・配慮がない・痛かった，などそれぞれの"嫌なこと"をきっかけにして「もうやめて」など口頭で拒絶することや，急に大きい声を出す，などの様子に現れてくることがあります．関わり始めて最初のうちは，本人の我慢の限界を超えない程度に口腔ケアをとどめておき，「頑張りましたね」「ありがとうございました」「きれいになって気持ちがよいですね」などとポジティブに明るく，頑張りの見返りである良い効果と感謝を伝えてください．

「あなたが頑張ってくれたから，とてもよくできて，私は嬉しい，感謝しています」という人と人の関わりが感じられるコミュニケーションによって，口腔ケアが嫌な時間ではなくなるかもしれません．

口腔内の状態や疲労など本人の様子に合わせて「短時間でできることを繰り返す」「嫌なことはしない」「ポジティブな言葉をかける」など，口腔ケアを行うことに正の強化子を付与していくことが，口腔ケアに対する拒否行動を減らします．認知症の人にとっては習慣化することが，受け入れることにつながるため，習慣化するまでじっくり継続することが成功の秘訣です．

環境設定

食事をするテーブルで口腔ケアをしようとすると嫌がるケースでも，洗面所に移動して口腔ケアをしようとすると案外すんなりやらせてくれるケースもあります．つまり本人にとって，「口腔ケアを行う環境が適切であるか」ということも配慮する必要があります．

たとえば，脳血管障害の後遺症で失語があるケースでは，「歯を磨きましょうね」という言葉が伝わらないかもしれません．本人にしてみれば，せっかく落ち着いて食卓についていたのに，急に歯ブラシとガーグルベースンが出てきて，気分を害することもあるかもしれません．

言葉が伝わらないケースでは，これからどんなことをしようとするのかを環境から理解できるように配慮することも必要です．うがいについても同様で，食卓のテーブルでは「水を飲んでしまう」人でも，洗面台で水の入ったコップを差し出せば「うがい」のような行動をとれる可能性もあります．

認知機能の低下がある人の，それまでの人生を振り返って，慣れ親しんできた環境に似せてみる，という工夫もとても重要です．

自分と認知症の人の慣れた関係を作る

　認知症が進んでくると周囲の出来事が理解できなくなり，関わる人の顔の認識もあいまいになっていきます．「口腔ケア」という言葉は，多くの人にとって人生を通じてなじみのある言葉ではありませんから，認知症の進行によって語彙が減っていく中で，本人の理解できない言葉となり，さらに「なぜ行うのか」など実施する理由も理解できないものになります．

　また，言葉のみならず視覚的に「歯ブラシ」を見せても，物品の呼称や用途，使用方法などもわからなくなる時期が来ます．可能であれば，軽度認知症の段階から口腔への介入を習慣化し，口を触られることに「慣れる」ようにしておくと，認知症が進行しても比較的拒否的行動は起こりにくいようです．

認知症の人を理解する

　認知症の人の口腔ケアでは，原因疾患と進行の程度をよく把握しておくことが鍵になります．

　アルツハイマー病や脳血管障害による認知症など，様々な原因疾患があり，経過や特徴も様々です．疾患の特徴をあらかじめ把握したうえで，目の前の本人の様子を観察し，残存機能のアセスメントを行い，仮説を立ててケアを行うほうが，行き当たりばったりのケアよりも，本人が心地よく，何より実践者とケアチームの成長になります．

　とくに原因疾患によって大きく異なる摂食嚥下機能低下の様相は，口腔ケアの安全性にも影響する重要な要素です．たとえば，唾液ですら誤嚥しやすい状態の摂食嚥下障害のある認知症の人には，より積極的な口腔ケアを行う必要があります．そのため適宜，認知症の人の摂食嚥下機能の確認を行ったうえで口腔ケアを実施することが重要です．

重度認知症で食いしばりによって自分の歯が反対側の顎に食い込んでしまう人のよい管理方法はありますか？

 不随意に強く噛み込んでしまうような人は，歯科依頼して食い込んでしまう歯を調整することが必要です．

Keyword … #重度認知症　#食いしばる

Check

● 認知症による顔面や頸部の筋の固縮が原因で食いしばりが起こっている場合は，口腔内の痛みに関係なく噛み込んでしまう状態です．

● 顎の力が入る時と食いしばってしまう時があるのか，常に食いしばってしまうのか，抗精神病薬の影響がないか，顎関節は動くのかなどを，まず確認しましょう．

● 患者の状態に合わせて抜歯，削合，対症療法を選択します．

食いしばりの原因

　レビー小体型認知症やパーキンソン病を合併している認知症の人が重度に進行していく段階で，不随意の緊張が継続してしまい，四肢だけでなく顔面や頸部の筋が固縮し，継続的に強く噛み込んでしまうケースがあります．このとき，口腔内の痛みに関係なく噛み込んでしまう状態なので，自分の歯が残っていると反対側の顎（対顎）に強く食い込んでしまいます．

歯があることで傷ができる

　対合する位置の臼歯部にしっかり植立した歯が残っていれば，大きな傷は避けられます．しかし，このような状態になるまでの経過で，残存歯がまばらになっていたり，歯冠が破折していたり，喪失しているケースが非常に多く，鋭くとがった犬歯が対顎の歯肉に刺さりひどく感染してしまう場合もあります（図1）．

　また，食いしばり続けると残存歯が折れずに徐々に顎の骨の中で移動することもあります．そうなると頬筋の緊張で圧接された頬粘膜に歯が刺さり，潰瘍ができてしまうこともあります（図2）．

第3章　症状・状態・疾患別の口腔ケア

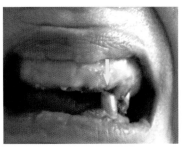

左下犬歯が左上犬歯の残根周囲歯肉に噛み込む．残根周囲は著しく排膿している

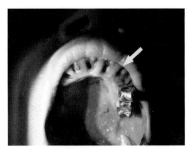

不随意な咬反射による噛み込みで安静が保てず常に排膿，出血している

図1 ● 犬歯が対顎の歯肉に刺さり感染している例

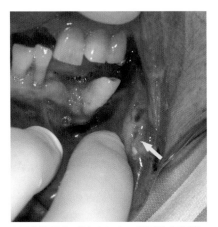

左下犬歯が噛み込む力によって移動し頬粘膜に食い込んで潰瘍が形成された

図2 ● 頬粘膜に歯が刺さり潰瘍ができた例
（広島市立リハビリテーション病院歯科高木幸子先生提供）

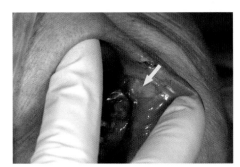

左下臼歯（銀歯）の噛み込みによって頬粘膜に潰瘍が形成された

図3 ● 残存歯の噛み込みによって大きな潰瘍ができた例
（広島市立リハビリテーション病院歯科高木幸子先生提供）

　頬粘膜を口腔内に押し付けてしまう習癖のある人では，ただ咀嚼するだけでも残存歯で強く頬粘膜を噛んでしまい，大きな潰瘍を作ってしまうこともあります（図3）．

　経口摂取している人でも，このような傷ができると，酸味・塩味による痛みや接触痛などで食が進まなくなってしまいます．

　これは「せっかく残してきた歯が，粘膜損傷の原因になってしまい，そのことが経口摂取を妨げる」という大変残念な事態です．

残存歯によって潰瘍ができた場合の治療

　残存歯によって潰瘍ができた場合，可及的に①原因の除去　②対症療法のいずれか，あるいは両方を検討することになります．

　原因の除去を検討するならば，「歯」と「食いしばり」の除去が必要なのですが，不可逆的病態であるならば「食いしばり」自体を解消することが困難ですので，「歯」の除去を検討します．

傷の原因である「歯」を除去しようとするとき，「抜歯」か「削合（削って刺さらないようにする）」の選択肢があります．本人の身体状況や生活状況を加味して，すべての選択肢の実行可能性と合併症リスクを判断することになります．そのため，まず歯科受診をして専門的判断を仰ぎ，治癒までマネージメントするために医師，看護師，歯科医師などが協働することが必要です．

抜歯の可能性を検討

抜歯には，

- 医学的判断として血圧の安定
- 血清ヘモグロビン値や白血球・血小板数，血糖値など血液データ，栄養状態などを含む「抜歯の時に止血可能か，その創傷は治癒するのか」
- 抜歯することによる本人の負担と利益の釣り合い
- 安全に抜歯するために「どこで」処置を行うのか
  （施設で抜歯するよりは歯科医療機関で抜歯するほうが安全に処置できる）
- 介護者や介護状況，搬送手段，治療費負担などの「社会経済的状況としての実現性」

など，多様な要素を検討しなくてはなりません．抜歯をすることで根本的な原因はなくなりますが，遂行するためには主治医や家族と相談し，搬送を検討するなどマネージメント能力を問われるともいえます．

Point
- 図1のケースでは内科医師と協議の上で，高次医療機関での全身管理下に排膿のある原因歯の抜歯を行った．

削合の可能性を検討

検討した結果，抜歯を行うことができない状況の場合は，「削合なら可能かどうか」を検討します．

食いしばりで噛み込んでいるとき，数mm削るだけでは解決に至らないことがほとんどです．歯の切削は水の出る回転切削器具を使わなければならず，本人が動かずに処置できるか，姿勢の安定と誤嚥のリスクも考える必要があります．

したがって，

- どこで：在宅や施設で処置可能か，歯科医療機関に搬送するか
- どのように：覚醒状態で可能か，全身麻酔が必要か，歯の切削時の水への対応（誤嚥など）はどうするのか
- どこまで切削するか：切断しても痛みが出ない歯であるか，処置後の安全（鋭利にしないなど）のためにどのような形状にするのか
- 切断した硬組織を誤嚥させないで確実に回収する方法

など考えられる「リスク」とそれを「回避する方法」を考えます．そのためには，歯科医師の医学的判断に加えて，患者の普段の様子をよく知る看護師や家族ともよく相談して計画を練る必要があります．

　図4のケースは糖尿病のコントロールがつかず抜歯困難と判断されたため原因歯の削合によって潰瘍形成を予防しました．

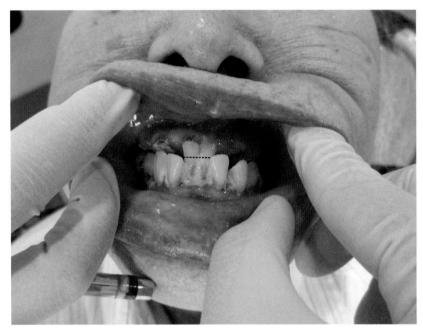

歯の破折により上顎顎堤と下顎歯で噛むようになってしまった．挺出した下顎前歯が上唇小体に噛み込み，潰瘍ができる可能性があった．糖尿病のコントロールがつかず抜歯困難と判断されたため原因歯の削合（点線まで）によって潰瘍形成を予防した

図4 ● 原因歯削合の例

対症療法

　抜歯や切断が困難でも，開口器や「マウスピースのような口腔装置」によって保護することが検討できるのか，などの様々な可能性を検討する必要があります．

　保護器具には，開口器のような既成のもの，割りばしをガーゼで巻いた棒のような簡易なもの，本人の口腔から型を取って模型から作成したマウスピースのようなものがあります．

　潰瘍を防ぐために使用するので，その装置を口腔内に入れても食いしばりの力で軟組織が損傷するものは選択できません．また，それ自体を誤嚥するリスクがあるような使い方はできません．

Point ● 創傷保護のために保湿や軟膏を使用することがありますが，物理的な力は解消できないため，一時的な対症療法であることを理解したうえで使用する．

　図5のケースは，金属で補綴されている下顎の残存歯によって潰瘍ができたケースですが，家族が歯の保存を希望したため，型を取って厚みのあるシリコ

ンのマウスピースを作成して改善を試みました.

　いったんは改善しましたが，マウスピースごと噛み込んでしまうことと，施設において長期的にマウスピースを管理するのは困難であるという状況が発生しました．そのため，水分誤嚥の対策を十分行ったうえで原因歯を根元で切断したところ状況が改善されました．家族の理解を得るまでのプロセスのためにマウスピースを活用したケースです.

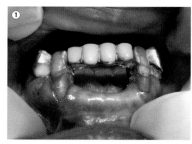
金属で補綴されている下顎の残存歯

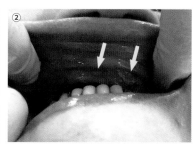
強い吸啜反射により残存歯が常に上顎歯肉に噛み込み，潰瘍ができた

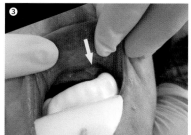
残存歯を覆う厚みのあるシリコンのマウスピースを作成し誤嚥のないよう配慮をした

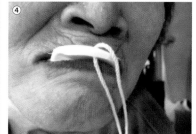
しかし，本人はマウスピースごと強く噛み込んでしまい潰瘍は完全治癒に至らなかった

この経過中に家族と相談し，残存歯を根元で切断することに合意が得られ，誤嚥に配慮し切断を行ったところ，潰瘍は治癒した．その後潰瘍が再び形成されることはなかった

図5 ● 家族の理解を得られるまでのプロセスとしてマウスピースを活用した例

Q3 入れ歯をはずすのを嫌がる高齢者の入れ歯を，どうにかはずしたら粘膜が赤くただれていました．どうしたらよいでしょうか？

A まずは入れ歯をはずしている時間を増やし，口の中と入れ歯の清掃を徹底します．それでもよくならなければ歯科医師に相談しましょう．

Keyword … #義歯（入れ歯）　#義歯の着脱拒否　#義歯性口内炎　#褥瘡性潰瘍　#口腔カンジダ症　#高齢者

Check

● どうして義歯をはずしてくれないか，原因を探りましょう．

● 食事以外では義歯をはずし，口腔内と義歯の清掃を徹底して1週間程度経過をみて，粘膜の状態が改善したらこのまま義歯を使用してみましょう．

● 義歯を使用して同じような症状が再び出現する場合には歯科医師に相談します．

義歯をはずしたくない理由を考える

　入れ歯（義歯）をはずしてくれないのには様々な原因が考えられます．たとえば，認知症患者の場合，義歯を義歯と思っていなかったり，義歯をはずすと盗られると思っていたり，義歯に対するこだわりから執着心が出現していたりなどがあります[1]．

　また，「義歯をはずすときに痛みを感じた」などの，過去の苦痛な経験から義歯をはずしたくなくなっていることも考えられます．

Point

● 粘膜が赤くただれている場合には，義歯を付けたりはずしたりすることが痛みにつながるために，なかなか義歯をはずしてくれないのではないかと考えられる．

粘膜が赤くただれる原因

義歯性口内炎

義歯性口内炎とは

　義歯が関係する口内炎を「義歯性口内炎」といいます．その原因としては，主に機械的刺激によるもの，口腔内の微生物によるものがあげられます[2]．

　義歯によって粘膜が持続的に圧迫されている状態になると，常に義歯によって機械的な刺激を受けるため，粘膜に炎症や潰瘍を生じます．

義歯性口内炎のケア

　義歯性口内炎で原因となっている義歯をそのまま使用し続け，再度装着したままにしておいても症状は改善しません．そのため，1週間程度は食事以外では使用しないようにして経過を観察しましょう．

　この間，口腔の清掃と義歯の清掃をしっかりと行うようにします．義歯をはずしている時間を長くしても症状が変化しない場合には，ほかの原因が考えられるため，歯科医師に相談しましょう．

●糖尿病の人やステロイド，免疫抑制薬などを使用して全身状態が不良な人の場合には，粘膜の治りが遅くなるため注意が必要である．

褥瘡性潰瘍

褥瘡性潰瘍とは

　粘膜の症状が落ち着いた後に義歯を装着し，再び同じような症状が生じる場合には義歯自体に問題がある可能性が高くなります．

　義歯を装着したときに痛みを訴える場合には，義歯が合っていないため歯肉に当たっていることが痛みの原因かもしれません．この場合，そのまま義歯を使い続けると，義歯の下の粘膜に潰瘍を形成してしまいます．

　この「義歯が合わないことによってできる潰瘍」を「褥瘡性潰瘍」(**図1**)といいます．

褥瘡性潰瘍のケア

　再び褥瘡性潰瘍を形成しないようにするためには，歯科医師による義歯の調整が必要となります．このとき，一度の調整では不具合を解消することが困難なこともあり，複数回の調整が必要となります．

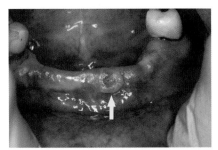

粘膜が白変している部分が潰瘍で，周囲の粘膜は腫脹している

図1 ● 褥瘡性潰瘍

口腔カンジダ症

口腔カンジダ症とは

　義歯を装着しても痛みを訴えず，しばらく義歯を使用した後に，同じように義歯の形と一致した粘膜の赤みが生じる場合には，義歯に付着しているカンジダが原因である可能性があります（**図2**）．

　これは，義歯に付着した汚れ（デンチャープラーク*1）に口腔内の常在微生物であるカンジダが増殖し，粘膜にも感染することによって起こる症状で，「口腔カンジダ症」といいます．

　よく知られている口腔カンジダ症は，**図3**のように，口腔粘膜にぬぐうと容易に除去することができる白いコケ状のものが付着していますが，義歯に関連する口腔カンジダ症では義歯の形と一致して口腔粘膜が赤くなり，ヒリヒリする痛みや違和感，口の中の苦味などを訴えるのが特徴です．

 Point ● 健常な人でも容易にかかることがあり，口角炎を伴うことも多い．

用語解説
**＊1　デンチャー
　　　　プラーク**
義歯表面に付着・堆積するプラークのこと．天然歯に付着するプラークに比べて，真菌，特に*Candida albi-cans*の占める割合が大きい．口臭，残存歯のう蝕，歯周病，義歯性口内炎などの原因となる．要介護者や高齢者では誤嚥性肺炎の原因となりやすい．

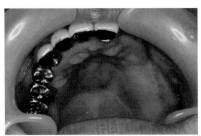

義歯の形に一致して粘膜が赤くなっている

図2 ● 赤い口腔カンジダ症

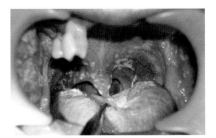

軟口蓋，頬粘膜に白斑がみられる

図3 ● 白い口腔カンジダ症

口腔カンジダ症のケア

　一見して義歯の表面はきれいに見えても，義歯の内部にはカンジダをはじめとした口腔常在微生物が侵入していることがあります．義歯が原因となってい

る口腔カンジダ症を改善するためには，口腔内への対応だけでなく義歯の清掃・管理も同時に行うことがきわめて重要です．

　義歯の清掃は，大きく機械的清掃と化学的清掃に分けることができ[3]，この両者を組み合わせて義歯の管理を行います．

機械的清掃

　機械的清掃とは歯ブラシや義歯ブラシを使用して，義歯表面に付着したデンチャープラークを除去することです（**図4**）．とくに，バネの部分（クラスプ）などの複雑な構造をした細かい部分の清掃には十分注意します．機械的清掃は，基本は毎食後と就寝時の1日4回行うようにします．

Check out
the video below!

義歯の機械的清掃

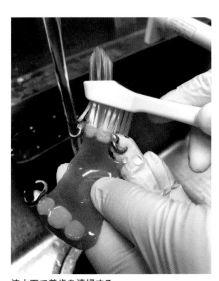

流水下で義歯を清掃する
図4 ● 義歯用ブラシを使用した機械的清掃

化学的清掃

　化学的清掃とは義歯洗浄剤を使用した清掃のことです．一般的には就寝時には義歯をはずし，専用の容器に水を入れ，義歯洗浄剤を入れますが，もし就寝時に義歯をはずすことができない場合には，日中に義歯をはずす時間を設け，ここで化学的清掃を行うようにします．

　化学的清掃は機械的清掃の補助的な位置づけですが，義歯洗浄剤は基本的には毎日使用するべきです．

 ● 義歯表面にデンチャープラークが付着したままだと，義歯洗浄剤の効果が低下するため，化学的清掃は必ず機械的清掃を行った後に行う．

　義歯洗浄剤はさまざまなものが市販されていますが（**図5**），義歯の材質に合わせて選択します．

Point ● 口腔カンジダ症の場合には，カンジダの除去効果がある義歯洗浄剤を選択する．

　また，口腔カンジダ症は口腔乾燥症とも関連が深いため，口腔乾燥に対する対応も必要です．

 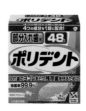 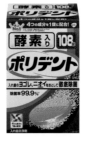 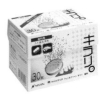

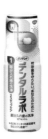 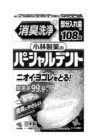 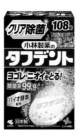 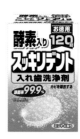

義歯の材質に合ったものを使用する

図5 ● 化学的清掃で使用される義歯洗浄剤

引用・参考文献

1.　新井康司ほか：痴呆性高齢者の歯科保健行動と摂食行動．老年歯学，17（1）：9-14，2002．
2.　日本老年歯科医学会監（下山和弘ほか）：高齢者歯科診療ガイドブック．p.214-217，口腔保健協会，2010．
3.　日本老年歯科医学会監（下山和弘ほか）：口腔ケアガイドブック．p.103-107，口腔保健協会，2008．

Q4 準深夜帯は業務多忙で, 長期臥床患者の口腔ケアが後回しになってしまいます. どうしたらよいのでしょうか？

A 100％の状態をめざすのではなく, 80％の状態を維持するための, 必要最小限の口腔ケアプランを確立しましょう！

Keyword … #長期臥床患者

- 歯面の歯垢の徹底除去がケアの簡略化を導きます.

- 80％の状態を達成しておくと, その後のケアが楽になります.

- 専門的な治療・ケアが必要な場合は, 早期に歯科医療機関と連携しましょう.

歯面の歯垢を徹底除去する

　口腔内の汚染物である歯垢（プラーク）や舌苔は, 付着力が強くバイオフィルム（p.8 ～ 10参照）を形成するため, どのような消毒液であってもこれらをすべて除去することはできません.

　つまり, バイオフィルムは歯ブラシなどの機械的な力でこすり取る以外, 除去できないのです.

　そこで, 歯面に付着した歯垢を徹底的に除去（プラークフリー）し, さらに歯面を滑らかにしておくと, そのあとは簡単な歯ブラシと薬液による洗浄だけでも, 良好な口腔衛生状態を維持することができます. 経口摂取していない状況などでは歯垢の形成が少なくなる場合もあることから, さらにケアの簡略化が可能となります.

80％の状態を維持する

　プラークフリーの状態を長期的に維持するなど口腔ケアの効率と効果を上げ

るためには，歯科医師・歯科衛生士などの専門職との連携が不可欠です．看護師による「日常的口腔ケア」と歯科医師・歯科衛生士による「専門的口腔ケア」を病院内，施設内，医療連携の中でうまく連動させ，口腔ケアもチーム医療として取り組む必要があります．

たとえ，手間や時間がかかっても，専門職が介入し，う蝕の応急処置や歯石除去などを含めた専門的な口腔管理や口腔ケアを行うことで，以後，看護師の日常的な口腔ケアがしやすい口腔環境を確保できます．

しかし，多くの病院や施設には歯科がなく，実際臨床の場では，歯科訪問診療などの歯科的なサポートを受けることが困難な場合も多いという実態もあるでしょう．

表1 ● 1日1回行うと効果的な口腔ケアの手順例

1 必要物品の準備	• ガーゼ，綿球，モスキート鉗子，コップ2個（薬液用，洗浄液用），薬液，洗浄用シリンジ，歯ブラシ，吸引器具など	
2 声かけ・体位調整	• 口腔ケア開始前には，口腔ケアを行うことを必ず患者に声かけをする • 患者の体位を調整（ヘッドアップ30〜45°側臥位，頭部回旋など）する（安楽の確保，誤嚥の防止）	
3 口腔周囲の清拭	• 薬液を染み込ませたガーゼで口腔周囲の清拭を行う なぜ？ 口腔外からの細菌やウイルスを口腔内に持ち込まないための消毒と，口腔周囲筋や唾液腺のマッサージや口腔周囲の過敏に対する脱感作を目的に行う	
4 鼻腔の清拭	• 薬液（ポビドンヨードやクロルヘキシジングルコン酸塩）を染み込ませた綿球をモスキート鉗子で把持し，鼻腔内の清拭を行う	なぜ？ 鼻腔からの細菌やウイルスの侵入防止と，鼻呼吸を促す目的で行う
5 ブラッシング	• 歯が1本でもあれば，歯ブラシを用いたブラッシングが必要である	
6 口腔粘膜の清拭	• 薬液を染み込ませた綿球をモスキート鉗子で把持し，口唇・頬粘膜・口蓋・舌を清拭する • スポンジブラシや粘膜ブラシの使用はさらに効果的である • 経口摂取していない患者には，口腔粘膜の清拭はとくに重要なケアである	
7 洗浄・吸引	• 経口摂取していない患者には重要なケアであるが，誤嚥に注意が必要 • 含嗽ができる患者には含嗽をしてもらい，できない場合はシリンジなどを用いて洗浄を行い，確実に吸引する • 誤嚥のリスクが高い場合は洗浄液を染み込ませた綿球やガーゼで何度も清拭することで代用することもある	
8 口腔内・口唇の保湿	• 口腔乾燥がみとめられる場合，口腔内や口唇に口腔湿潤剤を塗布するなどして口腔乾燥を予防する	

　歯科との連携が困難な場合でも，**表1**に示した徹底した口腔ケアを1日1回，日勤帯の人手のあるときに行い，80％の状態を維持しておくと，それ以外は2～6時間ごとに口腔内の洗浄やガーゼやスポンジブラシによる清拭，必要であれば口腔湿潤剤の塗布程度のケアで，ある程度の状態は維持できます．

　もちろん，口腔内の状況がひどく専門的な治療やケアが必要な場合は，早期に歯科医療機関に協力を仰ぐことが重要です．

ケアのポイント

　以下に具体的なケアのポイントを挙げます．

薬液

　口腔ケアにおいて消毒効果が高く，その効果が継続する薬液には，ポビドンヨードやクロルヘキシジングルコン酸塩などがありますが，口腔内に適応があるものであれば，その効果と副作用を念頭において選択・使用することで効果が期待できます．最も重要なことは入手しやすく，使いやすく，効果が得られやすいものを選択することです．

　また，含嗽ができない患者に対してブラッシングの際に歯磨き剤を使用すると，視野の確保が困難になることと洗浄が必要になってしまうことから，使用は避けたほうがよいと思われます．

声かけ

　「お食事が終わりましたので，これからお口の中をきれいにしましょうね．さっぱりしますよ」などと声かけし，口腔ケアを始めることを患者に伝えます．声かけをすることで，患者がリラックスし，口腔ケアを受け入れる準備をしてもらえるようにします．

体位

　患者の体位をケアしやすいように変換します．仰臥位にし，可能であれば30～45°ヘッドアップし，誤嚥しにくい体位にします．誤嚥のリスクがある場合は側臥位や，頭部の回旋を行います．術者の位置は横からやや前方で口腔内がよく観察できる位置を確保し，ケアしやすい高さ，向きを考慮します．

ブラッシング

　歯が1本でもあれば，残根状態（歯の根の部分だけが残っている状態）であっても，歯ブラシを用いたブラッシングが必要です．また，長期臥床患者の場合，歯肉が炎症を起こしていたり，粘膜が脆弱化していることが多く，通常よりも愛護的にケアを行わなくてはなりません．やわらかい毛の歯ブラシを使用し，

損傷しないよう注意しながら，丁寧に行うことが大切です．

　必要に応じて歯間ブラシやポイントブラシ（タフト型ブラシ），デンタルフロスなどの補助的清掃用具を使用するとさらに効果的です．義歯を使用している場合は，必ずはずしてからブラッシングを行い，義歯は流水下でブラッシング清掃し，口腔内に戻します．また，就寝時にははずしてブラッシングを行ってから，義歯洗浄剤を溶かした水に浸漬して保管します．

洗浄，吸引

　含嗽ができる患者は含嗽をしてもらいます．できない場合は，口腔ケアによって遊離した細菌や汚染物質の希釈・除去のため，洗浄用シリンジを用いて適量の洗浄水で洗浄を行いながら，ただちに吸引します．その際，誤嚥しないように留意して吸引を行います．

　大量の洗浄水を使用して細菌を希釈し，確実に吸引するのが理想ですが，実際には，意識レベルや，摂食嚥下機能の低下によって，垂れ込み・誤嚥が懸念される場合がかなり多いと思います．その場合は，洗浄水を湿らせた綿球やガーゼ，スポンジブラシなどで何度も清拭するなどして対応するとよいでしょう．

口腔湿潤剤の使用

　口腔湿潤剤の種類や口腔内の状態にもよりますが，一般的には，十分に清掃したあとに，スプレータイプの製品であれば2 〜 3プッシュ程度，ジェルタイプの製品であれば1cm程度をスポンジやガーゼあるいは指にとり，粘膜に薄く均一に塗布します．

　口腔内の乾燥が著しい場合は多めに使用するなどで対応しますが，余分な使用や汚れが付着したままの状態での塗布は，余計に汚染物を増やすだけですので，注意が必要です．

引用・参考文献

1. 馬場里奈：人工呼吸器装着患者の口腔ケアの正しい手順と手技．呼吸器ケア，7：88-95，2007．
2. 馬場里奈ほか：こんな時どうするの？ 状態別口腔ケアのテクニック．ナース専科，29（5）：53-70，2009．
3. 外木守雄ほか：効果的な口腔ケアの実践──口腔内環境の整備とケアのポイント．エキスパートナース，22（6）：18-21，2006．
4. 馬場里奈：急性期病院における口腔ケアへの取り組み〜歯科衛生士の立場から〜．高齢者の口腔機能とケア，p.161-167，長寿科学振興財団，2010．

Q5 夕方になると発熱する高齢者がいます. 口腔ケアで注意すべきことはありますか?

A 発熱の原因が生体反応か感染症などによるものかをアセスメントし, 口腔ケア時は患者が誤嚥しないよう体位などを工夫しましょう.

Keyword … #発熱者への対応 #高齢者

Check

● 個人の1日の体温変化を確認し, 発熱の特徴をつかみましょう.

● 口腔ケア施行時の体位に注意をしましょう.

● 口腔ケア後に含嗽ができない場合は, 口腔ケア時の汚染物を吸引管で吸う, 清拭するなどして口腔内を清潔に保つことも必要です.

1日の体温変化

夕方になると熱が上がる理由

人間の体温は常に一定なわけではなく, 1日の中で変動があります.

たとえば朝, 目覚めたときが最も低い体温になっており, 逆に夕方は日中にエネルギーを使ったことにより体温が上がっています. そして, 体温変動は風邪をひいていても変わりませんから, 夕方になると熱が上がってくるのです.

夜に発咳しやすい理由

人間の体には体内時計が備わっていて, 1日の流れに合わせて体内の働きを最適に調整しています. その調整にはホルモンが関わっており, その中の一つであるアドレナリンは昼間に多く分泌されます.

このアドレナリンの作用により昼間は気管支が拡張し, 分泌が少なくなる夜には気管支が収縮するため, 発咳（はつがい）しやすくなります.

以上のことから, 夕方になると熱が上がったり咳が出始めたりするのは, 風邪が悪化しているわけではなく, 人間のもともとの生体反応によるものだとい

うことがわかるでしょう.

発熱とは

感染症法で37.5℃以上の発熱,38.0℃以上を高熱と定めています.ただ,最も大切なのは普段の体温と比べて高いかどうかです.

発熱の特徴

脳の視床下部で37℃程度にコントロールされている体温は,感染症により,この設定温度が高くリセットされます(=発熱:fever).

病原菌やウイルスの侵入が起こると,この体温の設定値を高くし,内因性発熱物質(各種サイトカインやプロスタグランジン,トロンボキサンなど)を放出して体温を上昇させることで,病原体の増殖を抑制したり,抗体産生を促進し,感染症と闘う酵素系を活性化して対抗しようとします.

設定温度の上昇が内的に行われ,それが先行することが発熱の特徴です.

発熱の原因

発熱の原因は様々ですが,最も多いのは,感染症,非感染性炎症疾患,悪性腫瘍と報告されています.特定の持病のない患者は,発熱の原因の多くは感染症と考えられます.

そのため,発熱の原因が持病なのか,そうでないのか見極めるポイントなどをかかりつけ医に確認しておくとよいでしょう.また,夏場など,高齢者の命にかかわる熱中症も発熱の要因として考えておくことが必要です.

高齢者の特徴

誤嚥性肺炎を起こしやすい

高齢者は,咳反射の低下,気道上皮線毛の器質的障害および体液性・細胞性免疫の障害などにより生体防御能が低下しており,肺炎に罹患しやすいです.さらに,高齢者肺炎の最大の発症原因は誤嚥であり,2020年の死亡順位第5位は肺炎,第6位は誤嚥性肺炎でした[1].

誤嚥性肺炎は,嚥下機能障害によって発症する肺炎であり,「口腔内常在菌の不顕性誤嚥による肺炎」をいいます.健康成人でも就寝中に誤嚥していることがありますが,粘液線毛運動により朝に痰を出すことによって細菌を排除しています.一方,高齢者では咳嗽反射の低下,気道上皮線毛の障害,体液性・細胞性免疫低下などにより生体防御能が障害されており,誤嚥量も増大するため,相対的に誤嚥性肺炎を起こしやすい状態となります.

誤嚥性肺炎の予防

誤嚥性肺炎の予防策としては，寝たきりの人では食事時の体位は頸部前屈位30°，仰臥位または側臥位をとり，食後の胃食道逆流を防ぐために食後2時間程度そのままの姿勢を保つなどの対応が必要です．

また，口腔ケアは，肺炎の原因菌となりうる口腔および咽頭の常在菌数を減少させるだけでなく，口腔衛生状態の向上や嚥下障害，日常生活動作（ADL）を改善する効果が認められています．

そのため，体位を工夫するなど誤嚥に十分注意しつつ，口腔ケアは実施するべきです（誤嚥予防の体位につきまして詳細はp.175参照）．

免疫機能低下の原因

高齢者が感染症にかかりやすいのは，若者と比べて免疫機能が低下していることが原因です．

● 60歳を超えると，免疫機能は20代のおよそ半分以下にまで低下してしまうといわれている．

これは，加齢に伴って免疫機能の主体である白血球（T細胞）数が減ってしまい，その活動自体も衰えてしまうからです．また，T細胞の成長を助ける脾臓やリンパ節など，各種臓器の働きも低下してしまうため，T細胞が病原体を見分けて反応する働きも弱くなります．

このように，免疫細胞を生み出す働きが低下し，しかも臓器の衰えによって免疫細胞が十分に働けなくなると，体全体の免疫機能が衰えてしまい，体内に侵入してきた病原体を素早く排除できなくなります．

その結果，高齢になると若い頃よりも様々な病原体の影響を受けやすくなってしまうのです．

引用・参考文献

1. 厚生労働省：令和2年（2020）人口動態統計月報年計（概数）の概況．p.10, 2020.
   https://www.mhlw.go.jp/toukei/saikin/hw/jinkou/geppo/nengai20/dl/gaikyouR2.pdf（2021年8月31日検索）
2. 厚生労働省：感染症情報．
   https://www.mhlw.go.jp/stf/seisakunitsuite/bunya/kenkou_iryou/kenkou/kekkaku-kansenshou/index.html（2021年7月13日検索）
3. 三宅康史：体温管理．熱中症：発症メカニズムと最新の治療．ICUとCCU, 38（7）：441-451, 2014.
4. 大嶋弘子ほか：総合診療科における不明熱患者215症例の解析．順天堂医学, 51（2）：167-173, 2005.
5. Mourad O, et al：A Comprehensive Evidence-Based Approach to Fever of Unknown Origin. Arch Intern Med, 163（5）：545-551, 2003.
6. 坂井建雄ほか：第9章 体温とその調節．からだの仕組みと働き．p.113-117, 医歯薬出版, 2002.

酸素療法中で意識障害のある患者の口腔乾燥への対応方法は？

患者の脱水の改善とともに，口腔ケアを行い，口腔湿潤剤で保湿するのが効果的です．

Keyword … #酸素療法中で意識障害のある患者　#口腔乾燥

Check

● 室温と湿度，体温を適切に保ち，脱水状態を改善させます．

● 口腔湿潤剤の効果的な使用と唾液腺マッサージを行います．

● 効率を考えたケアプランを立て，業務の負担を少なくします．

脱水を改善させる

　口腔内が乾燥状態にあるということは，微生物が繁殖しやすい環境にあるともいえます．その理由は，唾液の分泌低下による自浄作用の低下と，唾液の抗菌作用の低下です．とくに真菌は乾燥状態の粘膜で増殖しやすく，重篤な感染症の原因となることがあります．

　また，乾燥状態の口腔は機能が低下して粘膜が過敏になり，小さな刺激にも強く反応することがあります．乾燥状態のまま，加湿をせず，硬くこびりついた汚れを除去すると出血してしまうことがあるため，口腔内の保湿は重要です．

　口腔乾燥の対策としては，まず室温と湿度を適切に調節します．室温があまり高いと不感蒸泄が増え，脱水になることがあります．逆に室温が低いと湿度が下がるので，口腔乾燥が助長されます．患者の状態をみながら細かな調整を行うことが重要です．室温は16 〜 25℃で，湿度は40 〜 65％程度が適切です．

　また，発熱なども脱水を助長することから，体温調節は厳重に行い，酸素投与の方法，酸素量，マスク内の加温・加湿などを検討しましょう．次に主治医に脱水の可能性を報告し，必要であれば補液を検討してもらうなどして，患者の脱水を改善していきます．

ケアの方法

ブラッシング

　実際のケアの方法は，乾燥した粘膜を傷つけないように軟らかめの歯ブラシを使い，粘膜へはスポンジブラシを使用します．粘膜が乾燥し脆弱化している場合にはとくに軟らかめの歯ブラシを使用するとよいでしょう．化粧ブラシよりすこし硬めでコシがあまりなく，弱圧で毛全体が容易に曲がり，先が広がるようなものを軟らかめの歯ブラシと考えてください．

　また，毛先の細い歯ブラシも軟らかめの歯ブラシと同様に，粘膜の損傷を少なくすることができます．しかし，最も大切なのは，歯ブラシの毛先にかかる圧力（汚れは取れるが，粘膜は損傷しない程度），毛先の動く範囲（毛先が動かない程度の細かい動き）に注意して，汚れのみに歯ブラシが当たるようにすることです．患者の体動や拒否などで歯ブラシにかかる力は強く，動きも大きくなり，粘膜にも歯ブラシが強く当たってしまうことがあるため，注意が必要です．

口腔湿潤剤を使用する

　口腔の保湿には口腔湿潤剤が有効です．口腔湿潤剤にはスプレータイプのものとジェルタイプのものがあります（**表1**）．口腔湿潤剤の1回量の目安は，スプレータイプでは2～3プッシュ，ジェルタイプでは1cm程度（口腔内に薄く均一に塗布できる量）ですが，口腔内の状況・状態によって塗布量を変える必要があります．乾燥がひどい場合などには多めにするとよいでしょう．ただし，咽頭への垂れ込みや誤嚥には注意が必要です．

　口腔湿潤剤を使用する場合は，必ず口腔内を清掃したあとに塗布します．口腔内が不潔なまま口腔湿潤剤を塗布すると，細菌増殖の温床となり，感染のリスクが高くなるためです．

　また，口腔湿潤剤は主成分が水なので，ただ塗布すればよいのではなく，1日数回，乾燥状態に応じて適宜使用することが大切です．ジェルタイプのものは，乾燥し被膜を形成するものもあり，除去してから再塗布することが重要です．塗布の方法は，スポンジブラシ，綿球を使うとよいですが，ガーゼや指で塗っても構いません．安全で効率がよく，効果的な方法で行うとよいでしょう．

　ジェルタイプのもののほとんどは水を付加することで元に戻り，拭きとることが可能ですが，被膜のまま長時間おいておくと，被膜のなかで細菌が繁殖し，粘膜が炎症を起こして経粘膜水分蒸散が増加し，口腔乾燥が助長されます．

　以上のことから，粘膜や使用後の状況をみながら，適宜口腔湿潤剤を変更したり，使用回数や塗布量を変更したりして，最適な方法を早い段階で見つけることが重要です．

表1 ● 口腔湿潤剤の種類，使用法，メリット，デメリット

種類	スプレータイプ	ジェルタイプ
1回量のめやす	2〜3回プッシュ	1cm程度 （口腔内に薄く均一に塗布できる量）
使用法	• 口腔内が潤う程度に数回噴霧して使用する	• スポンジブラシやガーゼなどで粘膜に薄く均一に伸ばして使用する
メリット	• 使用方法が容易 • 加湿に適している	• スプレータイプよりも停滞性がよく，長時間の保湿に適している
デメリット	• 液状なので気管に垂れ込む危険性がある • 長時間の保湿には適さない	• ジェルの乾燥により被膜を形成するものもある
主な商品名（発売元）	• うるおいミスト（アサヒグループ食品） • オーラルクリーンジェルスプレー（日本ゼトック） • バトラージェルスプレー（サンスター） • シーエルオーツーフレッシュ（パインメディカル）　　　　　　　　　　　　　　など	• マウスピュア（川本産業） • オーラルアクアジェル（ジーシー） • オーラルバランスジェル（バイオティーン） • リフレケアH（イーエヌ大塚製薬） • ビバ・ジェルエット（東京技研） • ペプチサルジェントルマウスジェル（ティーアンドケー） 　　　　　　　　　　　　　　など

挿管患者や誤嚥の可能性のある患者にはスプレータイプでは液が垂れ込む危険性があるため，ジェルタイプのほうがよいでしょう．また，スプレータイプよりもジェルタイプは停滞性がよく，適切な部位に塗布でき，また長時間保湿できるので，常に開口状態の患者などに効果的と考えられます．

スプレータイプは，噴霧するため薄く広く，細かな部分まで加湿することが可能です．また，ジェルタイプより口腔内への不快感が少なく，浸透性はよいのですが，停滞性が悪いため，長時間の保湿には不向きでしょう．

口腔湿潤剤塗布の頻度に上限はとくにありませんが，口腔内の状態に合わせて使用回数を決めるようにしましょう．また，定期的に口腔内を評価して，最小限の量と回数で使用するようにしましょう．余分なケアは，術者の負担や誤嚥のリスクを増やすことになります．

唾液腺マッサージ

唾液腺マッサージ，温冷刺激なども唾液の分泌を促し，乾燥の予防には有効といわれています．口腔内には3つの大きな唾液腺があり，その周囲をマッサージすると唾液が出やすくなり，口腔内が湿潤されます（p.29参照）．温冷刺激とは，軟口蓋や咽頭部の（小唾液腺に対する）アイスマッサージや耳下腺，顎下腺などの唾液腺マッサージをするときに温かいタオルや冷やしたタオル（どちらかでもよい）を交互に当てながら行うことです．これにより，唾液腺への血行が促進され唾液の分泌が促されます．

清拭は水でも構いませんが，薬液やジェルなどを使うと唾液分泌を促す刺激

となり効果的です.

　また，唾液の分泌はストレスによっても低下することから，ストレスがないか，緩和可能か十分配慮すべきでしょう.

効率を考えたケアプランを立てる

　酸素療法を行っている患者は，マスク換気を行っている場合など，口腔ケア時にマスクをはずすと酸素濃度が低下するため，十分な口腔ケアが行えない場合も多くあります. また，口腔乾燥がある場合はケアの時間もかかり，口腔内の損傷の可能性も高くなります.

　まずは，古い口腔湿潤剤の除去など簡単な清拭を行い，新たな口腔湿潤剤を塗布します. 清拭は水でも構いませんが，薬液やジェルなどを使うとさらに効果的です. しばらくして口腔内が保湿されてからブラッシングなどの簡単な清掃をして，再度口腔湿潤剤を塗布するなど，短時間のケアを数回に分けて行う工夫が必要です. 短時間で行う口腔ケアの手順は以下のとおりです.

> ①大きな汚れ，古い口腔湿潤剤や痂皮状の汚染物の除去(ほぼ②と同時に行います)
> ②新しい口腔湿潤剤の塗布(垂れ込みに注意)
> ③新しい口腔湿潤剤が残った状態で，歯ブラシ，粘膜の清拭を行う. ブラッシングで除去された汚れが取り込まれた口腔湿潤剤を拭きとる.
> ④最後に改めて新しい口腔湿潤剤を塗布する.

　口腔湿潤剤を塗布するだけのケアは汚染された口腔湿潤剤が口腔内に多量に貯留することになりますので，古い汚れと口腔湿潤剤は可及的に除去してから，新しい口腔湿潤剤を塗布してください.

　ケアとケアとの間隔は，患者の状態により様々です. 呼吸や循環動態が不安定な場合は，長時間のケアは全身状態悪化のリスクになりますので，短時間のケアを数回に分けて行うことも検討しましょう. また，定期的に評価を行って，必要最小限のケアの方法や時間，回数を見出すことが大切です.

　担当看護師全員の相互理解と情報共有，緊密な連携により，最小限の労力で安全で効率よく，効果的なケアプランを早期に確立することが重要です.

　口腔湿潤剤塗布後など，それぞれのケアのあいだに，他の患者のケアを行うなど，効率のよいケアプランを実行することで，業務の負担を減らすことも検討しましょう.

引用・参考文献

1.　日本老年歯科医学会監（下山和弘ほか）：口腔ケアガイドブック. p.134-135，口腔保健協会，2008.
2.　寺岡加代ほか：入院患者に対するオーラルマネジメント. p.130-135，8020推進財団，2008.

Q7 「気管挿管患者の口腔ケア実践ガイド」について教えてください.

A 「気管挿管患者の口腔ケア実践ガイド」は，2020年に日本クリティカルケア看護学会から公表された，気管挿管患者の口腔ケアを安全な方法で確実に実施するための指針です.

Keyword … #気管挿管患者の口腔ケア実践ガイド

Check

- 口腔内の清浄化と湿潤化を保つことを目的にした「ブラッシングケア」と「維持ケア」の2つの方法を組み合わせ，各施設の状況に合わせて実施できるように作成されています.
- ブラッシングは，確実な歯垢の除去のため，1分間以上かけて行い，歯垢の飛散を抑えるため，吸引しながら実施しましょう.
- 汚染物の回収の方法には，「洗浄法」と「清拭法」があり，いずれも汚染物の咽頭への流れ込みが起こらないように注意します.

Check out
the video below!

気管挿管患者の
口腔ケア

「気管挿管患者の口腔ケア実践ガイド」[1]とは

　本実践ガイドは，気管挿管を有する患者の口腔ケアを，安全な方法で確実に実施するための指針として作成され，2020年に日本クリティカルケア看護学会から公表されました.

　特徴としては，口腔ケアの方法として「ブラッシングケア」と「維持ケア」の2種類を設けています.

ブラッシングケア：歯ブラシを用いた歯垢の除去と，洗浄法または清拭法による汚染物の回収をすることで，良好な口腔環境を確立させることを目的にしたケア.

維持ケア：簡略化した口腔ケアの回数を増やすことで，口腔内の湿潤を保ちながら良好な口腔環境を維持することを目的にしたケア.

　実践ガイドは，上記の2つの方法を組み合わせて，各施設の状況に合わせて実施できるように作成されているものです.

ブラッシングケアと維持ケア

　ブラッシングケアは歯ブラシを用いた入念な口腔ケアで, 一般的に行われてきた方法で, 歯垢を除去し, 口腔内を清浄に保つために必要なことですが, 汚染物の回収を必要とするため時間が必要です. そして, 常時開口状態である気管挿管患者の口腔内は, 乾燥しやすく, ひとたび乾燥すると出血や細菌の増殖を招くなど, ケアが困難な状態となります.

　そこで, 気管挿管患者の口腔内の湿潤を維持するためのこまめなケアとして, ブラッシングで清浄にした口腔内を「維持」するための「維持ケア」という概念が誕生しました.

　このため, ブラッシングケアは, 歯垢を除去する丁寧なケア, 維持ケアは(簡易ではありますが)湿潤環境を保つためのケアとして, 明確な目的の違いを持ったケアとして確立しました.

歯垢の除去

　歯垢の除去は, 歯ブラシを用いて歯垢を除去する行為のため,「ブラッシングケア」のみに設定された手技です.

　歯垢とは, 口腔内に常に存在する多数の細菌が互いに結び付きながら増殖し, バイオフィルムと呼ばれる微生物の集団となって歯の表面に付着したものです. バイオフィルムには薬剤が効かないため, 歯垢は歯ブラシなどによる物理的刺激によってしか除去できません.

ブラッシング方法

　絶食中の患者であっても, 刻々と口腔内の細菌数は増殖していくため, 歯垢の除去は必要です.

　実践ガイドでは, 歯垢の除去の項目で, ブラッシング方法について「確実な歯垢の除去を目指すため, ブラッシングは少なくとも1分間以上かけて実施すること」としており, また, ブラッシングの注意点として,「歯垢の飛散を抑えるために, 吸引しながらブラッシングすること」を推奨しています.

　そして, 飛散した細菌は気管挿管チューブに付着する可能性があるため, 気管挿管チューブの清拭についても明記してあります.

　ブラッシングケアは, 上記のように確実な歯垢の除去を目指すため, 気管挿管チューブの位置移動を必要とし, また気管挿管チューブの清拭も行うため, 計画外抜去の可能性が高くなります. そのため, 実施者は2名とし, 1人に気管挿管チューブを保持してもらうことを推奨しています.

ブラッシングとVAP予防

　ブラッシングを行うことが人工呼吸器関連肺炎（VAP）を予防するかどうかは，いまだ明確なエビデンスはありません.

　Alhazzaniら[2]は4つのブラッシングを行った研究を集めたシステマティックレビューを行いました. その結果，ブラッシングはVAPを減少させる傾向にありますが，有意な差はないと結論づけています. このようにブラッシングを行うエビデンスは高くありませんが，その原因として手技の難しさが一因にあると思われます.

　Jonesら[3]は気管挿管患者の歯垢の蓄積について調べた結果，どの歯にも60%以上の歯垢が残っていたと報告しており，このことは，挿管患者におけるブラッシングの困難さを示しています.

● とくに大臼歯と小臼歯などの奥の歯にはより多くの歯垢が残っていたことを報告した.

　また，歯垢を除去する目的で行うブラッシングですが，歯垢の中身は多くの細菌であり，歯垢を破壊した際には口腔内には口腔ケア前よりも多くの細菌が飛散している状態となります. そのため，汚染物の回収をどのように行ったかがVAPの発生に影響する可能性もあります.

　以上のことから，ブラッシングがVAPを減らすかについては，新たな検証が望まれるところです.

汚染物の回収

　汚染物の回収について，ブラッシングケアでは，歯垢が破壊され口腔内に飛散した歯垢中の細菌を口腔外に回収する目的があり，維持ケアでは，口腔内に付着する細菌を含む汚染物の除去を目的としています.

　ブラッシングケアにおける汚染物の回収方法としては，さらに「洗浄法」と「清拭法」の2つに分かれています.

　洗浄法は，少量の水（1回量3〜5mLずつ）を咽頭に流入しないように注意して洗浄する方法です. この際，咽頭への流れ込みはVAPの起炎菌の流入を起こす可能性があるため，流れ込みに注意しましょう.

● 洗浄によって飛散した細菌が回収されると，細菌数はブラッシング後に比べて減少する.
● 排唾管などの太めの吸引管を，水の流れる先に挿入して確実に吸引する.

　清拭法は，拭き取りで汚染物を回収する方法です. 口腔内を奥から手前に向かって清拭します.

● スポンジブラシにジェルタイプの保湿剤など，粘性があるものを適量とって使用すると回収しやすい.

　1度拭くたびに，ガーゼなどで汚染物を除去し，拭き取り箇所を変えて全周囲の拭き取りを行います．近年，口腔ケア用のシート（口腔清拭シート）なども販売されており，接触面が広く効果的に除去できます．

　維持ケアでは，この清拭法と同様の方法で汚染物の回収を行います．

口腔乾燥の防止

　口腔乾燥の防止として，実践ガイドでは「湿潤ケア」において，保湿を行うことを推奨しています．気管挿管患者の口腔内は，全身状態に加えて常に開口状態となるため乾燥しやすいです．

　そのため，口腔湿潤剤を薄く塗布し，乾燥が強い場合は，生理食塩水やスプレータイプの口腔湿潤剤などによる加湿も行います．

●乾燥を予防するためのマスクの装着なども提案されている．

　口腔が乾燥することは汚染物の除去を困難にし，細菌の増殖を助長してしまうため，湿潤ケアを頻回に行う必要があります．

●湿潤ケアは，維持ケアがその役割を担っているため，維持ケアの回数を増やし，湿潤環境を整えていくことが望ましい．

「気管挿管患者の口腔ケア実践ガイド[1]」は
右の2次元バーコードよりご確認ください

第3章　症状・状態・疾患別の口腔ケア

引用・参考文献

1.　日本クリティカルケア看護学会 口腔ケア委員会編：気管挿管患者の口腔ケア実践ガイド．2021．
　　https://www.jaccn.jp/guide/pdf/OralCareGuide_202102.pdf（2021年6月24日検索）
2.　Alhazzani W，et al：Toothbrushing for critically ill mechanically ventilated patients：A systematic review and meta-analysis of randomized trials evaluating ventilator-associated pneumonia．Crit Care Med，41（2）：646-655，2013．
3.　Deborah JJ，et al：Natural history of dental plaque accumulation in mechanically ventilated adults：a descriptive correlational study．Intensive Crit Care Nurs，27（6）：299-304，2011．

Q8 非侵襲的陽圧換気（NPPV）管理中の口腔ケアの方法を教えてください．

A NPPVは，鼻腔，口腔など気道の乾燥が生じやすいため，患者の呼吸状態をアセスメントし，酸素化の維持方法を検討して実施します．

Keyword … #非侵襲的陽圧換気（NPPV）管理中の患者

Check

- NPPV中には，鼻や口など気道の乾燥が起こりやすいため，口腔ケアが必要です．

- 患者の呼吸状態をアセスメントし，酸素の中断が可能か，あるいは代替方法が必要かを検討します．

- 患者の協力を得ながら，手早く実施し，湿潤環境が維持できるようにしましょう．

NPPVの特徴

略語
NPPV
非侵襲的陽圧換気：
noninvasive positive
pressure ventilation

　非侵襲的陽圧換気（NPPV）は，早期から用いることで，侵襲的気道確保である気管挿管を回避し多くの合併症を防ぐことが期待できます．また，気管挿管と異なり，会話や飲水，食事が可能です．

　しかし，NPPV中には，鼻や口など気道の乾燥が起こる[1]とされています．気道の乾燥は，気道分泌物の硬化，喀出困難を招き，口腔の乾燥は，汚染物の除去を困難にし，細菌の増殖を助長してしまいます．

　口腔および気道の乾燥を防ぐため，口腔ケアを行う必要があります．

Point
- NPPVのインターフェイスによってその影響の程度が異なるため，実施方法を検討する必要がある．

NPPVのインターフェイスの種類と口腔ケア時の対応

NPPVのインターフェイス

　NPPVのインターフェイスには，ネーザルマスク，フェイスマスク，トータルフェイスマスクがあります．

　ネーザルマスクタイプでは，口腔はNPPVの影響を受けないため，比較的口腔ケアは容易です．しかし，フェイスマスク，トータルフェイスマスクでは，マスクで口を覆っているため，乾燥しやすく，口腔内が汚染されやすいです．また，口腔ケアを実施する際には，マスクをはずさなくてはならないため，マスクをはずしてNPPVを中断することが可能か医師とともにアセスメントする必要があります．

　NPPV中断の弊害として最も懸念されるのは，低酸素血症です．低酸素血症を防ぐため，経鼻経路による酸素供給システムであるネーザルハイフローもしくは低流量酸素投与システムによる酸素投与など補助的な代替方法を準備しておきましょう．また，口腔ケア実施中はモニタリングしにくくなるため，異常の早期発見のため，アラーム設定を確認しておきます．

NPPV患者の口腔ケア

　NPPV患者の口腔ケアでは，汚染物の除去と回収，そして常時の保湿が基本となります．汚染物の回収では，本来は丁寧なブラッシングが必要なところですが，NPPV中の場合には，呼吸状態とケア提供のための負担を見極めて短時間で実施することが求められる場合があります．舌苔の付着が目立つ場合も多くなりますが，一度に完全な除去を目指すのではなく，数回に分けてケアできるよう，NPPV開始時から，口腔湿潤剤を利用し，薄く塗布することをこまめに行うとよいでしょう．

●患者が爽快感を感じることは，NPPV中の苦痛の多い患者にとって重要なことであるので，患者の好みの味の口腔湿潤剤を利用するとよい．

　ブラッシングは呼吸状態を観察しながら，時間が確保できるようであれば，1本ずつ丁寧に磨いていきます．ブラッシングにより口腔内の細菌数は増加するため，吸引しながら行い，終了後は口腔ケア用のシートなどを利用して全体を拭き取ります．含嗽が可能であれば少量の水で前傾姿勢を保ちながら行います．

引用・参考文献

1. 日本呼吸器学会NPPVガイドライン作成委員会編：NPPV（非侵襲的陽圧換気療法）ガイドライン　改訂第2版．p.33，南江堂，2017.
　http://fa.jrs.or.jp/guidelines/NPPVGL.pdf（2021年6月24日検索）

Q9 出血傾向のある患者の口腔ケアの方法とその注意点は？

A

止血困難となることもある**ため，**出血を予防する愛護的で的確なケアが大切です．とくに粘膜にこびりついた汚染物の除去には出血のリスクが伴うため，数回に分けて少しずつ除去する工夫が必要です．また，出血時の対応法も習得しておきましょう．

Keyword ··· #出血の予防　#出血時の対応

Check

- 歯垢の除去には，操作性がよい小さめのヘッドで，粘膜への負担が少ない毛先が細く「やわらかめ」の歯ブラシが適しています．

- 痂皮状の汚染物は，口腔湿潤剤などで十分に軟化させてから数回に分けて少しずつ除去し，その後口唇・口角部には白色ワセリン，口腔内には口腔湿潤剤などを塗布して保湿します．

- 出血したら圧迫止血を行い，不十分であればアドレナリン(ボスミン®)を浸したガーゼで圧迫します．ケアを終了する際は，止血したことを必ず確認しましょう．

Clinical Nursing Skills | Oral Care

出血傾向を示す疾患

　出血傾向を示す疾患は，その原因により，①血管の異常，②血小板の異常，③凝固線溶系の異常，およびこれらの異常が多様に複合したものに分けられます．

　たとえば，糖尿病の合併症の一つである細小血管障害は口腔内の粘膜にも出現します．血糖が十分にコントロールされなければ細小血管障害が進行し，炎症を生じた歯肉はわずかな刺激でも容易に出血してしまいます．

　また，脳梗塞や心筋梗塞などにより抗血栓薬を投与された患者（とくに用量の調整が難しい症例），肝硬変，透析患者などで，しかも重度の歯周病に罹患していた場合には，出血により止血困難となる危険があるため，口腔ケアを行う際には細心の注意が必要です．

歯垢の除去

歯周病と出血

　歯周病菌をはじめとする多くの細菌とその産生物質からなる歯垢（プラーク）が歯頸部（歯と歯肉の境目）に付着・堆積し，歯垢の毒素に対する免疫反応によって炎症が引き起こされると，歯肉内の細い血管は拡張・充血し血管の透過性が高まるため，血液成分が血管外に漏れ出て浮腫を生じ，歯周病を発症し，易出血状態となります．

　出血傾向を示す疾患を有する場合，不適切な口腔ケアによって粘膜が損傷し，そこが感染巣となって菌血症，さらには敗血症を引き起こして生命に危険が及ぶことがあります．また，わずかな刺激でも出血しやすいため，出血を恐れるあまり口腔ケアが不十分となる傾向があります．その結果，取り残した歯垢が増えて嫌気的環境となった歯周ポケットのなかで歯周病菌が増殖して歯肉の炎症が悪化するため，出血傾向がさらに増大し，自然出血する，という悪循環を招いてしまいます（図1）．このような「出血の悪循環」に陥ることを避けるためには，歯ブラシなどを用いた機械的清掃による歯垢の除去が不可欠なのです（図2）．

　出血傾向のある患者に対する口腔ケアの目安は，①血小板数が 50,000/μL 以上では「通常のケア」，②20,000 〜 50,000/μL未満では「慎重にケア」，③20,000 未満/μL では「相対的禁忌」とされていますます．ただし，汎血球減少症のような出血傾向が顕著な患者でも，出血や感染を引き起こさずに良好な口腔環境を維持するセルフケアが可能となることがあるため，ケースに応じた的確できめ細かな対応が重要です．

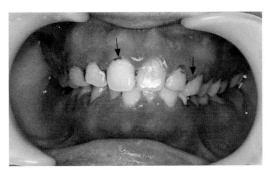

歯頸部（歯と歯肉の境目）に歯垢が付着し，ところどころに自然出血を認める（→）．また，歯肉は発赤し浮腫が生じているため，わずかな刺激でも容易に出血する状態である．ケアの初期の段階では，なるべく歯肉に触れないように，やわらかめの歯ブラシの毛先を歯の表面に軽くあて，細かく動かすようにして汚れのみを除去するブラッシングを行う

図1 ● 出血傾向のある患者の口腔内

a 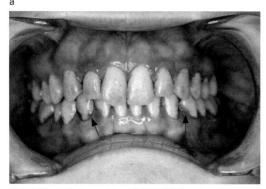 b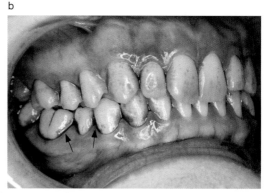

古い歯垢は青紫色に，新しい歯垢は薄紫色に染め出される．歯頸部に付着する歯垢が明瞭に着色されている（→）．この部分に歯垢が堆積しやすいことに留意した効果的なブラッシングを心がける

図2 ● 歯垢染色液で染め出した歯垢

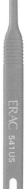

慎重なケアが必要となる出血傾向が顕著な症例には，毛先が細く「やわらかめ」の歯ブラシが適している

図3 ● 毛先が細く「やわらかめ」の歯ブラシ
〔エラック541(介助用歯ブラシ)〕
(ライオン歯科材株式会社)

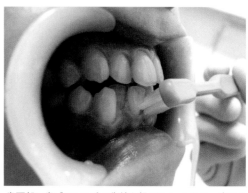

歯頸部に歯ブラシの毛の先端を軽くフィットさせ，力を入れずブラシ圧をコントロールしながら，汚れや歯垢を口腔内に飛散させないよう細かく振動させ，歯肉を刺激して粘膜を傷つけないように注意し，1〜2本ずつやさしく丁寧にブラッシングする

図4 ● 歯ブラシの当て方とブラッシングのポイント

歯ブラシの選択とブラッシングのポイント

　出血傾向のある患者に使用する歯ブラシは，協力が得られず開口量が少ない場合にも操作可能なヘッドが小さい介助用のものが望ましく，毛の材質は衛生的なナイロン製，毛の硬さは「やわらかめ」で毛先が細いものが歯肉への刺激が低く抑えられるため適しています（**図3**）．口腔内の状態に応じて，スーパーソフトブラシ（またはウルトラソフトブラシ）とよばれる超軟毛歯ブラシの使用も考慮されます．

　ブラッシングのポイントは，歯頸部に歯ブラシの毛の先端を軽くフィットさせ，力を入れずブラシ圧をコントロールしながら，汚れや歯垢を口腔内に飛散させないよう細かく振動させ，歯肉を刺激して粘膜を傷つけないように注意し，1〜2本ずつやさしく丁寧にブラッシングすることです（**図4**）．

口腔乾燥の改善と予防

痂皮状の汚染物の除去

　口腔乾燥は，様々な要因で唾液が十分に分泌されないために乾燥し，口腔内の自浄作用が著しく低下した状態です．適切なケアが行われなければ，痂皮状の汚染物〔①痂皮（血液成分や滲出物などが再生上皮の角質層に移行して固まったもの；かさぶた），②剥離上皮膜（新陳代謝の過程で剥がれた粘膜），③痰などの気道分泌物〕が洗い流されず，舌背や口蓋から咽頭部の粘膜表面に付着したまま乾燥し，固くこびりついてしまいます．この状態が続くと，さらに乾燥が進み細菌増殖の温床となり，粘膜は脆弱化して出血傾向が増大するため，これらを完全に除去する必要があるのです．

　口腔粘膜に固着した痂皮状の汚染物を乾いた状態のまま強引に引き剥がそうとすると，固着している部分の粘膜の損傷により出血し止血困難となる危険があります．除去する際は，綿球やスポンジブラシに浸した0.3〜1.5%程度の過酸化水素水（オキシドール）を塗布し，その発泡作用により十分に溶解・軟化させた汚れを，軟毛ブラシや粘膜ブラシを使って少しずつ丁寧に取り除いていきます．そのとき，痂皮状の汚染物が咽頭内に入り込むことがないように，口腔の奥から手前にやさしく掻き出すようにブラシを動かします．乾燥によって脆くなっている口蓋や粘膜は出血しやすいので細心の注意が必要です．なお，過酸化水素水の塗布により口腔内には泡が発生し，視野が悪くなるので，前もって吸引の準備をしておきます．

　口腔湿潤剤を塗布して5分間ほど放置し，十分に軟化させてから除去する方法も広く実施されています．

　出血傾向のある患者では，1回のケアですべての痂皮状の汚染物を除去しようとすると出血のリスクが高まるため，数回に分けて少しずつ除去する継続的なケアを選択するほうが，より安全であるといえるでしょう．なお，痂皮状の汚染物を除去する際は，その下に上皮（粘膜）が十分に形成されていることを確認することが大切です．また，剥がれかけた痂皮のへりを残しておくと，そこに外力が加わったときに痂皮を剥がして上皮形成が未熟な粘膜を傷つけ出血してしまうため，抜糸剪刀などのハサミで可及的に切除します（図5）．

粘膜の保湿

　痂皮状の汚染物の除去後，乾燥を予防し，口腔内の良好な衛生状態を保つために，湿潤剤をなじませた綿球やスポンジブラシで，まんべんなく口腔内全体に塗布して保湿します．

　口唇や口角部が乾燥している場合は，開口時の粘膜損傷による亀裂や出血を

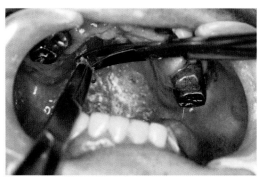

剥がれかけた痂皮のへりを残しておくと，そこに外力が加わったときに痂皮を剥がして上皮形成が未熟な粘膜を傷つけてしまうため，抜糸剪刀などのハサミで残さず切除する

図5 ● 剥がれかけた痂皮のへりの切除

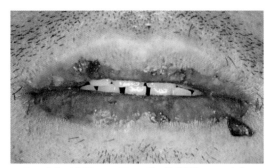

口唇・口角部が乾燥すると開口に伴う粘膜損傷により出血しやすく，再出血を繰り返すため，十分な保湿が必要である

図6 ● 口唇の出血

予防するために白色ワセリンやリップクリームを塗布します（**図6**）．口唇に痂皮が付着している場合は，綿球に過酸化水素水などを浸してやさしく塗布し，十分に軟化させてからきれいに取り除きます．

　乾燥状態の口腔粘膜を圧排をする際，粘膜は容易に損傷し出血する危険があるので，舌，口唇，頬粘膜は十分に湿潤させたうえで慎重に排除します．ガーゼを使って圧排する場合は生理食塩水や水などで適度に湿らせてから行うようにしましょう．

Point
● 乾燥したガーゼを使用すると，乾燥した粘膜がガーゼにより，損傷・出血する可能性がある．また，そのガーゼと粘膜が出血によって張り付き，ガーゼを除去した時さらなる出血を誘発する場合がある．

出血時の対応

　出血したときは，ただちに出血点を確認し，ガーゼで10分程度圧迫したのち，再出血の有無を確認します．止血が不十分であれば，ガーゼに血管収縮薬（アドレナリン；ボスミン®外用液0.1％）を浸して出血点をしっかり圧迫します．なお，ボスミン®は口腔粘膜から吸収され心血管系に影響を及ぼし，心悸亢進，血圧の異常上昇，不整脈などの副作用が出現するおそれがあるため，用量に注意する必要があります．

　それでも止血しないときは，電気メスやレーザーによる焼灼固定，縫合などの止血処置が必要となることもあるので，歯科医師に相談しましょう．出血した状態のまま放置せず，十分に止血したことを必ず確認してから口腔ケアを終了するよう心がけましょう．

表1 ● 出血の予防と出血時の対応

出血の予防	痂皮様汚染物の除去	• スポンジブラシや綿球に浸した過酸化水素水を塗布して，汚れを十分に溶解・軟化させてから，軟毛ブラシや粘膜ブラシを使い少しずつ丁寧に除去 • 状態に応じて数回に分けて除去 • 剥がれかけた痂皮のへりは残さず切除
	口腔乾燥の予防	• 口唇，口角部には白色ワセリンやリップクリーム，口腔内には口腔湿潤剤を塗布して十分に保湿
出血時の対応		• 圧迫止血が基本 • 止血が不十分なら，ボスミン®を浸したガーゼなどで圧迫止血* • さらに不十分なら，電気メスやレーザーによる焼灼固定，縫合処置などが必要となる

＊ボスミン®は口腔粘膜から容易に吸収され心血管系に影響を及ぼし，心悸亢進，血圧の異常上昇，不整脈などの副作用が出現するおそれがあるため，用量に注意する

引用・参考文献

1. 寺岡和代ほか：入院患者に対するオーラルマネジメント．財団法人8020推進財団，2008．
2. 森崎重規：出血傾向を有する患者の口腔ケア．老年歯科医学，20（4）：370-372，2006．
3. 岩佐康行：口腔に痂皮のある患者の口腔ケア．老年歯科医学，20（2）：140-145，2005．

Q10 いつも<u>口の中に薬が残ってしまう</u>高齢者に対してはどのような口腔ケア方法がよいですか？

A 薬剤の口腔内残留がある際は，なぜ口腔内に残留するのかをアセスメントしたうえで，口腔ケアを行うことに加えて対策を検討しましょう．

Keyword … #薬の残存　#高齢者

Check

● その薬剤の作用による潰瘍と内服できていないことによる薬効の変化に注意する必要があります．

● 口腔の解剖学的構造を理解して残留の確認を行いましょう．

● 毎日の口腔ケアだけでなく，口腔の形状や機能と薬効，投与の目的も含めて対応を検討する必要があります．

なぜ薬剤が口腔内に残留するのか

　食後に飲んだ薬が口腔内に残ってしまうと，高齢者の脆弱な粘膜では容易に潰瘍になります．しかし，そもそもなぜ残留が起こってしまうのでしょうか．

　加齢と疾患の影響によって生じる口腔乾燥や，嚥下反射の遅延，舌運動機能の低下などの口腔咽頭機能の低下によって，薬剤が口腔内に残留しやすくなります．また，さらに要介護状態にある高齢者は歯の欠損を放置していたり，不良な補綴物（銀歯やブリッジ）等がそのままになっていることも多く，口腔内が複雑な構造になっていることも挙げられます（**図1**）．

　常食に近い食べ物を経口摂取している人でも，薬剤が残留することがあります．とくに嚥下反射遅延があると，水と一緒に口に入れた散剤は，嚥下反射が起きるまでの間に口腔内にばらけて沈殿したり歯の周りの隙間に入り込んだりして残留することがあります（**図2**）．また口腔乾燥など口腔内の状態や薬剤を口に入れた時の条件によってはカプセルや錠剤も粘膜に付着しやすくなります．

　義歯が緩いと義歯内面に散剤が入り込んでしまって残留し，痛みや義歯性潰

瘍の原因になることがあります．同じ剤形の薬剤で複数回の残留がある場合は，剤形の変更を検討し，また口腔内の状態について歯科医師にも相談することが望ましいでしょう．

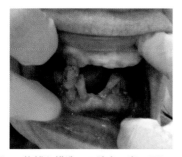

図1 ● 複雑な構造の口腔内で歯の周りの
隙間に入り込んだ薬剤

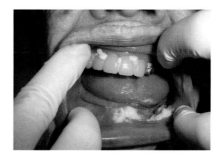

図2 ● 歯肉の凹みに残留した薬剤

口腔内の薬剤残留の確認

　口腔内の薬剤残留の確認を行うためには口腔の解剖学的構造の理解が大切です．とくに薬剤は最下部（口腔前庭，口腔底），義歯内面，舌根部，麻痺のある人は麻痺側，また虫歯等の歯に凹みがある部位などに残留しがちです（図3）．口腔内の状態を確認して「どのタイミングでどこに残薬があった」という所見を記録しておくと，歯科医師・歯科衛生士と情報共有しやすくなります．

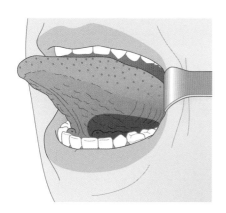

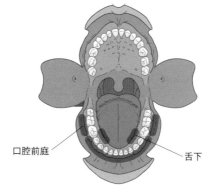

口腔前庭　　　　　　　　　　　舌下

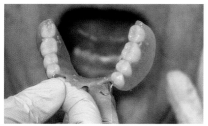

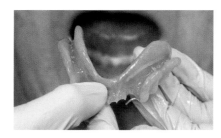

図3 ● 薬剤の残留しやすい部位

第3章　症状・状態・疾患別の口腔ケア

薬剤による潰瘍

口腔内に潰瘍を作る薬剤の代表例（表1）

　潰瘍の原因になる薬剤は，とくに溶解して酸性で刺激性の薬物が多いですが，基本的に薬は化学物質なので「あらゆる薬で起こる」と思っているべきです．

　口内炎や口腔内の潰瘍となる薬剤は，口腔内に残留することで接触性の薬物性潰瘍を起こすものや，内服により粘膜の脆弱性を起こすものがあります．また，潰瘍を作りやすい薬剤の内服が必要な場合，薬剤を仰臥位で飲んだり，就寝前に少ない水分で飲むことにより，口腔のみならず食道に停滞し食道潰瘍のリスクも上がります．

表1 ● 口腔内に潰瘍を作る薬剤の代表例

口腔内に残留することで接触性の薬物性潰瘍を起こす薬剤
骨粗鬆症治療薬，抗生物質，鉄剤，溶解によりpH3以下の酸含有製剤，溶解により塩基性になる制酸剤など
内服により粘膜の脆弱性を起こす薬剤
免疫抑制薬

骨粗鬆症治療薬は，骨代謝に影響を及ぼし潰瘍の悪化にも影響があると指摘されている

薬剤による潰瘍のケア

　口腔内のびらんや潰瘍については，がんなどの他の疾患との鑑別も必要なため，必ず経過を確認します．

● 経過確認のポイント
発見時期，大きさの変化，傷による症状，傷の深さ，経口摂取への影響

　潰瘍による疼痛から，食欲低下，摂食嚥下障害や口腔ケアの拒否などが起こる場合があります．経口摂取に影響が出ているほどの潰瘍であれば，一時的に食事形態の調整や刺激のある食品への配慮が必要です．

びらんと潰瘍

　病理的には，粘膜のびらんは上皮を超えないもの，潰瘍は上皮を超える深い組織欠損です（図4）．水疱が破れるとびらんになり，びらんが深部に拡大すると潰瘍になります．このほかにも口腔粘膜に出現する病変は多々あり，様子がおかしいと思ったら些細な病変でも医師・歯科医師に相談してください．

　口腔内の粘膜疾患は，口腔外科を標榜している歯科か，病院の歯科口腔外科に紹介します．患者にかかりつけ歯科があれば連絡するか，その地域の歯科医師会などに相談して指示を仰いでください．

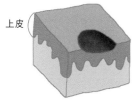
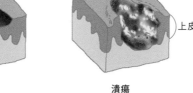

上皮

上皮

びらん

潰瘍

図4 ● びらんと潰瘍

薬剤による潰瘍の症例

血管性認知症の患者：緊張により開口困難で顆粒状の薬剤がいつも残留していた例

　図5は血管性認知症の患者で，開口困難によって口腔清掃が十分に行われない状況で口腔前庭に潰瘍が広がっていったケースです．見るたびに潰瘍が広がっていき，骨露出も心配される状態で，進行性の粘膜病変との鑑別が必要でした．

　歯科医師と主治医との協議により顆粒状の一部薬剤を液状の薬剤に変更し，食事介助方法と口腔ケア方法の見直しと，抗生物質含有軟膏による保護を行い，治癒に至りました．

　開口困難であるため顆粒状の薬剤が口腔前庭に残留し，薬剤性潰瘍が生じていたものと結論付けられました．

アルツハイマー型認知症の患者：訴えられずに発見が遅れた例

　図6はアルツハイマー型認知症の患者で，口腔前庭に薬剤が残留した結果，大きな潰瘍ができ，口腔ケア時の開口拒否，経口摂取拒否が生じたケースです．本人が困りごとを伝えられないために発見が遅れてしまい，低栄養リスクまで生じてしまいました．

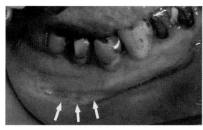
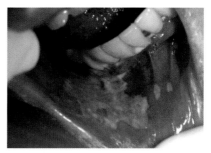

図5 ● 開口困難で顆粒状の薬剤が口腔前庭に残留して薬剤性潰瘍が生じた例

図6 ● 口腔前庭に薬剤性潰瘍が生じ困りごとを訴えられなかったことで発見が遅れた例

第**3**章　症状・状態・疾患別の口腔ケア

Check out
the video below!

薬剤が残留した場合の
患者指導

薬剤残留による薬効への影響と対策

薬効の評価

経口投与した薬剤が口腔内に残留した分は消化管で吸収されていないことになりますので，薬効の評価も行う必要があります．

含嗽ができるほどの患者であれば，義歯床下に薬剤の残留があっても「薬剤内服後に義歯をはずして，含嗽をしてその水を飲む（ぐちゅぐちゅしてごっくんする）」ように指導します．

含嗽ができない患者では，内服後に義歯をはずしてスポンジブラシでぬぐい取ります．ぬぐい取った残留薬剤があまりに多かったならば，剤形と投薬量を検討する必要があるかもしれません．

薬剤の変更について

医師・歯科医師が摂食嚥下機能障害の専門的な検査を行ったうえで，現在の内服薬の剤形が不適切であると判断された場合は，薬剤の続行が適切かどうか・中止できる薬剤かの検討を行います．

飲み込みにくい薬剤に関しては，患者の摂食嚥下機能に合うように，剤形の変更を主治医・処方医に提案します．他の剤形の発売がない薬剤については，調剤での剤形変更や服薬補助ゼリー，簡易懸濁法等の服薬補助方法を検討します．

Point

● OD錠*1の併用や薬剤数の調整で，患者の負担を軽減させることができる．
● 服薬補助ゼリーを利用する方法も一般的だが，錠剤とカプセル剤ではそれぞれ適した方法が異なり，ゼリーの性質次第では，カプセルをゼリーに包むと上手くなじまずに口の中に残ってしまうことがあるためいくつか試して検討する．

用語解説

＊1 OD錠
口腔内崩壊錠（oral disintegrating tablets）のこと．口腔内で速やかに水分を吸収して崩壊する錠剤で，多くの錠剤を内服しなければならないケースでは，いくつかをOD錠に切り替えることで内服しやすくなる．口腔が乾燥している場合では口腔内で崩壊しないため，注意が必要である．

看護師と主治医・処方医や歯科医師の連携で，患者の症状と服薬アドヒアランスに合わせた処方薬の最適化を図る必要があります．

Point

● 剤形変更，混合調剤にあたっては以下の資料も参考にする．
・錠剤の粉砕　　　⇒『錠剤・カプセル剤粉砕ハンドブック 第8版』[3]
・簡易懸濁の実施　⇒『内服薬　経管投与ハンドブック 第4版』[4]
・外用剤の混合調剤⇒『軟膏・クリーム配合変化ハンドブック 第2版』[5]

引用・参考文献

1. 吉澤明孝編：在宅訪問・かかりつけ薬剤師のための服薬管理　はじめの一歩　コツとわざ．じほう，2016．
2. 山根源之ほか編著：最新 チェアーサイドで活用する口腔粘膜疾患の診かた．日本歯科評論／増刊，2007．
3. 佐川賢一ほか編：錠剤・カプセル剤粉砕ハンドブック 第8版．じほう，2019．
4. 藤原一郎監：内服薬　経管投与ハンドブック 第4版．じほう，2020．
5. 江藤隆史ほか監：軟膏・クリーム配合変化ハンドブック 第2版．じほう，2015．

Q11 周術期口腔機能管理をはじめるときの情報収集やアセスメントの注意点は何ですか？

A 術後に口腔環境が悪化することを見据えて，術前のセルフケア能力を把握するようにしましょう．

Keyword … #周術期口腔機能管理 #情報収集 #アセスメント

Check

- 術前アセスメントでは現在だけでなく術後に問題となりうる口腔内のリスクを洗い出します．
- 客観的な評価に基づく口腔ケアを提供するために，スタッフ間で意識の統一をはかります．
- 口腔内の問題は，術後の体調によっては解決が困難になる可能性があるため，できるだけ術前に歯科専門職と連携をとります．

術前の情報収集・アセスメントの目的

　術前のアセスメントは周術期のリスク発生を回避することを目的とする他，術後に問題となりうる隠れた疾患を洗い出すために有用です．

　たとえば，周術期に経口挿管が予想される患者では，義歯（入れ歯，差し歯）の有無，動揺歯（ぐらぐらしている歯）の有無といったアセスメント項目があると，手術中の歯の脱落・損傷に関するリスクを明らかにすることができます．また，洗口（ゆすぎうがい）は口腔内で水を保持して運動させる高度な口腔機能が必要とされる[1]ため，自立して洗口を行えるかの評価によって，どの程度の口腔ケア介助が必要かについての目安とすることができます．口腔ケアに必要な歯ブラシ等の物品準備がされているかも確認が必要です．

口腔アセスメント項目の選定について，スタッフ間で協議する

　手術までの限られた時間で，詳細な情報収集を行うことは困難であるため，チェックリスト方式の問診票に口腔に関連する項目を追加するといった方法な

どで，誰でも扱いやすく見落としが少ないアセスメント方法を確立し，日常業務に組み込むことが重要です．

　アセスメントを行ううえで，どのような項目が必要かは対象となる疾患や患者の属性によって異なるため，どの項目を採用するか，あるいは既存の口腔アセスメントを使用するかは施設・病棟ごとにスタッフ間で話し合い，合意を形成することが望ましいと言えます．個々のアセスメント項目の意味をスタッフ間で共有することが，質の高い周術期口腔機能管理につながります．

口腔ケアプランの作成に役立つアセスメント方法

　口腔に特化したアセスメント方法はいくつか開発されており，たとえば，**図1**の口腔アセスメントガイド（OAG）のような指標を用いることで，客観的な評価に基づいた均質な口腔ケアを提供することに役立ちます．

　OAGは骨髄移植や化学療法・放射線療法を受ける患者向けに開発されたものであり，OHAT-Jは要介護者の口腔スクリーニングの目的で使用されています（詳細はp.299~300を参照）．このように，開発された経緯や対象に違いがあることに注意が必要です．

　また，直接口腔を標的としたアセスメントだけでなく，周術期のリスク評価として広く行われている看護アセスメントの中にも，口腔ケアプランを立案する上で役に立つ項目があります．たとえば意識状態の評価や日常生活動作（ADL）の評価を用いて，口腔清掃の自立度，セルフケアをどの程度行えるかの推測が可能です．また，栄養状態の評価や摂食量・飲水量を参考にして，誤嚥性肺炎のリスクや，現在の食形態が適切かどうかの判断を行います．

歯科専門職との連携

　周術期患者の特徴として，手術前・手術直後・退院前と経過によって体調が大きく変化することが挙げられます．緊急手術の場合などを除いて，術後に体調が一時的に悪化する症例がほとんどであることから，術前の情報収集においては「術前に行えているセルフケアが術後も同様に行えるとは限らない」「今は大丈夫だけど，術後にこの患者さんの口腔内は大丈夫だろうか」といった視点を持つことが重要です．見通しに不安がある場合は，歯科専門職に相談しましょう．

　術後に口腔内の問題が発生した場合，体調によっては直ちに歯科的な対応が行えない場合があるため，できるだけ術前に歯科受診を行います．クリニカルパスに術前の歯科受診を組み込めれば，口腔関連のリスクを最小限に抑えることができるでしょう．

項目	アセスメントの手段	診査方法	状態とスコア		
			正常	軽度の機能障害	中度〜重度の機能障害
声	・聴く	・患者と会話する	正常	低い／かすれている	会話が困難／痛みを伴う
嚥下	・観察	・嚥下をしてもらう ・咽頭反射テストのために舌圧子を舌の奥のほうにやさしく当て押し下げる	正常な嚥下	嚥下時に痛みがある／嚥下が困難	嚥下ができない
口唇	・視診 ・触診	・組織を観察し，触ってみる	滑らかでピンク色で，潤いがある 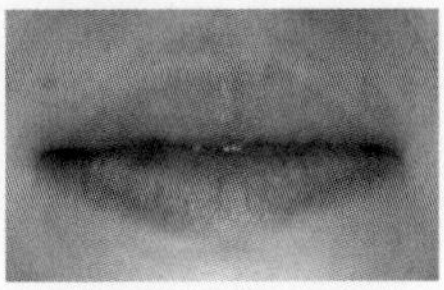	乾燥している／ひび割れている 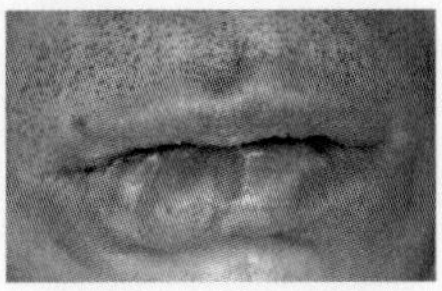	潰瘍がある／出血している 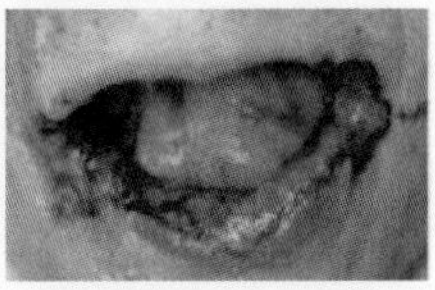
舌	・視診 ・触診	・組織に触り，状態を観察する	ピンク色で，潤いがあり，乳頭が明瞭 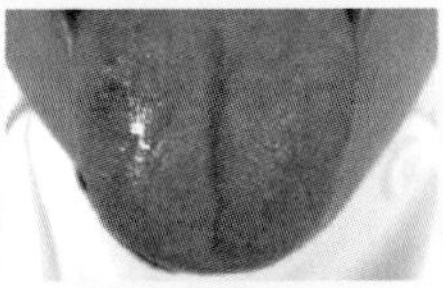	舌苔がある／乳頭が消失しテカリがある．発赤を伴うこともある 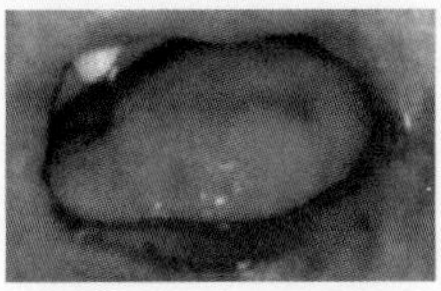	水疱がある／ひび割れている 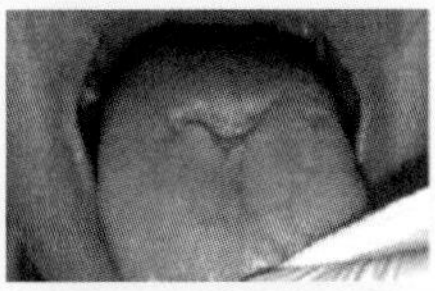
唾液	・舌圧子	・舌圧子を口腔内に入れ，舌の中心部分と口腔底に触れる	水っぽくサラサラしている 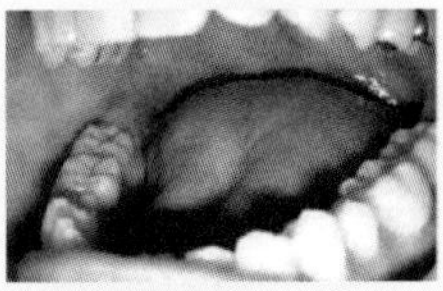	粘性がある／ネバネバしている 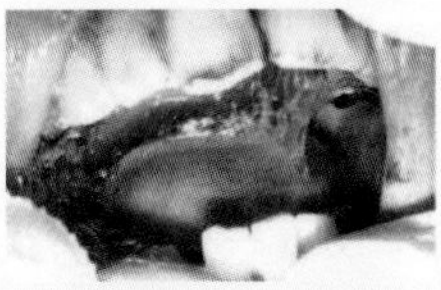	唾液が見られない（乾燥している） 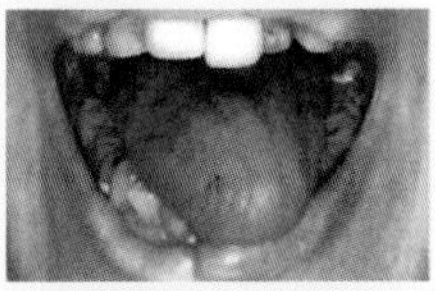
粘膜	・視診	・組織の状態を観察する	ピンク色で，潤いがある 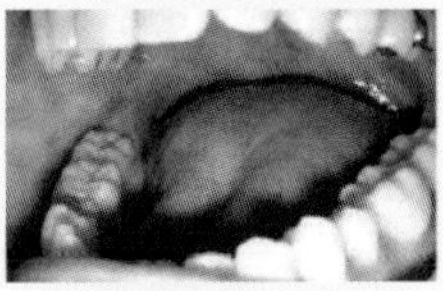	発赤がある／被膜に覆われている（白みがかっている），潰瘍はない 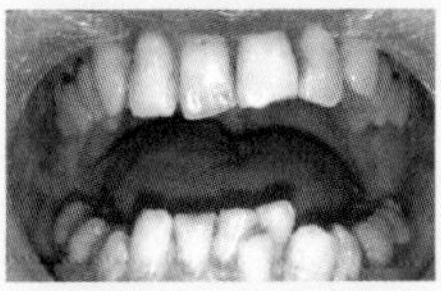	潰瘍があり，出血を伴うこともある 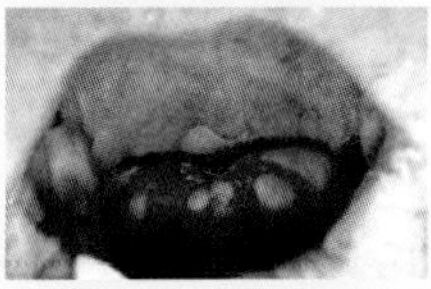
歯肉	・視診 ・舌圧子	・舌圧子や綿棒の先端でやさしく組織を押す	ピンク色で，ステップリングがある（ひきしまっている） 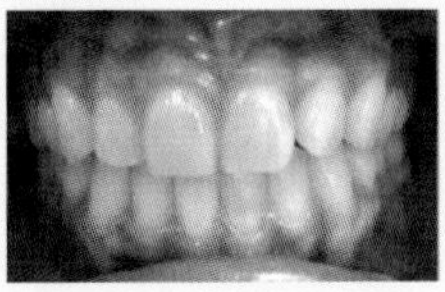	浮腫があり，発赤を伴うこともある 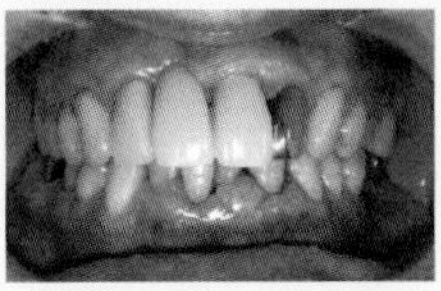	自然出血がある／押すと出血する 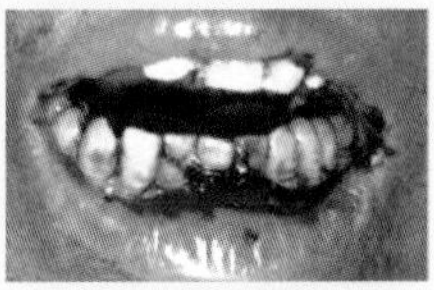
歯と義歯	・視診	・歯の状態，または義歯の接触部分を観察する	清潔で，残渣がない 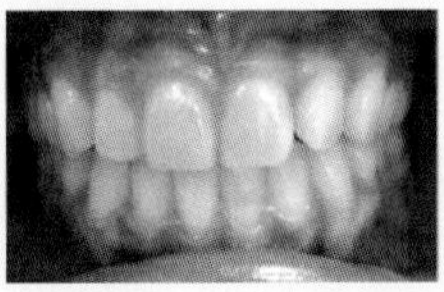	部分的に歯垢や残渣がある（歯がある場合，歯間など） 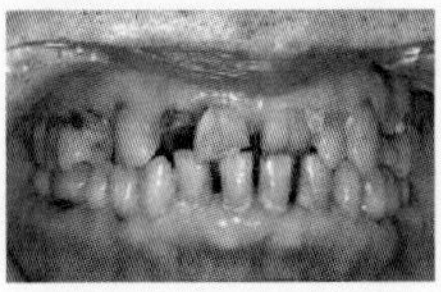	歯肉辺縁や義歯接触部全体に歯垢や残渣がある 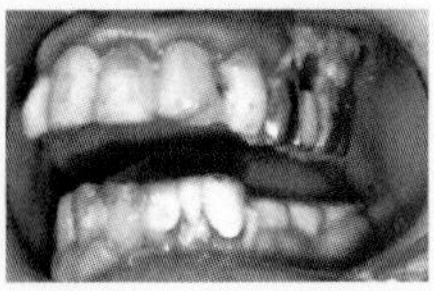

図1 ● Eilers口腔アセスメントガイド（OAG）

（村松真澄：Eilers口腔アセスメントガイドと口腔ケアプロトコール．看護技術，58(1)：12-16，2012より引用）

患者の回復過程に応じて再評価を行う

　術前に収集した情報やアセスメントによる評価は，患者の回復過程に合わせて再評価し，口腔ケアプランの見直しを行います．その周期については，看護計画の見直しに合わせて1～2週間に1回程度とする場合が多いですが，大きく変化することが多い手術直後は間隔を短く，体調が安定し退院に近付くにつれて間隔を延ばしていくことで，患者にとっては個別化された最適な口腔ケアを受けることができ，院内スタッフにとっては業務の効率化につながります．

引用・参考文献

1.　渡邊 裕ほか：気管挿管患者の口腔ケア．老年歯学，20（4）：362-369，2006．
2.　村松 真澄：Eilers口腔アセスメントガイドと口腔ケアプロトコール．看護技術，58（1）：12-16，2012．
3.　松尾浩一郎ほか：口腔アセスメントシートOral Health Assessment Tool 日本語版（OHAT-J）の作成と信頼性，妥当性の検討．障歯誌，37（1）：1-7，2016．

がん化学療法中の患者の口内炎が増強しています．どのように口腔ケアをしたらよいですか？

A 疼痛の緩和，愛護的なケア，口腔粘膜の保湿が重要となります．

Keyword … #がん化学療法中の患者 #口内炎

Check

- 化学療法開始前は食後のブラッシングと2〜3時間ごとの含嗽を徹底させます．
- 化学療法開始後は口内炎を保護し，口腔内を傷つけないように口腔清掃用具などを準備して衛生状態を保ちます．
- 局所麻酔薬を含む含嗽剤や口腔粘膜保護剤により痛みを軽減し，口腔内の保湿を行います．

第3章 症状・状態・疾患別の口腔ケア

　がん化学療法中，または予定している患者への口腔ケアの目的は，歯性感染症や口腔粘膜炎（口内炎）などの口腔合併症の予防，症状の軽減および経口摂取の維持をめざすことにあります．この際にポイントとなるのは「清潔」と「保湿」です．以下にがん化学療法開始前と開始後の口腔ケアについて解説します．

がん化学療法開始前の口腔ケア

セルフケアを徹底させる

　国際がんサポーティブケア学会（MASCC）などが提唱したガイドライン[1]では，全年齢層の，あらゆるがん治療を受ける患者に対し，口腔粘膜障害の予防のため，口腔ケアを行うことが望ましいとされています．

　化学療法に伴う口腔合併症予防のため，治療開始1週間前までには，歯科医院で口腔内の感染源除去と口腔粘膜を障害する可能性のある歯や義歯などの治療をしておくことが重要です．患者に対してはセルフケアとして，通常のブラッシング，含嗽を徹底的に行うように指導し，口腔湿潤剤（保湿剤）の準備と使用方法の指導も行います．

略語

MASCC
国際がんサポーティブケア学会：Multinational Association of Supportive Care in Cancer

化学療法開始前から，食後のブラッシングと食間も2〜3時間ごとに含嗽をするなど，補助的なケアを行うことで口腔内細菌を減少させ，口腔の感染源を安定化させます．そうすることで歯性感染症の急性化や口内炎を予防することができます．

がん化学療法開始後の口腔ケア

口内炎を保護し，衛生状態を保つ

化学療法は一般的に免疫力を低下させるため易感染状態となり，口腔内の細菌が増殖しやすくなります（表1）．そのため，口腔衛生状態が悪いと歯周炎などの感染部位が急性化することがあるので，口腔衛生状態を良好に保つことが大切です．

また，口腔粘膜の損傷は化学療法の口内炎のきっかけとなりますので，ブラッシング時は，ヘッドが小さく毛先がやわらかいナイロン製のものを選択します．粘膜ケア用として，スポンジブラシの用意も必要です．

図1のように口内炎が口腔内に限定的に発症している場合，口腔ケアを始める前に鏡で口内炎の部位を確認し，歯ブラシなどの口腔ケア用品が口内炎の部位を刺激しないように注意しながらケアを行います．

口腔内を保湿する

化学療法関連の口腔合併症として，口内炎以外に代表的なものとしては味覚異常と口腔乾燥があり，それぞれ患者の経口摂取をさまたげる原因となります．この中で口腔乾燥は口内炎や味覚異常の増悪因子ともなるため，化学療法前後では口腔内の保湿が重要となります．

表1 ● 化学療法・放射線療法による口腔粘膜炎（口内炎）の発生機序

①直接的な作用による発症（一次性の口内炎）

- 抗がん薬の作用により口腔粘膜や唾液中にフリーラジカルが産生され，口腔粘膜に酸化的ストレスを与えることにより，粘膜組織の破壊・炎症や粘膜再生の阻害が起こることで発症する
- 口腔内の細胞は7〜14日のサイクルで急速に新生されているため，抗がん薬が非特異的に作用して新生速度を低下させ，粘膜萎縮をきたし口腔障害が発症するとの考えもある

②口腔感染による間接的な発症（二次性の口内炎）

- 抗がん薬投与により核酸や蛋白合成が低下し，白血球数減少や免疫反応低下が起こり，易感染状態となり口腔粘膜表面で感染を引き起こして発症する
- 抗がん薬投与に伴い，白血球数が減少（500〜1,000/μL以下）する3〜5日前から発症しやすい

③物理的刺激による発症

- 放射線により物理的刺激を受け，口腔粘膜に炎症が起こり発症する．ほぼ放射線の照射部位内に限定される

※実際には上記の機序が相互かつ複雑に関与して発症するものと考えられる

（菊谷武ほか：口をまもる 生命をまもる 基礎から学ぶ口腔ケア 改訂第3版．p.130，学研メディカル秀潤社，2021より引用）

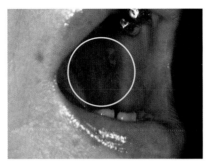

左頬粘膜の前方は正常な口腔粘膜だが，後方に口内炎
が出現している

図1 ● 化学療法における口腔粘膜炎（口内炎）

表2 ● 口腔湿潤剤のタイプ別特徴

	良い点	悪い点
ジェルタイプ	• 塗布部位に長くとどまり，保湿効果が持続する	• 痛みが強いと口腔内への塗布が困難 • 嘔気や口腔内の感覚変化によってジェルの性状に違和感が生じる場合がある
リンスタイプ	• 含嗽により口腔内に広がりやすく，咽頭付近まで行きわたらせることが可能	• 効果時間が短い • 吐出の必要があり洗面台への移動やガーグルベースンの用意が必要
スプレータイプ	• 開口さえできれば噴射により短時間で加湿可能 • ベッドから移動せず頻回に使用できる	• 効果時間が短い • 比較的高価

　口腔内の保湿については，定期的な含嗽と口腔湿潤剤の使用が大きな柱となります．口腔湿潤剤については，ジェルタイプ，リンスタイプ，スプレータイプなど使用方法が異なるタイプのものが市販されており，乾燥の程度や患者の状態に合わせて選択して使用します．**表2**にそれぞれの特徴を示しましたので参照してください．

痛みを軽減しつつ口腔ケアを行う

　口内炎が重症化した場合，一番に問題となるのは痛みです．一般にイメージする口内炎とは異なり，化学療法関連の口腔粘膜炎の痛みは，口腔ケアや経口摂取の継続を困難にし，オピオイドによる鎮痛を必要とするほど患者の生活の質（QOL）を低下させうるものであることを，医療者だけでなく患者本人も事前に知っておく必要があります．口腔粘膜障害による疼痛の対処法としては，他のがん性疼痛のマネジメントと同様，鎮痛薬の全身投与が主体となりますが，補助療法として局所の疼痛緩和を行いつつ，可能な範囲で口腔ケアや経口摂取を継続できるよう支援します．

　歯ブラシが口内炎の出現している部位に当たることが避けられないと予想される場合や，口内炎の痛みが緩和されれば経口摂取が継続できそうな場合であ

略語

QOL
生活の質：quality of life

れば，局所麻酔薬入り含嗽剤（**表3**）を食事やブラッシング前に使用することで患者のQOL低下を防ぐことができるかもしれません．また，近年創傷被覆・保護材（**図2**，エピシル®）が承認され，口内炎の疼痛緩和に使用できるようになりましたが，医薬品ではなく，歯科医師に処方権がある医療機器であるため使用には医科歯科連携による口腔機能管理が前提となることに注意が必要です．

　口内炎による痛みが強く，歯ブラシの使用が困難な状況では，スポンジブラシのみでケアを行うか，含嗽だけでも継続できるようにします．使用する含嗽薬としては，消炎効果，創傷治癒促進効果が少しでも期待できるアズレンスルホン酸ナトリウム（アズノール®など）か，生理食塩水，重曹水などから含嗽によって痛みを増強しないものを選択します．海外の文献では殺菌効果のあるクロルヘキシジングルコン酸塩を含む含嗽剤を口腔ケア用として使用している例がありますが，強い刺激作用があり，ショック，アナフィラキシーなどの症状の報告があることから，わが国では口腔粘膜や創傷部位への使用は禁忌とされています．

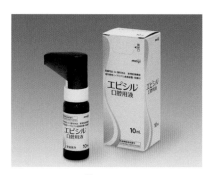

表3 ● 局所麻酔薬入り含嗽剤の例

> アズレン：20mg
> グリセリン：60mL
> キシロカイン®ビスカス：3mL
> （痛みの程度によって増量可能）
> 精製水にて500mLに調製

図2 ● エピシル® 口腔用液

引用・参考文献

1. 日本がんサポーティブケア学会／日本がん口腔支持療法学会：がん治療に伴う粘膜障害マネジメントの手引き 2020年版．金原出版，2020.
2. Andrew N. Davisほか：がん口腔支持療法 多職種連携によるがん患者の口腔内管理．p.141-149，永末書店，2017.
3. 菊谷武ほか：口をまもる 生命をまもる 基礎から学ぶ口腔ケア 改訂第3版．p.122-135，学研メディカル秀潤社，2020.

Q13 周術期，とくに<u>術後の患者の口腔ケア</u>は，<u>どのタイミングで，どれくらいの頻度で行いますか</u>？

A

合併症を予防するために， 術後できるだけ早期の口腔ケア介入が望ましい**ですが，術後の口腔ケアをスムーズに実施するためには**術前からのかかわりが必要**です．また，**口腔ケアの頻度は，患者の状態に合わせて調整しましょう**．**

Keyword … #術後患者の口腔ケア

Check

● 周術期の口腔ケアは合併症予防に有効です．

● 術後に人工呼吸管理が必要な患者では，遅くとも手術翌日から1日2 ～ 6回程度の口腔ケアが必要です．

● 口腔ケアの実施状況について評価し，効果的な口腔ケアプランへと修正しましょう．

合併症予防のための周術期口腔ケア

　周術期の患者に予期せぬ合併症が生じると，治療を予定通りに遂行できず，入院期間が長くなってしまうことがあります．周術期に生じる合併症には感染症が関係していることが多いため，口腔ケアを適切に行うことで口腔常在菌に関連する感染症を予防し，合併症を減らすことにつながると考えられます．

　実際の研究結果として，全身麻酔下での手術を受ける外科，泌尿器科の手術前後に適切な口腔管理を行うことにより，手術患者の在院日数の削減が可能となることが報告されています[1]．また，感染性心内膜炎（IE）の多くは口腔常在菌が原因で発症していることから，高リスク患者の心臓手術では，術前の歯科受診と術後の口腔ケアが重要である，とされています[2]．歯科においては周術期口腔ケアの対象として，消化管・心臓への外科手術，がん化学療法・放射線療法，臓器移植，人工股関節置換術などの整形外科手術，脳血管障害に対する手術，緩和ケアといった症例を挙げています．

略語
IE
感染性心内膜炎：infectious endocarditis

術後，いつから口腔ケアをはじめるか

略語
ERAS
術後回復の強化：enhanced recovery after surgery

VAP
人工呼吸器関連肺炎：ventilator-associated pneumonia

　近年，術後回復の強化（ERAS）[3]の観点から，早期離床・早期経口摂取再開などの取り組みによる術後回復力強化が提唱されています．このことからも，術後の口腔ケアはできるだけ早期に開始することが望ましいと言えます．手術後に帰室して安静解除・絶飲食解除がされている患者であれば，最初の食事を終えた時点で口腔ケアを開始して差し支えないと言えます．

　一方，手術後にICUに入室するなど人工呼吸管理が必要な患者では，人工呼吸器関連肺炎（VAP）の予防を目的とした口腔ケア介入が必要です．VAPのリスクは挿管直後から経時的に増大していくことから，ICU入室前ないし直後から口腔ケアプランを策定し，遅くとも手術翌日には介入を開始します．口腔ケアを開始する前には，**表1**に示す項目について評価し，安全に口腔ケアを行えるか確認しましょう．

術後の口腔ケア，1日何回？

略語
ADL
日常生活動作：activities of daily living

　介入頻度を1日何回にするかは，患者の状態に応じて変わります．たとえば，全身状態が安定し日常生活動作（ADL）が保たれている患者では，食後1日3回のセルフケアを行い，医療者は術前に指導した口腔ケアが適切に行えているかのチェックを行います．一方で，意識がなく人工呼吸器管理が必要な患者では，

表1 ● 口腔ケア開始時の観察項目

略語
BMI
ボディマス指数：body mass Index

	観察項目
全身状態	• 意識状態(せん妄の有無) • 呼吸状態(経口挿管・経鼻挿管・気管切開) • 悪心・嘔吐 • 発熱，その他バイタルサイン
栄養管理	• BMI • 血液検査所見(血清アルブミン値など) • 水分出納バランス • 経口摂取の有無，食形態 • 栄養経路(経腸栄養・経静脈栄養) • 栄養剤の種類
口腔内所見	• 挿管による口腔粘膜，歯の損傷 • 義歯の有無 • 歯の動揺 • 口腔内の疼痛 • 口腔粘膜炎・潰瘍 • 口腔内出血 • 口腔乾燥 • 口腔感覚の低下・麻痺

状態に応じて医療者による1日2～6回程度[4]の口腔ケアが必要といえます．対象患者のADLに応じた口腔ケアプランの策定について，**図1**に例を示します．

歯科専門職との協働を

術後の患者に対して1日何回，何時間おきに口腔ケアを実施するといった，画一的なマニュアルを整備している施設もありますが，たとえば問題の少ない患者では医療者によるケア回数・内容を少なくし，重症患者の口腔ケアに時間を振り分けるほうが理にかなっています．この場合，1～2週間おきなどの周期で術後アセスメントを行い，結果に基づいて個別の口腔ケアプランの見直しを行いましょう．

また，院内に歯科がある，または提携する歯科に依頼ができる環境であれば，術前から歯科医師や歯科衛生士による専門的口腔ケアを実施します．口腔内の環境を整備することで，術後の口腔関連トラブルを未然に防ぎ，看護師の行う日常の口腔ケアの負担を軽減することができます．

専門職との協働が口腔ケアの質を向上させ，看護師の負担を減らす最良の方法といえるでしょう．

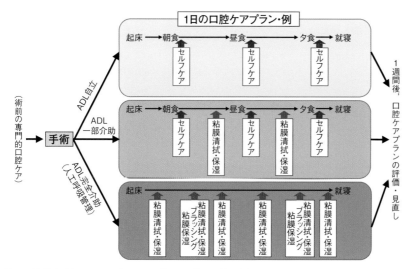

図1 ● **術後患者のADLに応じた口腔ケアプラン策定例**

引用・参考文献

1. 大西徹郎ほか：周術期における口腔ケアの有用性についての検討．看護技術，20（14）：1304-1307，2005．
2. 日本循環器学会ほか：感染性心内膜炎の予防と治療に関するガイドライン（2017年改訂版）．
3. 日本麻酔学会：周術期管理チームテキスト 第4版．2020．
4. 稲垣鮎美ほか：口腔アセスメントOral Health Assessment Tool (OHAT) と口腔ケアプロトコルによる口腔衛生状態の改善．日摂食嚥下リハ会誌，21：145-155，2017．

Q14 気管切開患者で開口した状態が続いているため，口腔乾燥がひどく，歯肉炎も改善しません．

A 体位の工夫やマッサージやストレッチで閉口をめざすほか，唾液の分泌を促し，口腔湿潤剤を使用するなど口腔局所の保湿を考えましょう．

Keyword … #気管切開患者

- 体位の工夫やマッサージやストレッチによって閉口をめざします．

- 室温や湿度を調節し，脱水を防いで口腔内の乾燥を改善させます．

- 口腔内を刺激して唾液の分泌を促したり，口腔内を清潔にしたうえで口腔湿潤剤などで口腔内を保湿しましょう．

体位の工夫やマッサージによって閉口をめざす

　開口状態であると口腔粘膜から水分が蒸散し，粘膜の弾性は失われ傷つきやすくなります．また，唾液も出にくくなり，出てもすぐに蒸散し乾燥することから自浄作用も低下します．そのため口腔内の細菌は急激に増加し，粘膜の傷から感染して口内炎ができやすくなったり，歯肉炎は悪化しやすくなります．まず開口状態が口腔乾燥の原因であれば，可能なかぎり閉口させることをめざします．

　たとえば，意識障害などがある患者では，頸部が過度に後屈し，開口状態になっていることがあります．このような場合，気管切開部を刺激しない範囲で，図1に示すように上体をヘッドアップさせ，枕などを使用して頸部を前屈させます．これらと，頸部のマッサージやストレッチなどを併用することで，自然に閉口してくる場合もあります．また，上体をヘッドアップし，頸部を前屈させることで誤嚥しにくくなるというメリットもあります．

　ただし，顎関節が脱臼していたり，拘縮して閉口できない場合は，無理に閉

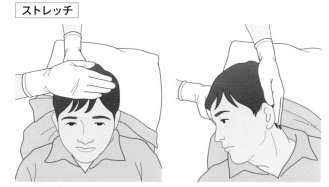

前屈

上体をヘッドアップし，頸部を前屈
させ閉口を促す

ストレッチ

頭部を可能な範囲で前後左右に動かしたり，90°回旋させて頸部をスト
レッチする

図1 ● 体位の工夫とストレッチ

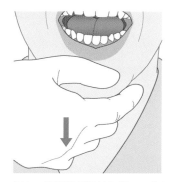

開口させるように下顎に少し
力をかけることで，反射に
よって閉口筋が収縮し，筋
の緊張が緩和され，徐々に
閉口が得られることもある

図2 ● 顎関節が拘縮し閉口できない場合の方法

口させると，顎関節を痛めたり，場合によっては下顎頭頸部が骨折することも
あるので，無理に閉口させてはいけません．このような場合は，X線写真など
で顎関節が脱臼していないか確認してから，**図2**に示すように反対に開口させ
るように下顎に少し力をかけることで，反射によって閉口筋が収縮し，筋の緊
張が緩和され，徐々に閉口が得られる場合もあるので，口腔ケア時に取り入れ
てみるのもよいでしょう．

環境を整える

　重症患者などは脱水や緊張状態にあることが多く，唾液が減少して口腔が乾
燥します．これを改善するために，まず室内の湿度を上げることを考えます．
湿度は温度に左右されるので，同時に室温にも配慮します．室温はさらに患者
の不感蒸泄にも影響するため，患者の状況に合わせて湿度を考慮した環境を整
備することも口腔乾燥対策につながります．

　開口している場合など，口腔内からの水分の蒸散を防ぐため，マスクなどで
口を覆うことも効果的です．加温加湿器を利用し，室内を加湿するとともに，

第3章　症状・状態・疾患別の口腔ケア

可能であれば口腔付近に蒸気を吹き流すとよいでしょう．顔や枕・毛布などが過度に湿らないよう注意しましょう．

唾液の分泌を促す

次に，口腔局所の保湿を考えます．まずは生体自らがもつ口腔内の保湿機能を用います．たとえば耳下腺や顎下腺，舌下腺などの唾液腺マッサージ（p.29参照）を行い，唾液の分泌を促します．

意識障害や経口摂取を行っていない患者では，唾液の分泌を促す刺激がないことから唾液腺は萎縮し，これに脱水が加わることで，その機能はさらに低下します．

口腔ケア時に口腔内の小唾液腺を刺激することにより，唾液の分泌を促すことも効果的です．

しかし，口腔内に麻痺がある場合などは唾液腺にその刺激が伝わらない可能性があることから，唾液腺そのものに対してマッサージや温冷刺激などの理学的アプローチが必要になります．

また，これら唾液腺から口腔内に唾液を出す導管や口腔への開口部はとても狭く，通常でも流出障害を起こすことがあるため，口腔清拭時などにマッサージを行い，導管内の唾液を排出させることも必要です．

口腔湿潤剤使用時の注意点

最後に，直接的な口腔内の保湿を考えます．院内で処方できるものには，白色ワセリン（プロペト®）やアズノール®軟膏などがありますが，いずれも口腔粘膜には刺激が強く，口腔内の保湿には適しているとはいえないため，口唇の保湿のみに用います．

口腔粘膜に対する使用頻度が高い口腔湿潤剤は，ジェルタイプと液体タイプがあり（図3），それぞれの特徴を生かして使い分けます．ジェルタイプは粘稠

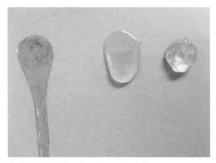

左：液体タイプ，右：ジェルタイプ

図3 ● 口腔湿潤剤の口腔内における停滞性の違い

度が高く，長時間停滞させることが可能であるため，口腔ケア前後や長時間効果を期待する場合に使用します．液体タイプは使用時に違和感が少なく，含嗽などで使用できることから，セルフケア用に使用することもできます．しかし，効果時間が短く，誤嚥の危険性があるため，嚥下機能が低下している重症者には適しません．口腔湿潤剤が乾燥の予防に有効であるのは事実ですが，口腔内が汚染されたままで塗布し，放置すると口腔湿潤剤自体が細菌の培地となり増殖を助長させるリスクがあります．そのため，必ず口腔内を清潔にしたあとに使用する必要があります．

　また，気管切開をしている患者で口腔乾燥が重度な場合には，湿らせたガーゼ，義歯，口腔内副子に口腔湿潤剤を適用して持続的に保湿を行うこともあります．反面，これらの方法は，口腔内の細菌を増殖させてしまうおそれもあり，専門家と相談のうえ実施しましょう．

　口内炎などの炎症がある場合には，抗炎症作用があるアズノール®うがい液4%を使用します．デキサメタゾン口腔用軟膏0.1%など（**図4**）も口内炎の治療に用いますが，長期使用により口腔カンジダ症（**図5**）を発症することから，歯科医師などと相談のうえ使用しましょう．

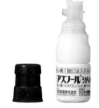
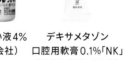

アズノール®うがい液4%
（日本新薬株式会社）
デキサメタゾン
口腔用軟膏0.1%「NK」
（日本化薬株式会社）

図4 ● 抗炎症作用のある薬剤の例

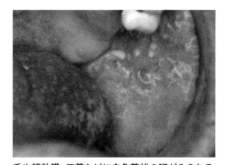

舌や頬粘膜・口蓋などに白色苔状の斑がみられる

図5 ● 口腔カンジダ症の口腔内

引用・参考文献

1. 菊谷武監（菅武雄）：口をまもる 生命をまもる 基礎から学ぶ口腔ケア．p.116-120，学研メディカル秀潤社，2007.
2. 戸原玄ほか：口腔乾燥症．日本老年歯科医学会監：口腔ケアガイドブック．p.114-117，口腔保健協会，2008.
3. 山根源之：口腔内乾燥患者に対する口腔ケア．日本老年歯科医学会監：口腔ケアガイドブック．p.134-135，口腔保健協会，2008.

Q 15 嚥下障害の患者への口腔ケアは唾液など を誤嚥させてしまいそうでこわいのです が，どのようにして行えばよいのですか？

A 歯ブラシなどで行う「機械的清掃」，含嗽剤による「化 学的清掃」，口腔機能低下に対する「機能訓練」を念頭にお いてケアをします．

Keyword … #嚥下障害

- 口腔内細菌を減少させることにより，誤嚥性肺炎の予防，リスクの軽減をめざします．

- 歯ブラシによる機械的清掃を必ず行い，水分を極力使わないようにして口腔ケア中 の水分の誤嚥を回避しましょう．

- 摂食嚥下機能の回復と維持，廃用性萎縮の予防のために機能訓練を行います．

嚥下障害患者の口腔状態と口腔ケアの重要性

　経口摂取ができない，または軟食を摂取しているという状態では，口腔機能 の低下や唾液分泌の減少により，口腔の自浄作用は低下し，口腔内に細菌が増 殖しやすくなります．口腔内細菌を減少させ，誤嚥性肺炎を防ぐためにも，口 腔ケアは非常に重要です．

　口腔ケア中の薬液や唾液などの水分による誤嚥に十分に注意しながら，歯ブ ラシやスポンジブラシなどで行う「機械的清掃」，含嗽剤による「化学的清掃」を 行います．さらに，口腔機能低下に対する「機能訓練」も併せて実施します．

口腔ケア時の体位

　誤嚥を防ぐために，口腔ケアの前に体や頭部の姿勢の調節を行います．脳血 管疾患などで麻痺がある患者の場合は，麻痺側が上に，健側が下になる側臥位 でケアを行います．坐位が可能な場合は，唾液や薬液は口の外に流れるように，

Clinical Nursing Skills ｜ Oral Care

顔を下に向けた姿勢を保持します（**図1**）.

　また，車椅子を使用している患者の場合，患者の頭部が後屈した姿勢にならないように，必ず患者の横側やや下方からケアを行います.

口腔ケア実施における留意点

機械的清掃

　しっかりと汚れを落とすために歯ブラシやスポンジブラシを用いる機械的清掃は，必ず行うようにします. とくに経口摂取が困難な患者では，歯だけでなく舌や口蓋，頬粘膜への汚れの付着が多くみられます. 粘膜面の汚れを綿球やスポンジブラシを用いて，除去することが大切です.

　義歯を使用している場合は，必ずはずしてから口腔内と義歯の清掃を行います. 義歯を装着したまま口腔ケアを行うと，義歯の下の汚れや義歯に付着した汚れにより誤嚥性肺炎を引き起こすリスクが高くなります.

水分は極力控える

　嚥下障害の患者は，唾液や水分を口腔内にためておくことが難しく，口腔ケア時の水分が咽頭へ垂れこみ，誤嚥するリスクがあります. そのため，洗口・含嗽あるいは洗浄を行うときは，一度に口腔内に入れる水の量を調整し，水分をできる限り使わないように注意します.

　嚥下障害が重度の場合は，洗口・含嗽や洗浄など水分の使用は極力避けるようにします. 薬液に浸してよく絞った綿球で汚れを拭く，または口腔湿潤剤のジェルを塗布し，スポンジブラシなどでジェルに含んだ汚れを除去するなど，水を使わないケアは誤嚥の予防に有用です. 適宜，唾液などを吸引することも大切です.

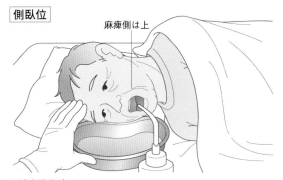

側臥位

麻痺側は上

口腔内洗浄時
麻痺がある場合には，麻痺側を上にして行う

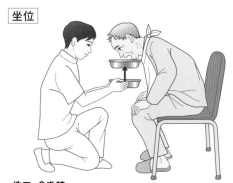

坐位

洗口・含嗽時
顔を下に向けた姿勢を保持し，ガーグルベースンを患者の口元に近づける

図1 ● 誤嚥予防の体位

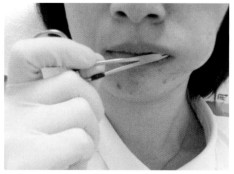
綿球で清掃し"ながら"頬粘膜のストレッチを行う

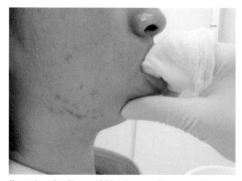
指にガーゼを巻き，清掃を行いながら口唇の伸展マッサージを行う

図2 ● 頬粘膜のストレッチ

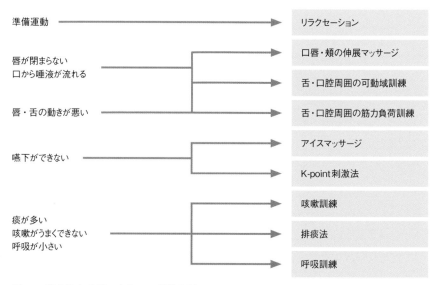

準備運動 →	リラクセーション
唇が閉まらない 口から唾液が流れる →	口唇・頬の伸展マッサージ
	舌・口腔周囲の可動域訓練
唇・舌の動きが悪い →	舌・口腔周囲の筋力負荷訓練
嚥下ができない →	アイスマッサージ
	K-point刺激法
痰が多い 咳嗽がうまくできない 呼吸が小さい →	咳嗽訓練
	排痰法
	呼吸訓練

図3 ● 代表的な症状に合わせた機能訓練

（戸原玄ほか：摂食・嚥下訓練の代表的手法．セミナー わかる！摂食・嚥下リハビリテーション1巻 評価法と対処法．p.156-167，医歯薬出版，2005より一部改変）

口腔ケア時に行う機能訓練

Check out
the video below!

頬粘膜のストレッチ

　口腔清掃をしながら，口腔機能の改善を目的に，脱感作やリラクセーション，筋肉のストレッチなどの機能訓練を行います（**図2**）．とくに，意識障害があり経口摂取ができない状態が長いほど，頸部，顔面口腔の廃用性萎縮が起こりやすくなるため，機能訓練は重要です．症状に合わせた訓練を口腔ケアの中に取り入れるようにしましょう（**図3**）．

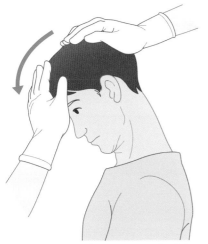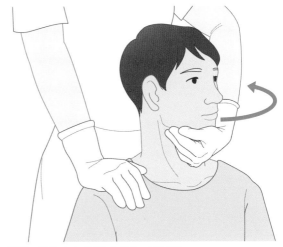

声かけなどを行いながら覚醒を促し，深呼吸，マッサージ，頸部の前後・左右・回旋のストレッチを行う

図4 ● リラクセーション

長期の臥床期間により頸部の拘縮や可動域制限がある場合

　脱感作やリラクセーションを目的に，深呼吸，マッサージ，頸部の前後・左右・回旋のストレッチなど，頸部・体幹のリラクセーションを行います（**図4**）．実施の際には，声かけなどを行いながら覚醒を促し，誤嚥を防ぐようにします．

口が閉じない・唾液が口から流れ出る場合

　口唇や頬が緊張ないし弛緩すると，口が閉じなくなり，唾液が口から流れ出てしまうことがあります．その場合，口唇・頬の伸展マッサージを行うと効果的です（**図5**）．

唇・舌の動きが悪い場合

　ある程度自分で舌や口唇を動かせるものの，可動域が狭い場合には，舌・口腔周囲の可動域訓練を行います．開口を確保した状態で，舌先を前後，左右，上下，左右に翻転させます．指示従命と随意運動が困難な場合は，舌先をガーゼで軽くつまんで引き出し，他動的に行います（**図6**）．

　また，舌や唇の特定の方向の動きが弱い場合には，舌・口腔周囲の筋力負荷訓練を行います（**図7**）．随意運動が可能であれば，さらなる筋力増強，運動の巧緻性の改善を目的に持続時間を延長しながら実施します．

咳嗽がうまくできない場合

　咳嗽力をつけるために咳嗽訓練を行います．「深呼吸→深呼吸の際にいったん息を止めてから吐く→深呼吸の際にいったん息を止めてから咳嗽をする」と随意的に咳をするようにします（**図8**）．

Check out
the video below!

リラクセーション

口唇・頬の
伸展マッサージ

舌・口腔周囲の
可動域訓練

口唇・舌・頬の
筋力負荷訓練

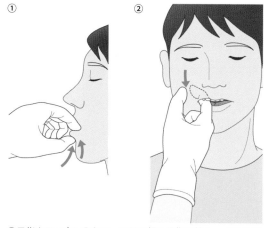

① 示指を口の中に入れて，口唇と頬を母指で挟み，外側に向かって動かす
② 上唇は上から下，下唇は下から上に向かってマッサージする

図5 ● 口唇・頬の伸展マッサージ

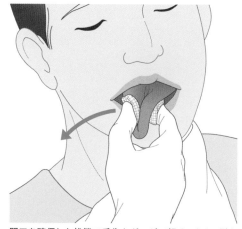

開口を確保した状態で舌先をガーゼで軽くつまんで引き出し，前後，左右，上下，左右翻転を行う

図6 ● 舌・口腔周囲の可動域訓練

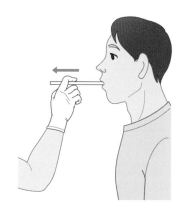

口唇の筋力負荷訓練
ストローを唇に挟んだまま引っ張り，その力に抵抗する

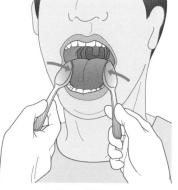

舌の筋力負荷訓練
スプーンを用いて舌の上から押し，その力に抵抗して舌でスプーンを押し返す

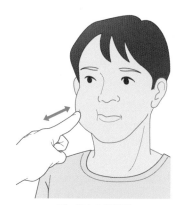

頬の筋力負荷訓練
頬を膨らませ，指で頬を圧迫してその力に抵抗する

図7 ● 口唇・舌・頬の筋力負荷訓練

痰や誤嚥物がうまく出せない場合

　排痰法を用いて，痰や誤嚥物を排出させます（図9）．気道分泌物や誤嚥物の位置を聴診で確認し，その部位の気管支が垂直に位置するようにドレナージ体位をとります．分泌物の貯留部位に手を当てて呼気と同期するように圧迫します．呼気の流れを速めることにより，分泌物を気道へと移動させます．分泌物が上気道まで移動したら，咳嗽をしてもらい喀出または吸引します．

　また，気道分泌物の誘導排出の促進，咳嗽時に必要な吸気量の確保，呼吸の随意的コントロール，リラクセーションなどを目的に，呼吸訓練（腹式呼吸）を行います（図10）．吸気は鼻から，呼気は口をすぼめた状態で口から吐き出します．

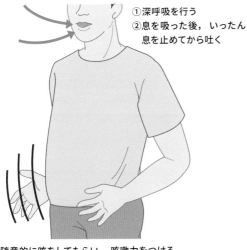

① 深呼吸を行う
② 息を吸った後，いったん息を止めてから吐く

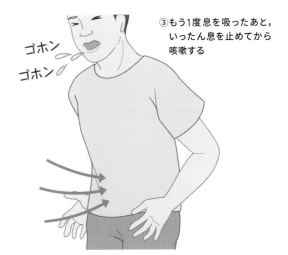

③ もう1度息を吸ったあと，いったん息を止めてから咳嗽する

随意的に咳をしてもらい，咳嗽力をつける

図8 ● 咳嗽訓練

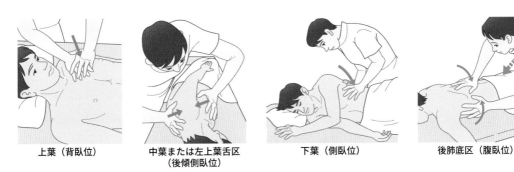

上葉（背臥位）　　　中葉または左上葉舌区　　　下葉（側臥位）　　　後肺底区（腹臥位）
　　　　　　　　　　（後傾側臥位）

分泌物がたまっている部位を呼気と同期して圧迫することにより，呼気の流れを速めて分泌物を押し出す

図9 ● 排痰法

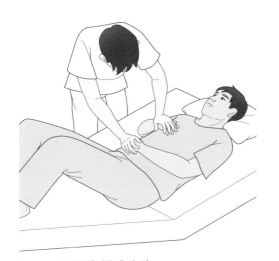

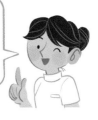

うまくできないときは，手を腹部において呼気時に軽く圧迫を与え，吸気時に圧迫を開放することで腹式呼吸を促します

図10 ● 呼吸訓練（腹式呼吸）

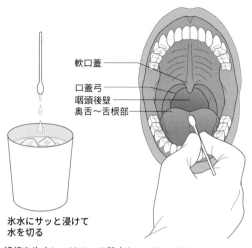

軟口蓋

口蓋弓

咽頭後壁

奥舌～舌根部

氷水にサッと浸けて
水を切る

綿棒を氷水につけて，口腔内をマッサージする

図11 ● アイスマッサージ

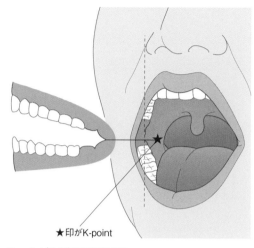

★印がK-point

K-point(★印)を圧刺激する

図12 ● K-point刺激法

摂食嚥下訓練

口腔ケア時には，嚥下機能に関する訓練も取り入れていきましょう．

アイスマッサージ（図11）

冷刺激により，局所の血液循環，筋肉，神経に対する知覚を刺激し，循環の改善，知覚の賦活，筋運動の誘発を促します．咽頭部の冷刺激では嚥下反射を誘発する効果があります．

K-point刺激法（図12）

臼後三角最後部やや後方の内側をK-pointといいます．ここを圧刺激すると，開口反射，咀嚼様運動に続いて，嚥下反射が誘発されます．

引用・参考文献

1. 菊谷武監（菊谷武ほか）：口をまもる 生命をまもる 基礎から学ぶ口腔ケア 改訂第3版. p.56-61，学研メディカル秀潤社，2021.
2. 枝広あや子ほか：口腔機能改善へのリハビリテーションと指導——病棟で行う脳卒中患者を中心とした口腔ケアとリハビリテーション. 呼吸器ケア，8（7）：40-45，2010.
3. 戸原玄ほか：摂食・嚥下訓練の代表的手法. セミナー わかる！摂食・嚥下リハビリテーション1巻 評価法と対処法. p.156-167，医歯薬出版，2005.

胃瘻患者も口腔ケアをする必要がありますか？　ケアのタイミングや逆流など注意することがありますか？

A 経口摂取していなくても，口腔ケアを行う必要があります．胃内容物の少ない時間にケアを行います．

Keyword … #胃瘻患者

- 胃瘻患者の口腔内はさまざまな汚れが歯や粘膜にこびりついて強い口臭を起こします．
- 胃瘻患者の口腔機能や嚥下機能についてアセスメントをしてからケアすることが必要です．
- 消化機能や逆流時の対応について確認しておくことが重要です．

胃瘻患者の口腔ケア

　胃瘻管理になっている患者の多くは経口摂取していないため，飲食物が口腔内に入ってくることはありません．飲食物が口に残らないのであれば，口腔ケアを行う必要はないのでしょうか．

　現在では，「口腔ケアの目的は，口の中に残った飲食物を除去することだけではない」ということが広く認知されています．胃瘻患者に対する口腔ケアも同様に，口腔環境の適正化，肺炎や口腔感染症の予防のために必要なことと考えられています．

口腔環境の適正化

　経口摂取していた人が，何らかの疾患や障害によって胃瘻管理になると，さまざまな汚れが乾燥して残存歯や粘膜にこびりつき，いずれ咽頭や舌根部に停滞し強い口臭が発生するようになります．この汚れは何でしょうか．

　口腔粘膜も皮膚同様の代謝があります．古くなってはがれ落ちる粘膜の表面

第3章　症状・状態・疾患別の口腔ケア

は，通常経口摂取していれば食物と一緒に嚥下されていきますが，経口摂取をしていない患者の場合は，擦られることがないため，古く不要となった粘膜上皮はそのままとどまります．こうして堆積した剥離上皮が汚れの基礎となります．また，唾液腺は加齢により萎縮し，機能が低下します．会話や摂食などが行われていない口腔では，よりいっそうの唾液量の減少が起こり，口腔乾燥が著明になります．分泌される唾液が少なく粘性が高いことで，口腔内の汚れや剥離上皮は流れていかずに停滞することになります．

　口腔内に新たな飲食物が入ることがなくても，口腔内細菌は口腔粘膜や残存歯に常在しているため，唾液や剥離上皮を栄養にして容易に増殖していきます．停滞した汚れの中で嫌気性菌やカンジダなどの真菌の増殖がよりいっそう起こりやすくなっています（図1）．

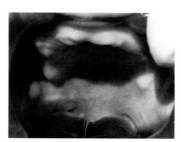

胃瘻管理されている血管性認知症の患者

図1 ● 軟口蓋のカンジダ症

　このようにして，機能していない口腔では，剥離上皮と唾液や細菌の塊が乾いた硬い汚れとなって「痂皮状の汚染物」と呼ばれる状態になります．この痂皮状の汚染物が著明に停滞するようになると，口蓋や舌，残存歯周囲だけでなく，咽頭，頬粘膜，口唇にも乾燥して付着するようになってしまい，会話もままならなくなります．とくに口腔乾燥が著しい場合は，経口摂取をしている患者よりも口腔ケアを頻繁に行う必要性があります（図2）．

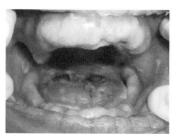
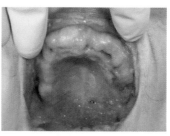
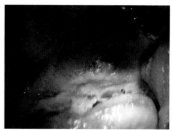

口腔乾燥により乾いた唾液や痰，剥離上皮が乾いた痂皮状の汚染物となって硬く付着する

軟口蓋から舌根に連続する咽頭の痂皮状の汚染物

図2 ● 口腔乾燥の著しい胃瘻患者

胃瘻患者の口腔咽頭機能

　栄養摂取経路を経口から胃瘻とした経緯を考慮すると，おそらく"経過中のいずれかの時期に摂食嚥下障害があった"と考えられます．胃瘻になっていても嚥下機能が回復してくる患者もいますが，適切な摂食嚥下機能評価を受ける前ならば，胃瘻患者は嚥下機能低下があるものとして対応する必要があります．口腔ケアにおける嚥下機能低下への対応は，姿勢の調節や水分のコントロールが重要となります（詳細はp.173~178を参照ください）．

　胃瘻患者では，他にも咳反射や喀出機能が低下している可能性があります．身体活動が低下している状態では腹筋や背筋，呼吸筋の機能低下も起きていることが多いものです．気道内の痰で喀出反射が起きたとしても，喀出力が低下していて痰を口腔外まで出せないこともあります．かろうじて咽頭まで上がってきた痰がそこで乾燥して痂皮状の汚染物の一部となり，停滞することも少なくありません．

　また，咽頭に常に痰などが停滞している状態では，咽頭の感覚，咽頭反射が低下し，さらに嚥下機能の低下や，喀出機能の低下が起こることになります．このような状態で，嫌気性菌や真菌を含んだ粘稠唾液が咽頭に落ち込むと，誤嚥性肺炎のリスクが非常に高くなります．

　胃瘻患者の多くは，自らの意思で栄養剤の注入量を調節できないため，消化機能に見合った栄養剤の摂取をしているとは限りません．注入中や注入終了直後に口腔ケアを行って，絞扼反射や嘔吐反射が誘発されると，容易に胃内容物が逆流する可能性があります．逆流した胃内容物を誤嚥してしまうと，致命的な誤嚥性肺炎が引き起こされることも少なくありません．

　胃内容物の逆流防止のために胃瘻への栄養剤の注入を行って2時間程度は坐位を保つべきといわれています．口腔ケアを行うタイミングも，なるべく胃の中に栄養剤が残っていない時間帯が好ましいでしょう．しかし，消化管の蠕動運動が低下している患者などでは，栄養剤を低速で長時間注入している人もいるため，一概に2時間といえないのが現状です．そのような患者では栄養剤を注入していない時間（注入前など）に口腔ケアを行います．また，どの胃瘻患者も逆流の可能性があることを想定して，口腔ケアを行うことが重要です．

Q17 <u>口から食べていないのに入れ歯を入れる</u>必要はありますか？　入れ歯を使わないほうがよい場合は，どのようなときですか？

A 経口摂取をしていなくても，入れ歯を入れられる場合は使用するとよいでしょう．しかし，使用の可否についてのアセスメントが必要です．

Keyword … #経口摂取をしていない患者　　#義歯（入れ歯）

Check

● 経口摂取の状態や経口挿管，全身状態をアセスメントしましょう．

● 覚醒しているか，コミュニケーションがとれるかを確認します．

● 口から食べていない人は，とくに口腔乾燥しやすいため，口腔清掃と保湿が必要です．

経口摂取の状態を確認

まず，経口摂取の状態を確認しましょう．

経口摂取をしていない状態は，急性期の患者であれば，絶食状態で中心静脈栄養（TPN）や末梢静脈栄養（PPN）を受けているか経鼻経管栄養管理になっているでしょう．また回復期・慢性期であれば胃瘻栄養管理になっているかと思われます．

一口に経口摂取していないといっても状態が異なるため，義歯使用を検討する際には，アセスメントが必要です（**図1**）．

経口挿管されている

経口挿管されているような重症管理中の患者では，いったん入れ歯（義歯）使用は中断する必要があります（**図2**）．とくに義歯の安定が不良な場合，飲み込んでしまいそうなほど小さな義歯は，挿管前にはずして保管することになります．

略語

TPN
中心静脈栄養：total parenteral nutrition

PPN
末梢静脈栄養：peripheral parenteral nutrition

182

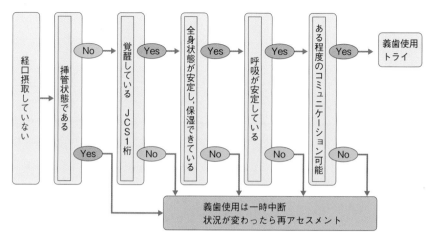

図1 ●　経口摂取していない患者の義歯使用の際のアセスメント

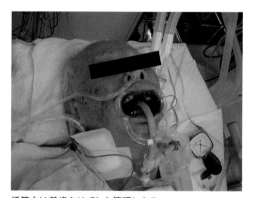

挿管中は義歯をはずした管理になる

図2 ●　経口挿管されている急性期の患者

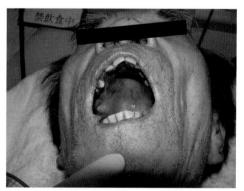

禁飲食で覚醒を保てないようなら，義歯よりも肺炎予防・乾燥予防・保湿の口腔ケアをすべきである

図3 ●　全身状態や呼吸状態が安定していない患者

　急性期を過ぎて抜管後，経口摂取を検討する時期には，義歯を使用できるかどうかの再アセスメントが必要です．

全身状態や呼吸状態が安定していない

　気管挿管チューブがはずれていても，意識障害の深度分類（JCS）が2〜3桁で覚醒が十分でなく，全身状態や呼吸状態が安定しない場合は，義歯は無理に使用せず，肺炎予防のための口腔ケアや保湿を優先するほうがよいでしょう（図3）．覚醒や全身状態，呼吸状態が改善したら，再度アセスメントを行い，義歯の使用について検討します．

　認知症終末期などで，覚醒の維持も困難で経口摂取していない状態であれば，義歯使用終了を検討すべきかもしれません．

略語

JCS
ジャパン・コーマ・スケール：Japan Coma Scale

コミュニケーションがとれるかどうか

TPN，PPNの状態であれば，消化管が使えない状態である可能性があり，また経管栄養の状態では，多少なりとも嚥下機能障害があると考えられます．

このような状態でも，覚醒レベルがJCS 1桁で，コミュニケーションが可能であれば，義歯を使用することによって会話しやすく，噛み合わせによって顎の位置が安定することで唾液の嚥下もしやすくなる可能性があります．口から食事をするという介護者とのコミュニケーションの時間がなくなってしまっても，会話を楽しむ機能が改善すればQOLの向上につながります．

また，とくに脳血管障害の後遺症をもつ人の場合は，経管栄養を開始する時点で嚥下機能が低下していても，経過中に機能が回復してくるケースもあります．義歯を入れることで経口摂取の可能性が広がる場合もありますので，全身状態が安定しているのであれば，病前の口腔内の状態に少しでも近づけるようにするとよいでしょう．

義歯を入れることが可能な患者であれば，義歯の状態を確認して使用してもらいます．急性期の間に，残っている自分の歯が移動してしまい部分義歯が合わなくなることや，痩せてしまったために総義歯がゆるくなることも少なくありません．合わない義歯を無理に使用して咀嚼や嚥下が障害されると，経口摂取も進まなくなります．合わないようであれば，早期に歯科医に依頼し，適合を改善したほうが使用感もよく，会話しやすくなるなどQOLの向上につながります．

略語
QOL
生活の質：quality of life

嘔吐・胃食道逆流を頻繁に起こす

一方，コミュニケーションがとれる場合でも，嘔吐や胃食道逆流が頻繁にある患者の場合は，義歯がはずれてしまってクラスプが頬に刺さったり，誤飲するなどの危険があります（**図4**）．とくにはずれやすい義歯，小さい部分義歯などは使用中止を検討します．

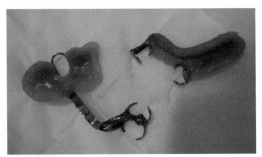

金具のゆるんでいる小さい義歯は，嘔吐により脱落し，誤飲の危険もあるため，はずして管理されることも多い
図4 ● はずした義歯

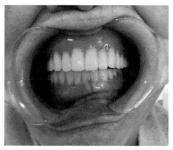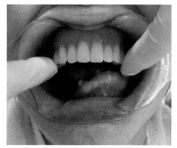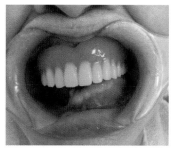

義歯をはずしてしまう患者；上下の義歯をしっかり入れようと思えば入るが，上顎の義歯だけ入れた状態では，容易にはずれてしまう

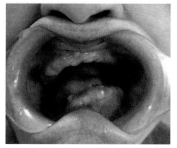

不均等な顎の形態の
ために義歯が十分
合っていなかった

図5 ● 義歯を自分ではずしてしまう患者

嘔吐がある場合，胃酸による口腔内環境の悪化が懸念されるため，嘔吐反射に留意しながら残存歯や粘膜のケアを行うことが優先されます．

義歯を入れることを嫌がる，自分ではずしてしまう

認知症の進行によって自分で食べる行為自体に困難があり，義歯の着脱を介助してもうまくいかないケース，いったん義歯を装着しても自分ではずしてしまうケースで，義歯破損や口腔内の傷などの理由がないならば，義歯使用の終了も検討します．

とくに，摂食嚥下機能の評価を行い「義歯がない方が嚥下しやすいようだ」という専門家によるアセスメントを行うことが「義歯の卒業」には重要です．

本人が覚醒維持困難であるならば緩和ケアを要する段階である可能性も考慮して，肺炎予防を重視した口腔ケアや保湿ケアを優先する必要があります．

一方，認知症でも，経口摂取（とくに自立摂取）はできるけれども，どうしても自分ではずしてしまうといった状況であれば，それは義歯が合わないからかもしれません（**図5**）．

そのような場合は歯科治療によって，義歯が使えるようになる可能性があります．もし，歯科医の支援を受けられるのであれば，歯科を受診するべきです．

義歯を使えるのであれば，使ったほうが食形態も常食に近くすることができ，嚥下にも有利です．常食に近いほうが食事の見た目もよく食欲も出て，食事が楽しくなり，QOLも向上します．

Q18 気管食道分離手術をした人の口腔ケアは必要ですか？

A 気管食道分離手術後でも，う蝕や歯周病といった歯科疾患と口臭の予防のため口腔ケアは必要です．

Keyword … #気管食道分離手術

Check

- 気管食道分離手術を行うことで喉頭腔，気管腔に食べ物などが溜まり，口臭や咳嗽反射が起こりやすくなります．
- 気管食道分離手術後の咽頭，喉頭の解剖学的変化を考慮した口臭などの課題の把握と口腔ケアを実践しましょう．
- 喉頭腔や気管腔に貯留物が認められ，これが口臭や咳嗽反射の原因となっている場合は，吸引する必要があります．

気管食道分離手術とは

　気管食道分離手術とは，気道と食道を完全に分離する誤嚥防止術の1つです．手術は第2～5気管輪の部分で気管を切断し，切ったところの上側の気管を塞ぎます．下側の気管には「永久気管孔」という穴を喉前側に作成します．

　この手術を行うことによって，食べ物や唾液が，気管・肺に流入しなくなります．ただし，喉頭蓋の下から気管を切断し塞いだ部分までがポケット状に残るため，そこに唾液などが溜まってしまうという短所があります．

　これを生じさせないために，喉頭摘出術という手術もあります．気管食道分離術よりも上の部分まで取り去ってしまう手術で，喉頭気管分離術（図1）を行い，上側の気管を食道に吻合する手術を併せて行うこともあります．

　食道と気管を分離すると，自然な声は出せなくなります．しかし，誤嚥による肺炎などのリスクはかなり減らすことができます．

　気管食道分離術は，咽頭，喉頭，食道に，切開を入れる操作がないため，手術時間が短くすむこと，誤嚥を防止する効果も確実で，合併症もほとんどないこと，喉頭を保存し原疾患が軽快した時は喉頭の再建が可能なこと，またそのために，患者の同意を得やすいなどの利点があります．

　ただし，喉頭腔，気管腔に食物・唾液・分泌物が貯留し，口臭や咳嗽反射が起こるといった欠点もあります．

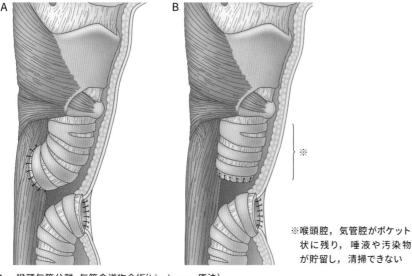

※喉頭腔，気管腔がポケット
状に残り，唾液や汚染物
が貯留し，清掃できない

Ａ．喉頭気管分離・気管食道吻合術(Lindeman原法)
Ｂ．喉頭気管分離術(Lindeman変法)

図1 ● 喉頭気管分離術

気管食道分離術を行った人の口腔ケア

　気管食道分離術を行った人の口腔ケアについては，通常の口腔ケアと変わりませんが，喉頭腔，気管腔に唾液や食物が貯留し口臭や咳嗽反射が起こりやすいことから，含嗽薬を用いた含嗽を頻繁に行うこと，嘔吐を生じさせないように，軟性のカテーテルなどで咽頭の吸引の指導をするとよいでしょう．

　口腔からの吸引では嘔吐が生じやすく，咽頭の吸引が困難であれば，鼻腔からカテーテルを挿入して咽頭の吸引を行うよう指導します．

　口臭が強い場合には，まず口腔内をよく観察・確認し，原因が喉頭腔，気管腔の貯留物の場合には，含嗽薬の中で脱臭効果の高いイソジン®ガーグルによる含嗽を励行します．

　それでも口臭が改善しない場合には，耳鼻咽喉科などで，咽頭と喉頭腔，気管腔の状態を精査し，必要であれば洗浄，吸引する必要があります．

引用・参考文献

1.　花満雅一ほか：誤嚥に対して喉頭気管分離術を行った4例．耳鼻臨床，92（2）：173-178，1999.
2.　Lindeman RC，et al：Clinical experience with the tracheoesophageal anastomosis for intractable aspiration. Ann Otol，85：609，1976.

痰の吸引について

　痰の吸引は医行為に該当し，医師法等により，医師，歯科医師，看護職等が実施可能とされています．

　しかし，介護施設等で痰の吸引等が必要な者に対して，必要なケアをより安全に提供するため，介護職員等による痰の吸引等の実施のための法制度の在り方等が検討され，平成24年4月1日より，介護職員等による痰の吸引等の実施のための制度が一部改正されました．

　現在，痰の吸引は，一定の条件の下に実質的違法性阻却論により容認され，介護福祉士及び一定の研修を受けた介護職員等は，一定の条件の下に痰の吸引等の行為を実施できることとなり，他の医療関係職と同様に診療の補助として，痰の吸引等を行うことができるようになりました．

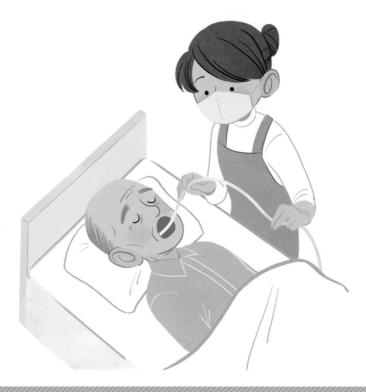

妊娠中の口腔ケアはどのように行えばよいですか？

A 妊娠中は歯肉炎やう蝕などになりやすいため，妊婦の状態に応じて，口腔清掃指導・歯周病治療など，口腔内を清潔に保つように指導しましょう．

Keyword ⋯ #妊娠中の口腔ケア

Check

● 妊娠中は様々な要因が重なって細菌が繁殖しやすくなります．

● 妊婦の各時期の状態に応じた口腔清掃指導・歯周病治療などを行って口腔内の細菌数を減少させ，口腔内環境を整えます．

● 薬やX線撮影時のX線による胎児への影響を理解し，患者の不安に答えられるようにしましょう．

妊娠中の口腔内環境の変化

妊娠中は女性ホルモン（エストロゲン，プロゲステロン）のバランスの変化や悪阻による嗜好品の変化，口腔清掃が十分にできないなど，細菌が繁殖しやすい状況になることが多く，それに伴い口腔内に変化が生じます．

Point

● 悪阻は，個人差はあるものの妊娠5〜6週頃から始まり，1〜2か月持続して12〜15週ごろに消失するのが一般的だが，悪阻によって口腔清掃が不十分になったりして，口腔内の細菌数が増加し，歯周病が急速に悪化することがある．

● 食習慣や甘味物の摂取など嗜好が変化したりすると，口腔内細菌が歯に付着しやすくなったり，酸を産生しやすくなったりして，う蝕のリスクが高くなることもある．

妊娠中の口腔内の変化としては，妊娠性歯肉炎（図1）が約30〜70％の妊婦にみられます．また，妊娠性エプーリス（図2），化膿性肉芽腫は，妊娠2〜3か月から発症します．これらは歯肉部に好発（約70％）し，舌，口唇，頬粘膜，口蓋にみられることもあります．妊娠5〜6か月までは妊娠性歯痛が起こることもあります．

このような口腔内の変化は，基本的に口腔内細菌の感染が主たる原因です

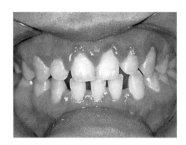

図1 ● 妊娠性歯肉炎

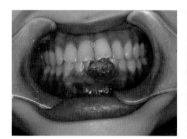

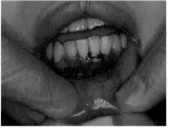

切除後

図2 ● 下顎歯肉にできた妊娠性エプーリス

が，その補助的因子として女性ホルモン（エストロゲン，プロゲストロン）が関与しているといわれています．さらに妊娠による免疫反応の変化も歯周組織のさまざまな病態に影響すると考えられています．

　よく「出産でカルシウムが不足したから歯が悪くなった，歯周病がひどくなった」といった話を耳にしますが，これらはカルシウムの不足によるものではありません．妊娠中の口腔内の変化が出産後も継続し，さらに育児などで母親自身の食生活が不規則になったり，口腔衛生への意識が低下したりすることが原因です．

妊娠性歯痛とは

　妊娠中に起こる健全歯の疼痛を「妊娠性歯痛」といいます．歯髄充血による内圧亢進により，食事の時やブラッシング時に多数歯に疼痛を自覚します．

　通常，妊娠5〜6か月で自然消失するため，疼痛に対するインフォームドコンセントを十分に行い，経過観察をしましょう．

妊娠中の口腔ケア

　妊婦の口腔ケアのポイントは，悪阻中，妊娠中，出産後を通じ，各時期の妊婦の状態に応じた口腔清掃指導・歯周病治療などを行って口腔内の細菌数を減少させ，口腔内環境を整えることです．

　また，何度も炎症を繰り返しており，口腔ケアだけでは症状の安定が図れない場合は，抜歯など観血的な治療が必要となります．その場合，原則として安定期（妊娠5〜8か月）に行います．

　しかし，歯の疼痛などの急性症状が発現した場合は，安定期でなくても積極的に治療しなければなりません．とくに妊娠中に歯痛や親知らず周囲の急性炎症（**図3**）などで歯科を受診する患者は多く，妊娠による免疫や口腔内環境の変化が，う蝕や歯周病を増悪させることは明らかです．

　このような口腔内の問題が妊娠中に出ないようにするには，妊娠の可能性がある女性は定期的に歯科を受診し，歯周病やう蝕の治療を徹底的に行っておく

ことです．また，歯肉の下に埋伏している親知らずなどは，痛みなどの症状がなくても抜歯しておくとよいでしょう．妊娠の初期や後期に痛みや炎症を生じた場合には，抗菌薬や鎮痛薬の使用が制限され，体調の低下もあり鎮痛や消炎に時間を要し，経口摂取困難や強い痛みなどによるストレスが持続し，母体に悪影響がおよぶことも考慮しなければなりません．

妊娠中の歯の治療には不安もあり，歯科の受診をためらう患者は多いと思いますが，安心して出産するためにも，口腔内に不安が生じた場合は積極的に受診してもらいましょう．妊婦の歯科診療において産婦人科医とのコンタクトは必要不可欠です．とくに，妊娠後期で出産の可能性がある場合は，産婦人科と歯科の双方に連絡し，緊急時の対応について十分協議しておく必要があります．

患者からよくある質問

歯科受診にあたっては，患者から次の3つの質問を受けることが多くあります．

質問①：X線撮影をしても，胎児に影響はないのでしょうか？

X線検査による胎児への影響はありません．通常は胸から下にX線防護用のエプロンを使用しますし，歯科のX線検査では頭部を部分的に撮影するため，胎児に直接X線が照射されることはありません．

また，歯の痛みは，X線検査をしないと原因が特定できないことが多くあります．必要な検査を受けないと，正確な診断ができず，十分な治療が行えずに，結局，出産前に痛みや腫脹が生じてしまう可能性もあります．

質問②：麻酔が胎児や母体に与える影響はないのでしょうか？

安定期に入っていれば通常量の歯科の局所麻酔は，胎児や母体に影響はありません．歯科治療は強い痛みを伴うことが多く，麻酔をしないで不安を抱え，痛みを我慢して，治療を続けることのほうが母体にかかる悪影響は大きいと思われます．麻酔を必要とする歯科治療の多くは妊娠中でも問題ありませんが，精神的に不安定な時期や出産直前の時期は，緊急の場合を除いて必要最低限の治療にとどめておいたほうがよいでしょう．

質問③：治療後に処方された抗菌薬や鎮痛薬は，妊娠中や出産後の授乳中に服用してもよいのでしょうか？

妊娠中に投薬の必要性がある場合は，胎盤通過性の低い薬物を選択することが望ましいです．国外ではFDA（アメリカ食品医薬品局）もしくはADEC（オーストラリア医薬品評価委員会）の薬剤胎児危険度分類基準（**表1，2**），国内では虎の門病院の基準を参考に薬剤が投与されます．

略語
FDA
アメリカ食品医薬品局：Food and Drug Administration

ADEC
オーストラリア医薬品評価委員会：Australian Drug Evaluation Committee

表1 ● FDAによる薬剤胎児危険度分類基準

カテゴリー		定義
A	ヒト対照試験で，危険性がみいだされない	ヒトの妊娠初期3か月間の対照試験で，胎児への危険性は証明されず，またその後の妊娠期間でも危険であるという証拠もないもの
B	人での危険性の証拠はない	動物生殖試験では胎仔への危険性は否定されているが，ヒト妊婦での対照試験は実施されていないもの．あるいは，動物生殖試験で有害な作用（または出生数の低下）が証明されているが，ヒトでの妊娠期3か月の対照試験では実証されていない，またその後の妊娠期間でも危険であるという証拠はないもの
C	危険性を否定することができない	動物生殖試験では胎仔に催奇形性，胎仔毒性，その他の有害作用があることが証明されており，ヒトでの対照試験が実施されていないもの．あるいは，ヒト，動物ともに試験は実施されていないもの．注意が必要であるが投薬のベネフィットがリスクを上回る可能性はある（ここに分類される薬剤は，潜在的な利益が胎児への潜在的危険性よりも大きい場合にのみ使用すること）
D	危険性を示す確かな証拠がある	ヒトの胎児に明らかに危険であるという証拠があるが，危険であっても，妊婦への使用による利益が容認されることもありえる（例えば，生命が危険にさらされているとき，または重篤な疾病で安全な薬剤が使用できないとき，あるいは効果がないとき，その薬剤をどうしても使用する必要がある場合）
X	妊娠中は禁忌	動物またはヒトでの試験で胎児異常が証明されている場合，あるいはヒトでの使用経験上胎児への危険性の証拠がある場合，またはその両方の場合で，この薬剤を妊婦に使用することは，他のどんな利益よりも明らかに危険性の方が大きいもの．ここに分類される薬剤は，妊婦または妊娠する可能性のある婦人には禁忌である

表2 ● ADECによる薬剤胎児危険度分類基準

カテゴリーA	多くの妊婦と妊娠可能年齢の女性によって服用されており，それによって先天奇形の発症率の上昇や，間接・直接の胎児に対する有害作用が確認されていない薬剤
カテゴリーB1	制限された人数だけの妊婦や妊娠可能年齢の女性によって服用されており，それによって先天奇形の発症率の上昇や，そのほかの直接・間接の有害作用が確認されていない薬物．動物実験では胎児傷害の増加を示すエビデンスが認められない
カテゴリーB2	制限された人数だけの妊婦や妊娠可能年齢の女性によって服用されており，それによって先天奇形の発症率の上昇や，そのほかの直接・間接の有害作用が確認されていない薬物．動物実験による研究結果は不適切なものしかないか，あるいは存在しないが，利用できる資料によれば胎児傷害の増加を示すエビデンスが認められない
カテゴリーB3	制限された人数だけの妊婦や妊娠可能年齢の女性によって服用されており，それによって先天奇形の発症率の上昇や，そのほかの直接・間接の有害作用が確認されていない薬物．動物実験では胎児傷害の増加が確認されているが，臨床的なその重要性は不明確である
カテゴリーC	医薬品としての作用によって，胎児や新生児に可逆的な傷害を与えるか，与える可能性がある薬物．奇形を発生させることはない
カテゴリーD	胎児の先天奇形の頻度を増加させ，回復不能の傷害を与える，ないし，その可能性が示唆されている薬物．（可逆的な）薬理学的副作用も伴っているかもしれない
カテゴリーX	胎児に恒久的な傷害を与える高いリスクがあり，妊婦および妊娠の可能性を伴う女性に投与してはならない薬剤(つまり禁忌である)

　歯科で使用する薬の大半は抗菌薬と鎮痛薬です．一般的に抗菌薬は，ペニシリン系，セフェム系，マクロライド系を，鎮痛薬はアセトアミノフェンを選択します．

　授乳中に母親が薬を服用した場合，ほとんどの薬は母乳に移行しますが，その量はわずかです．母乳による副作用報告例は少ないですが，その多くは新生

児で起きています．そのため，とくに注意が必要なのは，生後1〜2か月くらいまでです．

- 新生児は肝臓や腎臓のはたらきがまだ不十分で薬物を排出する能力が低いためといわれている．

国内の医療用医薬品添付文書の多くには，薬物の母乳への移行が確認されているため，投与中の授乳は避けるべきと記されています．一方，海外ではWHOやアメリカ小児科学会（AAP）によって服薬中も授乳可能と判断される薬剤がはっきりと分類されています．

一般的に授乳中に処方する抗菌薬の第1選択はペニシリン系・セフェム系，第2選択はマクロライド系となります．また，鎮痛薬はアセトアミノフェンとなります．

妊婦は，歯科適応症のある薬物の胎盤通過性が低い薬物，授乳婦は，母乳中への薬物の移行が少ない薬物を，治療上の有益性が危険性を上回ると判断された場合のみに使用することを心がけるべきです．

- 妊娠と薬物の関係についての最新情報は，国立成育医療研究センターHP内にある「妊娠と薬情報センター」（https://www.ncchd.go.jp/kusuri/index.html）を確認する．（2021年9月現在）

略語

WHO
世界保健機関：World Health Organization

AAP
アメリカ小児科学会：American Academy of Pediatrics

第3章　症状・状態・疾患別の口腔ケア

引用・参考文献

1. 林 昌洋ほか：実践 妊娠と薬 第2版，妊娠と危険な薬剤．p.31-41，じほう，2010.
2. Peter BL, et al：Bacteria associated with tooth brushing and dental extraction. Circulation，117：3118-3125，2008.
3. 石井正敏：女性と歯周病・日本歯科医師会雑誌　55（10）：6-16，2003.
4. 林 昌洋ほか：妊婦・授乳婦への薬物療法と公的リスク分類．今日の治療指針．p.1319-1343，医学書院，2008.
5. 藤井　彰ほか：新 妊婦・授乳婦の歯科治療と薬物療法 第3版．p.12-22，62-73，砂書房，2017.
6. 平松祐司：妊娠と薬．アレルギー，63：6-13，2014.

歯周病の罹患と早産・低体重児出産のリスクの関係

　歯周病のある人では日常のブラッシングにおいても，損傷した歯周組織から細菌が体内に侵入し，一過性の菌血症が起きていることが明らかになっています．

　菌血症が起こると免疫機能は炎症を防ごうとしてサイトカインをつくりますが，そのサイトカインが子宮を刺激して早期の出産を促してしまうのではないかと考えられています．

　1996年に「歯周病の存在が早産や低体重児出産のリスクを高める」という報告がされ[1]，その後，いくつかの研究においても，口腔内の慢性の感染の存在と早産や低体重児出産との関係が報告され，口腔内の慢性の感染病巣である歯周病の存在が早産，低体重児出産のリスクファクターとして考えられてきました．

　一方，複数の比較対照研究をまとめて分析した研究では，歯周病と早産や低体重児出産の関連性を疑問視する結果も報告されています．これは早産や低体重児出産，歯周病は，各々が生活レベル，生活環境，喫煙など多くの要因が関与しており，単純にそれらの関連を証明できないためと推察されています．

引用・参考文献

1.　Offenbacher S, et al : Periodontal infection as a possible risk factor for preterm low birth weight. J Periodontol, 67 (10) : 1103-1113, 1996.

3. 疾患別の口腔ケア

Q₁ 口腔がん患者の口腔ケアはどうすればよいですか？

A 術前は腫瘍を刺激しないように注意します．術後は口腔内環境の変化からとくに汚れが付きやすくなるので，普段以上のケアを心がけます．

Keyword ··· #口腔がん患者

Check

- 腫瘍の部分は出血しやすいため，術前では，腫瘍をガーゼで覆うなど，刺激しないような工夫をし，口腔ケアを行うようにします．

- 術後は感覚障害，運動障害や再建組織の存在から自浄作用が低下するため，さまざまな清掃用具を駆使して清掃を行います．

- 心理的サポートも含めた口腔ケアを行います．

口腔がんとは

　口腔がんは口唇，歯肉，舌，頬粘膜，硬口蓋など，口腔領域にできたがんの総称です．

　口腔は食道や胃と異なり視認可能ですが，複雑な構造をしていることから，発見が遅れることもあります．さらに，歯周病や口内炎などとの判別が難しく，進行も早いことから，かなり進行してから病院を受診する場合が多いとされています（図1）．

口腔がん術前の口腔ケア

　口腔ケアを行うときには腫瘍部位や障害の程度，出血，疼痛の有無などをアセスメントする必要があります（表1）¹⁾．口腔がん術前の口腔ケアは，術後の創部の感染との関連が示されています．そのため，術前より口腔ケアを行うことは治療の一環となります．

第3章 症状・状態・疾患別の口腔ケア

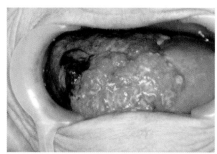

口腔がんは歯周病や口内炎などと判別が困難なことも多い

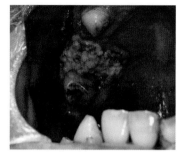

上顎歯肉がん：腫瘍に近接した歯はブラッシングが困難なため，清掃状態が不良となりやすい

図1 ● 口腔がん

表1 ● 口腔ケアの観察項目

観察項目	術前		術後	化学療法・放射線療法
全身状態	BW，TP，Hbなどの検査値と栄養状態の所見（浮腫や呼吸不全など病的所見含む）[注1]			
摂食状態	食形態：常食・軟菜食・流動食・経管・経静脈 　　理由・根拠[注2] 濃厚流動食，補助食品の使用：GFO・エンシュアH・ラコール・テルミール・ダブルインパクト・プロシュア 　　理由・根拠			
口腔内所見	出血：部位・頻度・程度（出血の型・出血傾向・骨髄抑制の有無）[注3] 潰瘍・粘膜炎：部位・程度・発生の背景 疼痛・接触炎：部位・程度・発生の背景 歯周炎など感染症：部位・程度・排膿・腫脹・歯科受診の有無 感覚脱落：部位・程度・発生の背景			
ケアの方法	ブラッシングの可否：方法・根拠 含嗽剤　　　　　　抗炎症薬 　使用目的　　　　抗菌薬 　種類　　　　　　粘膜保護薬		抗炎症薬 抗菌薬 粘膜保護薬 氷片	抗炎症薬 粘膜保護薬 氷片 局所麻酔薬

BW：体重，TP：総タンパク，Hb：ヘモグロビン

注1）一般的にAlb4.0g/dL，TP7.5g/dL以上の状態で，手術・化学療法に臨むことが望ましい．
注2）がん症状・部位・手術による嚥下障害，たとえば舌がんによる運動障害，反回神経麻痺による嚥下障害，咽頭がんによる飲食物の通過障害，がん性炎症による易出血など
注3）歯牙鋭縁部による接触性出血に対してはマウスピースの使用により改善する

（菊谷武編：口をまもる 生命をまもる　基礎から学ぶ口腔ケア　改訂第3版．p.124，学研メディカル秀潤社，2021を一部改変）

　腫瘍からの出血や疼痛は口腔ケアの障害となることがあるため，口腔ケアを行うときには腫瘍の部位や出血・疼痛の有無を確認しましょう．

　とくに進行している悪性腫瘍は出血しやすいため，口腔ケアに使用する器具で腫瘍を刺激しないよう注意が必要です[2]．

Point
● 生理食塩水で湿らせたガーゼで腫瘍を保護し（図2），その状態で毛の軟らかい歯ブラシでブラッシングを行ったり，スポンジブラシを使用した粘膜ケアを実施する[3]．

　また，口腔内の微生物を減少させ，術後の合併症を予防するために含嗽指導も行います[2]．

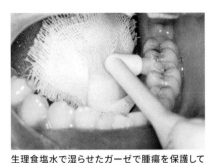

生理食塩水で湿らせたガーゼで腫瘍を保護して
ケアを行う（ポイントブラシによる歯垢除去）
図2 ● 術前の口腔がん患者への口腔ケア

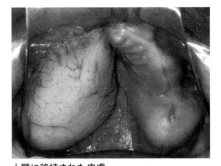

上顎に移植された皮膚
図3 ● 移植した皮膚の発毛

Point
● 含嗽ができない場合には，生理食塩水などを軽く流して腫瘍部分を洗浄する．
● 疼痛を伴う場合には水圧を加減したり，生理食塩水を微温湯にする．

口腔がん術後の口腔ケア

　創部の感染などの合併症や誤嚥性肺炎の予防のため，徹底的な口腔ケアが重要です．口腔がんのうち，舌や口底のがんでは切除する範囲や組織再建される手術によって口腔内の環境が複雑となると同時に，口腔の運動機能が障害されたり，感覚が障害されます．そのため，口腔内の自浄作用が低下して，食物残渣が生じやすくなります．とくに，皮膚が移植された部分は清掃性が低くなるので，スポンジブラシや粘膜ブラシ，綿棒などの補助的清掃用具を駆使してケアを行います．皮膚と歯が近接している部分はスペースが少なく，歯に食べかすやプラークが付着しやすいので，小さめの歯ブラシやポイントブラシ（タフト型ブラシ）を使用した清掃を行います．

　移植した皮膚の部分は，時間が経つにつれて徐々に角化層が薄くなり，粘膜に近い状態になっていきますが，それまでの間は角化層が剥がれ落ちてそれが堆積し，汚染物となることがあります．そのような汚染物が皮膚にある毛髪に絡まり，口腔ケアを難しくすることもあります（図3）．このような場合は歯科医師と相談し，ピンセットで脱毛するか，はさみを使って毛髪を短くすることで汚染物の堆積を防止します[3]．

上顎に穴が開いている場合

　上顎がんの術後では，腫瘍の切除や上顎の欠損部分の再建によって，口腔内の形態や性状が変化し，自浄作用が著しく低下します[3]．上顎は副鼻腔（上顎洞）や鼻腔と口腔が連続して大きな陥没となります（図4）．鼻呼吸をしていたとしても呼気が口腔内に侵入し口腔乾燥を生じるため，穴が開いている部分の粘

第3章 症状・状態・疾患別の口腔ケア

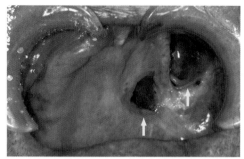

上顎左側が陥没様となり，上顎洞，鼻腔と連続している

図4 ● 上顎歯肉がんによる顎骨の欠損

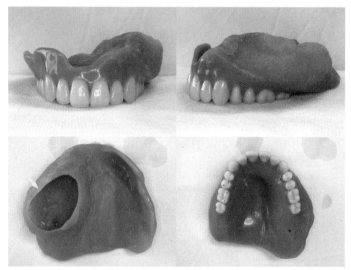

上顎洞，鼻腔と接する部分が中空になっていて汚れが溜まりやすい（矢印）

図5 ● 顎骨の欠損を埋める形態をした義歯

膜に乾燥した鼻汁や痂皮状の汚染物が多量に付着することがあります．これら
は容易に除去できないことが多いため，口腔湿潤剤で湿潤させた後，スポンジ
ブラシなどを用いて愛護的に清掃します．無理に剥がそうとすると，鼻粘膜を
損傷し，出血や疼痛が生じるので注意が必要です．

Point

● 鼻粘膜は出血しやすく，傷つけると思わぬ出血をすることがあるた
め，複雑な形態の場合には歯科医師や歯科衛生士による専門的なケア
を定期的に行っていくことが推奨される．

　上顎に穴が開いたままだと，食事時に食物が副鼻腔や鼻腔に入り込んでしま
います．これを防止するため，穴を埋めるような義歯を使用していることがあ
ります．通常の義歯と同じように清掃・管理を行いますが，副鼻腔や鼻腔に接
する部分は義歯の形も複雑で，非常に汚れが付きやすいので清掃には十分注意
が必要です．とくに，義歯が中空になっている場合には，ここに汚れが溜まり
やすいので注意しましょう（図5）．

義歯の清掃が適切に行われていないと，粘膜に難治性の炎症を生じたり，う蝕や歯周病によって義歯を支えている歯を失うことになりかねません．そのため，歯自体と義歯の両方のケアを徹底することが重要です．

心理的ケアも大切

口腔がん術後の患者の中には，容姿の変化，口腔機能や摂食嚥下機能の低下によって心理的・身体的ストレスを抱えている人もいます．

口腔ケアは口腔内環境の整備，がん治療の支持療法として必要不可欠なものであり，口腔ケアによって疼痛や出血を緩和し，呼吸，摂食嚥下，会話といった機能の維持ができるようになります．そのため，持続的になりやすい疼痛をはじめとした苦痛を少しでも口腔ケアによって取り除くことができれば，患者のQOLを改善することにもつながります．

口腔ケアを通して患者とコミュニケーションをとり，訴えを傾聴するなど，心理面でのサポートも行うことが大切です．

引用・参考文献

1. 菊谷武編：口をまもる 生命をまもる 基礎から学ぶ口腔ケア 改訂第3版. p.122-135，学研メディカル秀潤社，2021.
2. 日本老年歯科医学会監：口腔ケアガイドブック. p.167-169，口腔保健協会，2008.
3. 藤本篤士ほか編著：5疾病の口腔ケアーチーム医療による全身疾患対応型口腔ケアのすすめ. p.42-43，p.54-57，医歯薬出版，2013.

Q2 心臓手術を受ける患者では，感染性心内膜炎予防のための歯科治療は手術の前と後，どちらがリスクが少なく効果的なのですか？

A 緊急の場合を除いて手術前に歯科治療を行い，口腔内環境を整えてから手術を受けられるようにしましょう．

Keyword … #心臓手術を受ける患者　#感染性心内膜炎予防

Check

● う蝕や歯周病など細菌感染の原因となる疾患は手術前に治療しておきます．

● 患者が口腔内を清潔な状態に保ち，問題を解決してから手術に臨めるようにしましょう．

● IEの高リスク患者については，歯科受診時に特別な配慮が必要です．

可能な限り術前に口腔内環境を整える

略語
IE
感染性心内膜炎：infectious endocarditis

　2017年改訂の『感染性心内膜炎（IE）の予防と治療に関するガイドライン』[1]においては，心臓手術を実施する患者について，「口腔内病変がIEの原因の1つであることを考慮すると，術前に歯科を受診し，スクリーニングを行っておくことは重要である」と記載されています．

　う蝕や歯周病といった口腔疾患が進行すると，咀嚼や歯ブラシ等の弱い刺激でも口腔内に出血をきたす危険性が高くなり，口腔内細菌が血液中に侵入する菌血症のリスクが高まります．菌血症が誘発される状態になると，口腔内に存在するIEの原因菌が血液中に入る環境が整うことになるため，心臓手術前に歯科を受診し，口腔感染源を除去しておくことが重要といえます．

　IEの原因菌のうち口腔由来のものとしては，「常在菌としての口腔レンサ球菌種がほとんどである」とされている[2]ことから，口腔ケア介入による口腔衛生の維持，中等度〜高度リスク患者への患者教育も推奨されています．

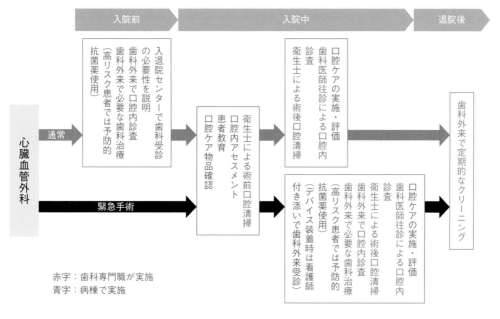

図1 ● 当院での心臓血管外科周術期口腔機能管理の流れ

緊急手術を優先させる場合

一方で先述のガイドライン[1]では,「心臓手術に緊急性がある場合は,原則として手術のタイミングが優先されるべきである」とも記載されています.緊急手術が優先される場合は,術前の抜歯等の観血的処置は控え,プラーク除去など衛生状態を保つことを徹底し,術後すみやかに口腔内管理を行えるよう患者教育を行います.

当院では,**図1**に示すような流れで心臓血管外科周術期の口腔機能管理を行っています.

IE予防目的での歯科治療前抗菌薬使用

表1に示すようなIEの高リスク患者については,歯科受診時に特別な配慮が必要です.具体的には抜歯等の観血的処置を行う場合に,菌血症によるIE発症を避けるために予防的抗菌薬使用が推奨されます.**表2**にガイドライン[1]で提示された予防的抗菌薬使用の対象となる歯科口腔外科手技を示します.また,患者教育として,**表3**のような書類を用いてIEのリスクを患者に説明することも推奨されています.一方で,中等度以下のリスクを有する患者に対しては,抗菌薬適正使用の観点からも,以前と比較して予防的抗菌薬使用が積極的には推奨されなくなってきました.IE予防が抗菌薬使用に依存しなくなった現

表1 ● 成人におけるIEの基礎心疾患別リスクと，歯科口腔外科手技に際する予防的抗菌薬投与の推奨とエビデンスレベル

IEリスク	推奨クラス	エビデンスレベル
1．高度リスク群（感染しやすく，重症化しやすい患者）		
• 生体弁，機械弁による人工弁置換術患者，弁輪リング装着例 • IEの既往を有する患者 • 複雑性チアノーゼ性先天性心疾患（単心室，完全大血管転位，ファロー四徴症） • 体循環系と肺循環系の短絡造設術を実施した患者	I	B
2．中等度リスク群（必ずしも重篤とならないが，心内膜炎発症の可能性が高い患者）		
• ほとんどの先天性心疾患*¹ • 後天性弁膜症*² • 閉塞性肥大型心筋症 • 弁逆流を伴う僧帽弁逸脱	IIa	C
• 人工ペースメーカ，植込み型除細動器などのデバイス植込み患者 • 長期にわたる中心静脈カテーテル留置患者	IIb	C

*¹ 単独の心房中隔欠損症（二次孔型）を除く
*² 逆流を伴わない僧帽弁狭窄症ではIEのリスクは低い
IE：感染性心内膜炎

（日本循環器学会．感染性心内膜炎の予防と治療に関するガイドライン（2017年改訂版）．
https://www.j-circ.or.jp/cms/wp-content/uploads/2017/07/JCS2017_nakatani_h.pdf（2021年9月閲覧））

表2 ● IE高リスク患者における，各手技と予防的抗菌薬投与に関する推奨とエビデンスレベル

抗菌薬投与	状況	推奨クラス	エビデンスレベル
予防的抗菌薬投与を行うことを強く推奨する	• 歯科口腔外科領域：出血を伴い菌血症を誘発するすべての侵襲的な歯科処置（抜歯などの口腔外科手術・歯周外科手術・インプラント手術，スケーリング，感染根管処置など） • 耳鼻科領域：扁桃摘出術・アデノイド摘出術 • 心血管領域：ペースメーカや植込み型除細動器の植込み術	I	B
抗菌薬投与を行ったほうがよいと思われる	• 局所感染巣に対する観血的手技：膿瘍ドレナージや感染巣への内視鏡検査・治療（胆道閉塞を含む） • 心血管領域：人工弁や心血管内に人工物を植え込む手術 • 経尿道的前立腺切除術：とくに人工弁症例	IIa	C
予防的抗菌薬投与を行ってもかまわない．ただし，IEの既往がある症例には予防的抗菌薬投与を推奨する	• 消化管領域：食道静脈瘤硬化療法，食道狭窄拡張術，大腸鏡や直腸鏡による粘膜生検やポリープ切除術，胆道手術 • 泌尿器・生殖器領域：尿道拡張術，経腟分娩・経腟子宮摘出術，子宮内容除去術，治療的流産・人工妊娠中絶，子宮内避妊器具の挿入や除去 • 心血管領域：心臓カテーテル検査・経皮的血管内カテーテル治療 • 手術に伴う皮膚切開（とくにアトピー性皮膚炎症例）	IIb	C
予防的抗菌薬投与を推奨しない	• 歯科口腔外科領域：非感染部位からの局所浸潤麻酔，歯科矯正処置，抜髄処置 • 呼吸器領域：気管支鏡・喉頭鏡検査，気管内挿管（経鼻・経口） • 耳鼻科領域：鼓室穿孔時のチューブ挿入 • 消化管領域：経食道心エコー図・上部内視鏡検査（生検を含む） • 泌尿器・生殖器領域：尿道カテーテル挿入，経尿道的内視鏡（膀胱尿道鏡，腎盂尿管鏡） • 心血管領域：中心静脈カテーテル挿入	III	B

IE：感染性心内膜炎

（日本循環器学会．感染性心内膜炎の予防と治療に関するガイドライン（2017年改訂版）．
https://www.j-circ.or.jp/cms/wp-content/uploads/2017/07/JCS2017_nakatani_h.pdf（2021年9月閲覧））

状では，口腔常在菌をコントロールする目的での口腔ケアや，高リスク患者に早期歯科受診を促す患者教育の果たす重要性は，ますます増大しているといえます．

表3 ● IEの高リスク患者に配布する書類の例

あなたには，感染性心内膜炎（心臓のなかの弁や内膜に細菌などがつき，高熱や心不全，脳梗塞，脳出血などを起こす病気）を起こしやすい心臓病があります．
そこで，
1. 歯を抜いたり，歯槽膿漏の切開などをしたりする場合には，適切な予防が必要となります．必ず，歯科の主治医にそれを伝えて，適切な予防処置を受けてください．
2. 歯槽膿漏や，歯の根まで進んでしまった虫歯などを放置しておくと，感染性心内膜炎を引き起こしやすくなります．定期的に歯科医を受診して口腔内を診察してもらいましょう．
3. 口腔内を清潔に保つために，歯ブラシや歯ぐきのケアを怠らないようにし，正しく歯科医の指導を受けてください．
4. 感染性心内膜炎を引き起こす可能性が示唆されている手技や手術があります．手技や手術を受ける前に，実施医に感染性心内膜炎になりやすいことを伝えてください．
5. 高熱が出た場合，その熱の原因が特定できない場合や，すみやかに下熱しない場合には，安易に抗菌薬を服用してはいけません．その場合には，循環器科の主治医に相談してください．

IE：感染性心内膜炎
（日本循環器学会．感染性心内膜炎の予防と治療に関するガイドライン（2017年改訂版）．
https://www.j-circ.or.jp/cms/wp-content/uploads/2017/07/JCS2017_nakatani_h.pdf（2021年9月閲覧））

引用・参考文献

1. 日本循環器学会ほか：感染性心内膜炎の予防と治療に関するガイドライン（2017年改訂版）．2018.
2. Moreillon P，et al：Infective endocarditis. Lancet，363：139-149，2004.

Q3 口腔粘膜に白い汚れがつく喘息患者には，何をしたらよいですか？

A 抗真菌薬によりカンジダの除菌を行い，再発防止のためにステロイド吸入方法の見直しと，吸入後の口腔ケアに留意してください．

Keyword … #喘息患者　#口腔カンジダ症　#舌苔

- 口腔全体ではなく，口腔の奥の粘膜だけに拭って除去可能な白苔が付着している場合は，ステロイド吸入薬の副作用による口腔カンジダ症を疑います．

- 抗真菌薬を投与することですぐに白い苔はなくなります．

- 再発しやすいので，吸入方法の見直しや吸入直後に咽頭部までの含嗽，スポンジブラシを用いた口腔ケアが必要です．

喘息患者の口腔カンジダ症に注意

　近年の高齢者人口の急増とともに，高齢者の喘息が問題視されています．これは高齢者では，喘鳴などの喘息様の症状を呈する割合が増加すること，成人喘息死亡者の約90％は高齢者が占めているからです[1]．

　喘息治療の第一選択薬は吸入ステロイド薬ですが，他にも吸入ステロイド薬に長時間作用性 β_2 刺激薬や長時間作用性抗コリン薬を配合した製剤が使用可能です（**図1**）．

Point
- 吸入ステロイド薬はエアゾール製剤，ドライパウダー製剤の2種類の剤形に分けられる．

　正しく使用するとステロイド吸入薬は，気管支や肺胞に直接薬が届くため，経口ステロイド薬に比べ，極めて少ない量で効果が得られ，全身の副作用も少ないとされています．

　しかし，吸入薬は口腔・咽頭を通って肺に到達するため，正しく使用してもかなりの量は口腔咽頭部に残留するとされています．実際の患者，とくに高齢者では，吸気の力が低下しているため，口腔内に薬剤が付着しやすくなります．

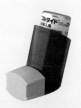
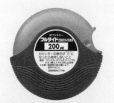
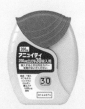

フルタイド100μgエアゾール　　　フルタイド200ディスカス　　　アニュイティ200μg
60吸入用　　　　　　　　　200μg60ブリスター　　　　エリプタ30吸入用

（グラクソ・スミスクライン株式会社）

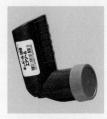
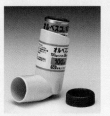
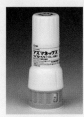
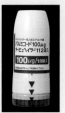
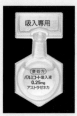

キュバール100　　　オルベスコ100μg　　アズマネックス　　　パルミコート100μg　　パルミコート
エアゾール　　　　　インヘラー　　　　　ツイストヘラー　　　タービュヘイラー　　　吸入液0.25mg
　　　　　　　　　　56吸入用　　　　　　100μg60吸入　　　112吸入

（大日本住友製薬株式会社）（帝人ファーマ株式会社）（オルガノン株式会社）　　　（アストラゼネカ株式会社）

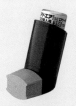
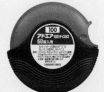
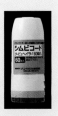
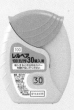
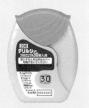

アドエア250　　　　アドエア100　　　　シムビコート　　　　レベルア100　　　　テリルジー200
エアゾール　　　　　ディスカス　　　　　タービュヘイラー　　エリプタ　　　　　　エリプタ
120吸入用　　　　　60吸入用　　　　　　60吸入用　　　　　　30吸入用　　　　　　30吸入用

（グラクソ・スミスクライン株式会社）　　（アストラゼネカ株式会社）　　（グラクソ・スミスクライン株式会社）

※パルミコート吸入薬は，ネブライザーで霧状にして吸入する

図1 ● わが国で使用可能な6種類の吸入ステロイド薬（上・中段）と，吸入ステロイド薬に長時間作用性β₂刺激薬や長時間作用性抗コリン薬を配合した主な配合剤，吸入ステロイド薬に長時間作用性β₂刺激薬と長時間作用性コリン薬を配合した3種類の配合剤（下段）．

この付着したステロイドが粘膜の局所免疫を抑制することで，口腔カンジダ症が発症します．

Point ● 口腔カンジダ症は，全身の免疫機能は正常でも局所の免疫機能が低下するだけで容易に発症する．

　ステロイド薬のその他の副作用には，声がれや口内の違和感・痛み，のどの痛みなどがあります．

口腔カンジダ症への対応

それでは，口腔カンジダ症になってしまった場合の対応です．

基本的にステロイド吸入薬による口腔カンジダ症は，拭って除去できる白苔が口腔の奥の舌後方・軟口蓋・咽頭粘膜・頬粘膜後方を中心に付着する偽膜性カンジダ症です．周囲粘膜は正常か軽度の発赤が認められ，軽度の違和感や痛みの他に，味覚の低下や口臭を訴えることもあります（図2）．白苔の偽膜はカンジダの菌塊そのものですから，抗真菌薬がよく奏功します．

現在，わが国で口腔カンジダ症に対し使用できる抗真菌薬は，ミコナゾール（フロリード®ゲル，オラビ®錠），アムホテリシンB（ファンギゾン®シロップ），イトラコナゾール（イトリゾール®内用液）の4種類があります[2]．このなかで吸入ステロイド薬と相互作用のあるイトラコナゾール以外，どれを使用しても構いませんが，それぞれの使用法に特徴がありますので注意してください．なお，ミコナゾールは薬物相互作用により，ワルファリン（ワーファリン®），トリアゾラム（ハルシオン®）などを含め併用禁忌薬が多いので注意してください．

通常，1～2週で病変ならびに自覚症状も消失します．抗真菌薬が使用できない場合は，抗真菌効果は強くはありませんが，7%ポビドンヨード（イソジン®ガーグル）も効果的です．病変が消退しても，このままだとまた再燃を繰り返すことが多くなります．ステロイドの吸入療法は長期間にわたって継続しますので，予防法が大切になります．

口腔カンジダ症の予防法

口腔カンジダ症を含めたステロイド吸入薬による副作用の発症を予防するには，①吸入段階で口腔内への残留薬剤を減少させる，②吸入後に口腔内に残留した薬剤を確実に取り除くことが重要になります[3]．

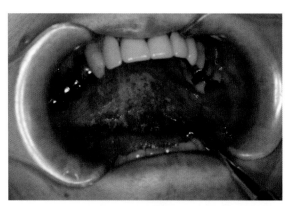

のどの違和感を主訴に受診．軟口蓋，咽頭粘膜に限局して拭って除去できる白苔と周囲粘膜の発赤を認める．気管支喘息にて1日2回（朝食後と就寝前），ステロイド吸入を行っていた

図2 ● ステロイド吸入による口腔咽頭カンジダ症（70歳女性）

吸入段階での口腔内への残留薬剤の減少

　まず，吸入方法の見直しが必要になります．ステロイド吸入は日中，いつ行っても構わないとされています．通常は忘れないために食後や，喘息発作は就寝時に起こりやすいことから歯磨き後の就寝前に行われることが多くなっています．

　しかし，ステロイド吸入後は正しく吸入しても口腔の奥にステロイドは付着して残ります．食後や就寝前の吸入では，そのまま付着して残りやすい状態になります．そのため吸入は食前に行うようにします．

　●食前に行うことで食事による食塊や唾液の自浄作用が，付着し残ったステロイドを洗い流してくれる．

　また，吸入前には口内をあらかじめ含嗽でよく湿らせて，ステロイド吸入薬が口の奥に付着しづらくすることも大切です．エアゾール製剤で加圧式定量噴霧吸入器を使用している場合は，吸入補助具（スペーサー）を使用することで，粒子径の大きい薬剤はスペーサーの壁に沈着するので，口腔・咽頭などへの不必要な薬剤の沈着を防ぐことができます．

吸入後の口腔内残留薬剤の確実な除去

　吸入後のうがいは，吸入直後に行うように指導します．これは吸入後の時間の経過とともに粘膜に付着した薬剤がこびりついて洗い流しにくくなることを予防するためです．うがいは「ぐちゅぐちゅうがい」の他に，咽頭部までを含めた「ガラガラうがい」も励行させます．

　●万が一うがいができない場合には，飲み物などでゆすいで飲み込むように指導する．

　そして口腔の奥に付着した薬剤を落とすにはうがいの他にスポンジブラシを用いた口腔ケアも重要です．スポンジブラシを水，液体タイプの保湿剤や含嗽剤に十分に浸して，口の奥の粘膜をよく拭います．この際，強く乱雑な手技で行うと粘膜を傷つけかえってカンジダが付着しやすくなるため，できるだけ丁寧に行い，最後にはよくうがいを行うことを怠らないようにします．

＊

　上記2つの対応をきちんと行っても口腔カンジダ症が起こる場合には，使用している吸入ステロイド薬を他剤へ変更[4]することも考慮してください．

引用・参考文献

1.　山内康宏：気管支喘息の疫学：現状と近未来．日本内科学会雑誌．107（10）：2059-2066，2018．
2.　片倉　朗：口腔カンジダ症の診断と対応．口腔外科のレベルアップ＆ヒント（山崎　裕），第1版．p.178-181，デンタルダイヤモンド社，2019．
3.　黒木宏隆：吸入方法で知りたいこと⑥．薬局，59（6）：2372-2376，2008．
4.　周東　寛ほか：吸入ステロイド薬使用患者における口腔カンジダ症の調査およびシクレソニドへの変更による影響．Progress in Medicine，32（4）：923-926，2012．

Q4 神経・筋疾患で口を開けにくく，バイトブロックを噛み壊したり，開口器を手で振り払ってしまう患者の口腔ケアの方法は？

A 開口できない（しない）原因を調べることが大切です．誰でも他人に口の中を触れられるのをよしとする人はいないはずです．それも，神経疾患があり，口腔ケアの必要性が理解できない患者であればなおさらでしょう．

Keyword … #神経筋疾患患者の口腔ケア

Check

● 理解の可否にかかわらず，口腔ケア時には声かけと説明を行いながら体幹から徐々に触れることで開口を促します．

● 拒否の原因を調べて解消していく必要がありますが，どうしても原因不明の場合は抑制を行い開口器を使用します．

● 開口器を噛み壊してしまう場合は，プラスチック製ではなく金属製のものを使用します．

神経・筋疾患とは

　神経・筋疾患とは，日本整形外科学会によると「脳・脊髄・末梢神経など神経自体の病変または筋肉自体の病変によって運動障害をきたす疾患の総称」とあります[1]．代表的な疾患として脊髄小脳変性症，パーキンソン病，筋萎縮性側索硬化症，多発神経炎，筋ジストロフィーなどがあり，その多くが厚生労働省の定める特定疾患，いわゆる神経難病です．

Point
● 難病とは，①原因不明，治療方針未確定であり，かつ後遺症を残す恐れが少なくない疾病，②経過が慢性にわたり，単に経済的な問題のみならず，介護等に著しい人手を要するため家族の負担が重く，また精神的にも負担の大きい疾病と定義されている．
● 神経難病とは難病の中で神経になんらかの障害および症状を呈する疾患のことをいう．

　その日の体調や，その時々の気分によっても患者の反応や理解度は変わってきます．

　たとえば，食後は眠くなって機嫌が悪かったり，満腹で気持ちが悪かったりなどはありうることです．まずは，患者の機嫌や体調がよいときを見計らってケアを行います．そして，理解できる，できないにかかわらず声かけを行い，これから行うこととその必要性を説明しながら，体幹から徐々に触れていきます．

神経・筋疾患患者の口腔ケア

徐々に触れて開口を促す方法

Check out
the video below!

徐々に触れて
開口を促す方法

　徐々に触れていくことで,「指で顔面を触れられること」「口腔内を触れられること」「口腔ケアを受けること」に徐々に慣れてもらいます．触れられることに慣れるためには，口腔から離れたところから触れ，次第に口腔に向かって触れていくようにします．

　また，麻痺側の過敏反応や嘔吐反射の誘発，口腔内を照らすライトが眩しいといったことが開口の拒否につながっている可能性や，過去の不快な口腔ケアの経験が開口拒否につながっていることもあります．

　このような場合は不快感を与えないように，毎日少しずつ口腔ケアを行い，爽快感を与えることで過去の不快感を払拭していくことが重要です．

　それでも原因がわからず，口腔ケアが実施できない場合は抑制を行い，バイトブロックなどの開口を維持する器具を使用して口腔ケアを行う場合もあります．

バイトブロックを使った開口

　拒否があり開口を維持できない患者に対しては，バイトブロックなどを適切に使用することが大切です．バイトブロックを口腔内に装着する際は，上下の歯列のあいだにバイトブロックをしっかり入れます（**図1**）．口唇や頬粘膜などの軟組織をバイトブロックと歯のあいだに挟み込むと，痛みを与え，潰瘍を形

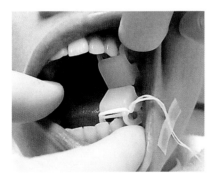

誤飲防止のための糸が装着されている
図1 ●　正常に装着したバイトブロック

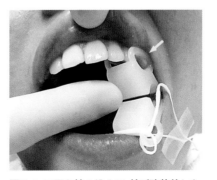

**図2 ●　口唇を挟み込んで（矢印）装着した
　　　　バイトブロック**

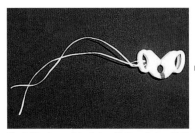

①バイトブロックに糸をつける．糸をつけることで誤飲や誤嚥を防ぐことができる

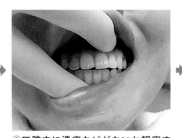

②口腔内に潰瘍などがないか観察する．これからバイトブロックを装着しようとしている部位に潰瘍があると，バイトブロックを装着したときに痛みが生じ，開口拒否を増長させてしまうおそれがある

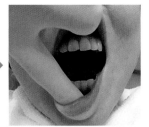

③バイトブロックを口腔内に入れるため，指を噛まれないよう注意しながら開口させる

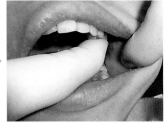

④バイトブロックを装着する歯が動揺していないか確認する．歯の動揺が強い場合，バイトブロックを装着することで，歯が抜けて誤飲や誤嚥をさせてしまうおそれがある

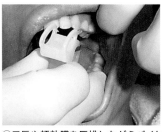

⑤口唇や頬粘膜を圧排しながらバイトブロックを装着する．このとき，バイトブロックを前歯部から歯列に沿って入れていくとスムーズに装着できる

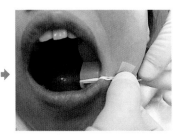

⑥バイトブロックにつけた糸を頬などにテープで固定する．バイトブロックを固定すると，口腔ケアを行う際，両手を自由に使うことができる

図3 ● バイトブロックの使用方法

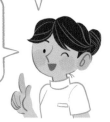

> 動揺歯にバイトブロックを装着すると，痛みを与えたり歯が抜けて誤飲や誤嚥のおそれがあるので注意しましょう

> 装着するときは，口唇や頬粘膜などをバイトブロックと歯の間に挟みこまないように注意しましょう！

成する要因になるので注意します（**図2**）．バイトブロックの使用方法を（**図3**）に示します．

　しかし，手で振りはらったり，殴ったりするなどの拒否がみられ，バイトブロックの装着も困難な患者に対しては抑制も必要です．手で振りはらうといった拒否がみられる患者に対しては，四肢の抑制が必要となりますが，頭部を左右に動かすなどの拒否には頭部の固定を行います．

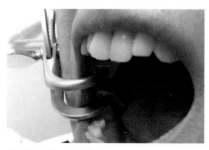
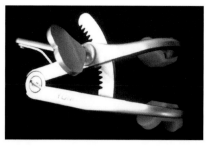

Check out
the video below!

金属製の開口器の
使用方法

金属製の開口器はプラスチック製のものと比較して強度も強く，ねじを回すことにより強制的に開口させることができる．使用方法は，図3にあるバイトブロックの使用方法②〜⑤と同様であるが，口腔内に入れる際，開口器は閉じた状態で入れ，歯と開口器の間に軟組織が挟まっていないことを確認したあとにねじを回し，ゆっくりと開口させる．金属製の開口器を使用する患者は，とくに開口拒否の強い患者である場合が多い．そのため，開口器を装着するときや開口させるとき，また，開口中や開口器を除去するときも，歯や粘膜等の損傷に注意し，注意深い操作と観察が必要である

図4 ● 金属製の開口器と使用方法

バイトブロックを噛み壊してしまう場合

　また，バイトブロックを噛み壊してしまう場合は，プラスチック製のものではなく，金属性の開口器（**図4**）を使用することによってそのリスクを軽減できます．この開口器は金属製で強度も高く，ねじを回すことによって強制的に開口させることができ，視野を確保することで，安全にケアを行うことができます．

　しかし，開口器が壊れなくても，開口器をかけた歯が破損したり，抜け落ちたりして誤飲，誤嚥といった事態も予測されることから，定期的に歯科専門職の診察，口腔内の環境整備を受け，開口器を装着する部位などを精査してもらい，装着方法の指導を受けることが肝要です．

口腔ケアは必ず行う

　患者の認知機能に問題がなく，十分な意思がある場合を除き，「拒否があり開口しないから，開口させることができないから，口腔ケアを行わない」ということは放置，すなわち虐待と同じことになります．口腔衛生状態と肺炎や窒息との関係が明らかになっている昨今，「開口させられないから，口腔ケアは行わなくてよい」ということはありません．開口させることができず，口腔ケアが困難な場合は，それを補助するための器具を使用し，場合によっては術者も1人ではなく，2人で行うなどの工夫が必要となります．

　看護師ではどうしても口腔ケアが行えない場合は，歯科医師や歯科衛生士にコンサルテーションを行い，支援を求めることが必要となります．

引用・参考文献

1. 日本整形外科学会ホームページ：症状・病気をしらべる.
   https://www.joa.or.jp/public/sick/body/nerve.html（2021年8月30日検索）
2. 菊谷武 監（渡邊裕）：口をまもる 生命をまもる 基礎から学ぶ口腔ケア 改訂第3版. p.114-121, 学研メディカル秀潤社, 2021.

Q5 脳性麻痺患者で緊張・不随意運動が強い場合は，どのように口腔ケアを行えばよいですか？

A 口腔ケア前には，脱感作を行い，不安や緊張を緩和させるほか，反射抑制体位をとるなどして，ケア中の緊張を和らげるようにしましょう．

Keyword … #脳性麻痺の患者　#緊張・不随意運動

Check

● 脱感作を行い，緊張を和らげます．

● 指で慣れてきたらやわらかいブラシを使いましょう．

● 筋緊張が起こりにくい姿勢でケアを行います．

口腔ケア時にみられる反射

　脳性麻痺患者では，原始反射が消失せず，口腔ケアの際に問題が生じる場合があります（**表1**）．また，下顎，舌，口唇などに不随意運動があり，制止することが難しい場合がよくあります．

　とくに身体の緊張が強いと，不随意運動も大きく強くなり，さらに口腔ケアが困難になってしまいます．精神的な緊張や不安，また口腔ケアに協力しよう

表1 ● 口腔ケア時にみられる反射とその対応

反射	反射の状態	対応
口唇探索反射	口唇やその周辺を触れると，緊張させて口唇をこわばらせる	ケア前の脱感作，事前の声かけ
咬反射	口腔内に触れると，瞬間的に強く噛んでしまう	ケア前の脱感作，開口器の使用
驚愕反射	予期しない音や光などの刺激で急に反り返ったり手足が伸びる	器材の音やドアの開閉，急な動き，予告なしのライト点灯などに注意
嘔吐反射が強い	口腔内が過敏で，わずかな刺激で嘔吐反射を引き起こす	吸引時など不用意に口蓋などに触れないように注意

と頑張ったり，息をこらえてしまうことで，苦しくなってさらに緊張が強くなり不随意運動を誘発することがあります．

　口腔ケアの際は，事前に何をするか説明をしたり，実際に使用する器具を見せるなどし，ケアを受ける準備を心身ともに行って不安の軽減を図ることが重要です．ケア中も，緊張をとるために，適宜声かけをしてリラックスさせます．

口腔ケア前の脱感作

　口腔ケア前には，脱感作を行い刺激に慣れさせ，緊張を緩和します．触覚に対する過敏は，体の中心に近いところほど強く存在しているので，脱感作では体の中心より遠い部位から近い部位へ刺激を与えていきます．

　体幹→肩→首→顔面（頬）→口腔周辺（下唇→上唇）→口腔内の順に，手のひら全体をしっかりと圧迫するように当てて刺激します[1]．嫌がって逃げようとしても手をずらしたり，離したりしないようにし，10～20秒ほどじっと当てて，緊張が抜けたところで手を離します．なでるようにやさしく触ったり，くすぐったりするのは，かえって過敏を強めることになるので注意しましょう．

　口腔内の過敏に対しては，指当てによる脱感作を行います．始める前に，これから何を行うのか，どこから始めるのかを事前に声かけし，心の準備をさせてから始めます．人差し指を口腔内へゆっくりと挿入し，指の腹を歯肉に当て，指は動かさずに，口唇や頬の緊張が緩和するまで，歯肉に一定の圧を加えます．

　指を当てている間も，やさしい声で呼びかけたり，数を数えたりして緊張の緩和を心がけます．

　口腔内の脱感作の順序は，①②下顎臼歯→③④上顎臼歯→⑤下顎前歯→⑥上顎前歯の順に，痛点が少ない臼歯歯肉から始め，痛点の多い（敏感な）前歯部歯肉を行っていきます（**図1**）．

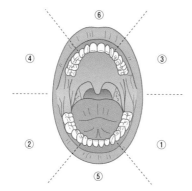

①②下顎臼歯→③④上顎臼歯→⑤下顎前歯→
⑥上顎前歯の順に，痛点が少ない臼歯から始める

図1 ● 口腔内の脱感作の順序

指を当てている感覚に慣れてきたら，軟らかめの歯ブラシを使用し，口腔内の脱感作と同じ順序で，まずは毛先を当てて慣らしていきます．

次に実際の歯磨きへと，徐々に刺激の強いものにステップアップしていきます．口腔のケアの際は，挿入前に患者に口に入れるものを見せ，説明し，まず，指や口唇に触れさせてからゆっくりと口腔内に入れていくようにします．

ボバースの反射抑制体位（異常姿勢反射抑制肢位）

緊張の強い脳性麻痺患者に対して，ボバースの反射抑制体位の姿勢をとらせることで，全身の筋緊張が抑制され，異常な運動パターン・不随意運動が出にくくなります（図2）．

脳性麻痺患者は，水平の仰臥位で股関節や膝関節を伸展させると原始反射が起こりやすくなることから，ボバースの反射抑制体位を応用することで緊張を緩和することができます．

この体位では，ケア時の患者の不意の動きによる危険を回避できるとともに，本人も落ち着く姿勢であるため，ケア中の緊張を軽減できます．

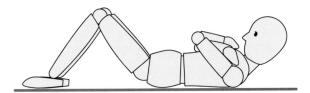

頭部を前屈させ，肘・膝・股関節を左右対称に屈曲させ，身体を丸めるようにする

図2 ● ボバースの反射抑制体位

引用・参考文献

1. 日本摂食嚥下リハビリテーション学会：訓練法のまとめ（2014年版）．日本摂食嚥下リハ会誌，18（1）：55-89，2014．
2. 陣内一保ほか編（古澤正道）：脳性マヒへのボバース法．こどものリハビリテーション医学，p.145-151，医学書院，2007．
3. 森崎市治郎ほか：日本障害者歯科学会編集スペシャルニーズデンティストリー障害者歯科，第1版，p.53-57，医歯薬出版，2009．

Q6 脳性麻痺患者で口腔ケア開始時に，口を大きく動かしたり，口唇などを噛んで傷つけてしまうときはどうしたらよいですか？

A 緊張を取り除くための事前の十分な説明と脱感作を行います．必要ならば，開口器を使用しますが，使用の決定は慎重に行い，適切な方法で使用しましょう．

Keyword ··· #脳性麻痺の患者　#開口不足

- 事前の説明と脱感作を十分に行い，緊張を和らげます．
- 開口器の使用は，誤飲や軟組織の損傷，緊張を強くする場合があるので注意が必要です．
- 口唇が乾燥しているときは，ワセリンやリップクリームを口唇や口角にあらかじめ塗っておきます．

筋緊張に注意

　脳性麻痺患者では，筋の緊張や不随意運動などで過度に大きく開口したり，急に閉口するなど，指示に従って開閉口できないことがよくあります．また，強い筋緊張により口唇や頬粘膜などを吸引したり，誤咬し損傷することがあります．痛みや腫脹が気になって，さらに繰り返して損傷が拡大し，潰瘍形成や感染も伴って難治性となることがよくあるため注意が必要です．

口を開けない

　口を開けない場合は，ケア前に，今から何をするのか事前に説明を行います．筋緊張が強い場合は脱感作を行います．K-point（最後臼歯の後方やや内側）に指を入れ，圧迫刺激することで，開口を促します（p.179参照）．また，ブラッシング動作に慣れてくると，徐々に口を開く場合があるので，開口しなくてもブラッシング可能な頬側（外側）から磨き始めます．

開閉口のコントロールが困難

　脳性麻痺患者では，過度に開口したり，急に閉口したりするなど開閉口のコントロールができず，全身が緊張して頭部が安定しなかったり，過度に開口し，呼吸困難や顎関節の脱臼を生じることがあります．口腔ケアの際は，頭頸部を安定させ，開口しやすいように，術者は体と腕で頭部を固定します．

　歯ブラシを噛んでしまいブラッシングができない場合は，安全のため開口器を用います．

開口器の使用

　開口器を使用する際は患者にわかりやすい言葉で説明し，開口器を見せるなどして，了解を得て開口器を噛ませ，迅速にケアを行います（**図1**）．

　また，装着するときには口唇を巻き込み噛まないように注意します．

Point
● 開口器は，なるべく奥歯（小臼歯，大臼歯）で噛ませると，口角や頬，下顎に支持を求めやすく，頭部が動いても開口器が外れてしまうことが少なくなる．

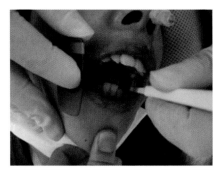

臼歯部に装着し，術者の指は口角，頬，下顎に支持が置かれている

図1 ● 開口器の装着

歯の状態に注意

　開口器を装着する部位の歯の状態については，十分な注意が必要です．交換期にある歯などの場合は，動揺していなくても破折や脱落が起こり，誤飲や誤嚥をしてしまう危険性があります．患者の年齢や永久歯の萌出状況，他の歯の交換状況などを把握し，交換期にある歯を予測するとともに，ケア前に必ず動揺歯の状態を確認し，動揺歯がある部位は開口器の使用を避けるようにします．

使用の決定は慎重に

開口器の使用でかえって緊張を強くし，咬反射で器具が取り外せなくなったり，破損したり，軟組織の損傷をまねく恐れがあるため，使用の決定は慎重に行う必要があります.

緊張の強い脳性麻痺患者は，強い噛み込みによりブラシの柄が破損することや詰めものが取れたり，乳歯が脱落する場合もあります.

ブラシの柄が折れたり，はずれたものが口腔内に残ってしまった場合は，側臥位にして吐き出させるか，吸引器で吸引します. 脱落物は必ず確認し，発見できない場合で誤飲や誤嚥の可能性があるときは医療機関を受診する必要があります.

口唇など噛んで傷つけてしまう

口腔ケアを行う際に口唇を巻き込み噛んで傷つけてしまう場合は，口唇・口角部を左右に広げる開口器を使用し，口唇や頬粘膜を排除します（図2，3）.

装着の際は，口唇や頬の内側に指を入れ，脱感作やマッサージを行い，口唇と頬の緊張をほぐしてからゆっくりと挿入します. 開口器は事前に少し水で濡らしておくとスムーズに挿入装着することができます. 口唇が乾燥している場合はケアの前後に，口唇と口角をワセリンやリップクリームなどで保湿し，弾性を確保し，ひび割れなど，損傷しないようにします.

Check out
the video below!

開口器の装着

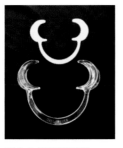

図2 ● 両側開口器

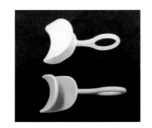

図3 ● 片側開口器

引用・参考文献

1.　石黒光：障害がある人のための歯科診療．口腔ケアの手引き，2006年度版．p.32-34，愛知県心身障害者コロニー中央病院，2006.

Q7 歯肉増殖症で歯が見えない場合，どのように口腔ケアを行えばよいですか？

A ポイントブラシ（タフト型ブラシ）か毛先の細い歯ブラシを使用します．著しい歯肉増殖は歯肉切除を行うこともあります．

Keyword … #歯肉増殖症

Check

● 歯肉増殖があると口腔ケアが十分に行えなくなります．

● ポイントブラシを使い，細い部分のプラーク（歯垢）を除去します．

● 歯肉の状態に合わせてブラシの毛の固さを選択します．

歯肉増殖症の特徴

　抗てんかん薬（フェニトインなど），降圧薬（Ca拮抗薬），免疫抑制薬（シクロスポリン）の副作用により引き起こされる歯肉増殖症のことを，薬物性歯肉増殖症といいます．

　とくに，抗てんかん薬服用者では，副作用により，意識朦朧，傾眠，不眠などの精神症状を伴うことがあり，口腔衛生状態に影響することも多くあります．歯肉増殖は，一般的に前歯部と上顎臼歯部の歯肉に好発します．

　はじめは，歯間乳頭部（歯と歯の間の歯肉）の腫大（**図1**）がみられ，進行すると前歯の切縁や臼歯部の咬合面が覆われるほど増殖してしまうこともあります．また，歯肉の増殖により歯が動かされ，転位，傾斜や挺出など，歯列不正が生じることもあります．永久歯の萌出や乳歯の脱落の遅れ，発音，咀嚼，摂食嚥下障害の原因になることもあります．

　歯肉増殖があると，口腔清掃器具が及ばない部位が生じ，増殖した歯肉を傷つけ，痛みや出血を誘発する可能性が高くなるため，口腔ケアが十分に行えなくなります．

　また，プラーク（歯垢）の付着や歯石の沈着が多くなり，歯肉炎や歯周炎も生じやすいため，さらに歯肉増殖も重度化するという悪循環に陥ります．歯面に

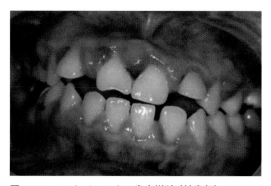
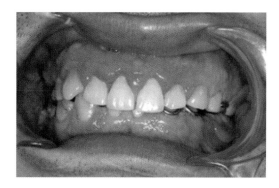

図1 ● フェニトインによる歯肉増殖（前歯部）

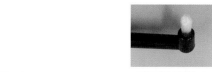
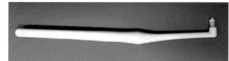

図2 ● ポイントブラシ

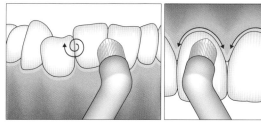

歯冠部は小さく円を描くように，歯頸部は歯肉に沿って往復させる

図3 ● ポイントブラシの動かし方

第3章 症状・状態・疾患別の口腔ケア

付着した歯垢や歯石は，歯肉増殖を増悪させる最大の因子なので，口腔清掃を徹底して行うことで，歯肉増殖の発生を遅らせ，重症化するのを防止することができます．

　一方，歯肉増殖の腫れは，細菌が原因の炎症に伴う腫れと違い，「歯肉がかたい」（線維性の増殖）という特徴があります．歯肉の増殖が起こると，歯と歯肉の間の溝（歯周ポケット）が深くなり，歯肉も固いためブラシを入れることが難しくなり，汚れが中に残り炎症を起こしやすくなります．

　歯周炎になると，歯が植立している歯槽骨が吸収し，歯は動揺し動きやすくなることから，増殖した歯肉の圧力で，歯の移動が起こることもあります．

歯肉増殖症の口腔ケアのポイント

　歯肉が増殖した部位は，かたい歯肉が邪魔をして歯ブラシの毛先が，十分に当たらない歯の面が増えてしまいます．そこでポイントブラシなどの小さいブラシ（図2）や毛先の細い歯ブラシを使用して，できるだけ歯と歯肉の間の深く細かい部分の歯垢を除去します．

　ポイントブラシを動かすとき，歯冠部は毛先を当てて小さく円を描くように動かし，歯頸部は歯肉に沿って，毛先を押し込むように，数回小刻みに往復させます（図3）．

Check out the video below!

ポイントブラシを使用した歯肉増殖症の口腔ケア

　ブラシの毛のかたさは，出血しやすい場合は軟らかめを使用します．著しい歯肉増殖は清掃しやすくするため歯肉を切除する場合もありますが，十分な口腔衛生状態が確立されていないと，すぐに再発してしまいます．

　また，歯肉に炎症があると組織の血管は拡張し，出血しやすく止血しにくくなるため，通常は炎症が落ち着くまで，十分な口腔ケアを行ってから，歯肉切除などの手術を行います．

　抗てんかん薬のカルバマゼピンやバルプロ酸ナトリウムでは，副作用として白血球や血小板の減少があり，フェニトインも貧血や出血傾向を生じることがあります．これらの薬剤を服用している患者に観血的処置を行う際は，止血に注意を要するため，口腔清掃を行い歯肉増殖が重症化しないように心がける必要があります[1]．

引用・参考文献

1.　森崎市治郎ほか：日本障害者歯科学会編集スペシャルニーズデンティストリー障害者歯科，第1版．p.141-144，医歯薬出版，2009.

Q8 終末期がん患者の口腔ケアのポイントを教えてください.

A 終末期がん患者における口腔ケアは緩和ケアとしても重要です. さまざまな口腔の問題が出現する可能性が高いことを常に念頭に置き,早期に対応することが重要です.

Keyword ··· #終末期がん患者

- 口腔合併症への対応は局所の対症療法が主体となります.

- 口腔カンジダ症など感染に対しては,予防と早期発見,早期治療が重要です.

- 口内炎の予防のためブラッシングなどで口腔の粘膜を傷つけないようにしましょう.

近年,抗がん薬や放射線治療といったがん治療における口腔合併症への対応は,がん治療を円滑に進めるうえで重要な課題の1つと認識されるようになってきました.

一方,終末期のがん患者においても,さまざまな口腔合併症が出現します[1,2].

終末期のがん患者の口腔合併症とその対応

終末期のがん患者の口腔内には,貧血,低栄養,がん性悪液質など全身状態の悪化と,ステロイド薬の投与や輸液量の制限など治療の影響から,さまざまな症状が生じます.

終末期では,積極的な治療は行われないことが多く,全身状態の回復は期待できず,口腔に悪影響を及ぼしていると思われる治療や対応を中止することは困難な場合が多いと思われます.

したがって,口腔合併症への対応は,口腔ケアなど局所の対症療法が主体となります.

口腔乾燥,口渇

口腔乾燥や口渇の原因は,唾液分泌量の減少です.軽い症状では,口腔粘膜

のざらつき感や口渇感ですが，ひどくなるとヒリヒリ感や灼熱感など不快な症状が持続するようになります．

　唾液分泌量減少の原因としては，経口摂取量の減少，脱水，薬剤の副作用など，さまざまな要因が関連して生じていることが多いようです．

　終末期のがん患者は，発熱や水分摂取困難，輸液量の制限などから脱水状態であることも多く，唾液の性質，量ともに低下します．しかし，輸液などで脱水を改善すると，気道内分泌物が増加し，呼吸を障害したり，体液が貯留し，浮腫，胸水，腹水などの症状が悪化することになります．

　しかも，脱水だけを改善しても，多因子による口腔乾燥は改善しないことが多く，患者の負担ばかりが増えてしまうこともよく経験します．

　また，口腔乾燥を惹起する薬剤（たとえば，抗コリン薬やオピオイドなど）は，終末期がん患者の緩和ケアには必須であるため，中止することはできません．

　以上のことから，口腔乾燥や口渇への対応は，少量の水分や口腔湿潤剤を用いて口腔を直接湿潤させるといった対症療法が主体となります[3]．

口腔カンジダ症

　終末期のがん患者においては，全身状態の悪化に伴う易感染状態や，ステロイド薬，抗生物質の長期投与，口腔乾燥などから，口腔カンジダ症（図1）が必発します．

　口腔カンジダ症は，カンジダにより引き起こされます．カンジダには，*Candida albicans*，*Candida glabrata*，*Candida tropicaris*，*Candida parapsilosis*，*Candida krusei*などがあります．

　口腔カンジダ症は，①偽膜性カンジダ症，②紅斑性あるいは萎縮性カンジダ症，③肥厚性カンジダ症，④カンジダ性口角炎の4つに大きく分類されます．カンジダ症は白斑だけでなく，紅斑様のものや，また堆積し舌苔内の微生物や壊死した組織などの色素から黒色を呈することもあります．

　口腔カンジダ症の初期の訴えとしては，口の中がザラザラする，ピリピリする，味覚の変化などですが，進行するとカンジダ性口内炎を生じ，難治性の強い持続的な疼痛が発現します．そのため口腔カンジダ症への対応のポイントは，カンジダが白苔として拭い取れる初期の段階で発見して，口腔ケアを徹底するとともに，抗真菌薬などを用いて早期に治療することが重要です．

　また，義歯は，材質的にカンジダが繁殖しやすく，義歯の清掃や清掃指導も重要です．流水下で歯ブラシや義歯ブラシを使用してブラッシングし（歯磨き剤は使わない），義歯洗浄剤で洗浄する必要があります．それに加え，イソジン®ガーグルによる洗口や，抗真菌作用のある口腔湿潤剤を使用してもよいでしょう．

　口腔カンジダ症に対する抗真菌薬は，アムホテリシンB，ミコナゾール，イトラコナゾールがあります．それぞれ内服薬ですが，錠剤，顆粒剤，液剤，ゲ

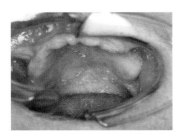

口蓋粘膜に偽膜と呼ばれる白苔形成が認められる

図1 ● 口腔カンジダ症

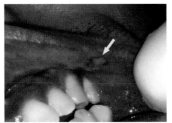

円形〜楕円形の炎症で表面は白い偽膜に覆われ，周囲は赤く(紅暈)囲まれている．円形で内側は白色，周囲は紅暈の口内炎が認められる

図2 ● アフタ性口内炎

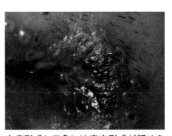

水疱形成と口角には痂皮形成が認められる

図3 ● ウイルス性口内炎

ル剤があり，ゲル剤は口腔内に塗布し停滞させることで，局所での効果を期待できます．抗真菌薬はどれも抗凝固薬，催眠鎮静薬，免疫抑制薬，強心薬，カルシウム拮抗薬，抗けいれん薬など併用注意・禁忌薬が多数存在するので，注意が必要です．

口内炎

　終末期のがん患者は，口腔乾燥や易感染状態，低栄養状態にあることが多く，口内炎が発生しやすい状況にあります．

　口内炎の種類もさまざまで，アフタ性口内炎（図2），ヘルペスウイルスなどによるウイルス性口内炎（図3），カンジダ性口内炎のすべてが発症しやすくなっています．

　予防的対応としては，口腔ケアでできる限り口腔内を清潔に保つこと，粘膜を傷つけないことです．粘膜が傷つくと，創傷治癒遅延，易感染状態にあることから，創が感染し口内炎を生じます．

　口腔粘膜を傷つける可能性のある，尖った歯や補綴物などは修正したり，保護したりします．義歯なども不適合だったり，尖ったりざらついたり，汚れがついている場合は修正したり除去したりして，脱着するときもできるだけ粘膜を傷つけないよう注意します．

　また，口腔ケアのときも粘膜を傷つけないよう注意したり，食事も固く尖った食べ物や，熱傷の原因となるようなものは避けるようにします．口内炎が生じてしまった場合は，口腔内用のステロイド軟膏を使用します．しかしこれは痛みに対する対症療法であり，局所の免疫や治癒能力の低下につながることから，強い痛みを伴う過剰な炎症反応が生じ，同部の組織破壊が進んで食事がとれず，口腔ケアも行えないなどの状態のときに，必要最小限で使用します．基本的には二次感染の予防，自然治癒を促すために，口腔ケアを十分行います．

　ヘルペス性口内炎は，初め水疱形成を認め，そのうちに痂皮を形成します．疼痛を伴うことが多く，早めに対応することが重要で，ゾビラックス®やバル

トレックス®などの抗ウイルス薬を使用します．軟膏塗布が可能な部位（口唇など）であれば，抗ウイルス薬の軟膏を塗布します．

　また，経口摂取や口腔ケア時の口内炎部の接触痛を緩和するために，キシロカイン®ゼリーを口内炎に塗布すると一時的ではありますが，疼痛が緩和されて経口摂取しやすくなります．範囲が広い場合（たとえば，カンジダ性口内炎やウイルス性口内炎の場合）は，キシロカイン®含有の含嗽液を使用するとよいでしょう．この含嗽液は，口に含んで疼痛のある領域に含嗽液が触れている状態にして，数分（1～2分くらい，可能な範囲でよい）静かにしていると，口内炎の疼痛が緩和されます．あまり長時間停滞させると，口腔内の知覚や味覚が減退するので，適度な時間を見つける必要があります．鎮痛効果は長続きしないので，効果が薄れてきたら，繰り返します．

　終末期のがん患者は自力での口腔ケアが困難な場合が多く，口腔清掃が不良で二次感染による口内炎の遷延化を防ぐためにも，口腔ケアによる口腔衛生状態の改善が必要です．

口腔衛生状態の不良

　終末期になると，自力および介助での口腔ケアが困難となってくることから，口腔衛生状態が不良となってきます．また，さまざまな口腔合併症が発現してくるので，口腔内をよく観察し，それぞれの問題に早期に対応していく必要性があります．

　家族の協力も不可欠です．口腔ケアの効果は家族でも視認することができ，口臭などでも確認することができます．家族が口腔ケアを実施することで，患者のために役に立った，という満足感につながることがあります．

終末期がん患者の口腔合併症とその対応

　終末期のがん患者における口腔ケアは，口腔内細菌による感染対策としてだけでなく，緩和ケアとしても重要です．口腔内の痛みは強く，持続的で，摂食や会話といった終末期患者とその家族のつながりに必要な機能を大きく障害します．

　終末期のがん患者では，さまざまな口腔の問題が出現する可能性が高いことを常に念頭に置き，損傷に気をつけるなど予防的対応とともに，口腔内を慎重に観察し，その徴候を早期に発見，対応することが重要です．

引用・参考文献

1.　岩崎静乃ほか：終末がん患者の口腔合併症の前向き観察研究．緩和ケア，22：369-373，2012.
2.　Rajesh V, et al：Oral Symptoms．Palliative Medicine（Walsh D, et al）．p.937-946，Saunders，2009.
3.　池垣淳一：4輸液は口渇を改善するか?，厚生労働省科学研究班「第3次癌総合戦略研究事業QOL向上のための各種患者支援プログラムの開発研究」班，終末期癌患者に対する輸液治療のガイドライン第1版．p.23-25，日本緩和医療学会，2007.

Q9 非がんの終末期の患者の口腔ケアのポイントを教えてください.

A ステージに合わせて目標を再設定していくことが必要です.

Keyword … #非がんの終末期の患者

Check

- 終末期は終末期でも,臨死期なのかどうかを確認します.
- 臨死期でない場合は「疾患予防とQOLの維持」,臨死期の場合は「不快感の緩和」を目標に行います.
- ステージごとのケアの目標設定を明確にすることが重要です.

終末期の様相

患者が「終末期」となっている疾患によって,終末期の様相は大きく異なります(図1).

その様相は大きく分けて3パターンあり,①がんの終末期,②心不全・呼吸不全などの終末期,③認知症や神経疾患の終末期です.②と③をあわせて,「非がんの終末期」という言葉も使うようになっていますが,その言葉は"長い経過の中で徐々に進行していく疾患の終末期"というイメージで使われます.そのため,「老化」による終末期も「非がんの終末期」に含まれます.

Point
- 近年では「終末期」よりも「人生の最終段階」や「エンドオブライフ(EOL)」という表現が多く使用されている.

略語
EOL
エンドオブライフ:
end of life

どのような疾患であっても,EOLの患者に口腔ケアが必要であることは説明するまでもありませんが,「EOLの患者」と聞くと「介入することが難しい」と考えているケア提供者も多いのではないでしょうか.

しかし,実際には多くのケア提供者が,EOLの患者に対しての口腔ケアを普段から行っています.

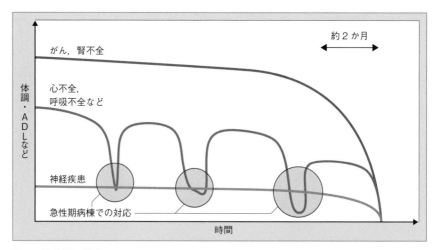

図1 ● 終末期の様相

終末期とは

＊1　論拠
高齢者は複数の疾病や障害を併せ持つことが多く，また心理・社会的影響も受けやすいために，その「終末期」の経過はきわめて多様である．そのため臨死期に至るまでは余命の予測が困難であることから，「終末期」の定義に具体的な期間の規定を設けなかった[1]．

略語
ALS
筋萎縮性側索硬化症：
amyotrophic lateral sclerosis

　終末期の定義については，各種議論が絶えないところでもありますが，本項では日本老年医学会の定義を引用します．2001年に日本老年医学会は「高齢者の終末期の医療およびケア」に関する「立場表明」を公表し，2012年にその改訂を行いました．その中での「終末期」の定義づけは以下のようになっています[1]．

　　「終末期」とは，「病状が不可逆的かつ進行性で，その時代に可能な限りの治療によっても病状の好転や進行の阻止が期待できなくなり，近い将来の死が不可避となった状態」とする＊1．

　この定義を当てはめるならば，認知症やパーキンソン病，ALSなどの進行性の神経疾患と診断された人であれば，その時点から「終末期」ということになります．しかし診断から実際に「臨死期」に至るまでには数年から十数年の経過があり，その間まったく同じ状況が続くというわけではありません．

　つまり，「EOLの口腔ケア」といっても，かなり広い範囲を指す言葉であることを考慮すると，「EOLの口腔ケア」は「EOLの中でもステージごとにケアの目標設定を変えていく口腔ケア」と考える必要があります．

臨死期手前の終末期の口腔ケアの目標

　要介護状態の人の口腔ケアの目的は「食べられる口」を創るケアでもあります[2]．

　このステージでは，①口腔衛生，②口腔機能，③口腔環境という3つの要素がそろって初めて「食べられる口」となると考えます．経口摂取の可能性がある

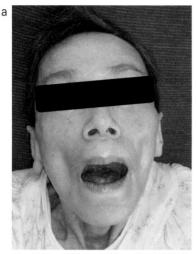

a

開口状態で口腔乾燥が著しいが，長期経過
の中でゆっくりと機能低下が進行している

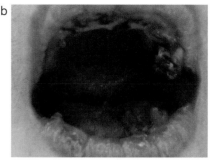

b

乾燥した剥離上皮と重度歯周病からの血液や膿
汁，痰などが固くこびりついている
不随意運動を伴う過呼吸発作のため，口腔ケ
アが困難な状況

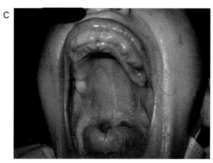

c

全身管理下で抜歯を行い，口腔内環境を整え，
口腔ケアの負担が最小限になるような治療を
行った．不随意運動と過呼吸はあるが，口腔
ケア時間が短縮したことで発作の持続時間が減
少し，恐怖心が減ったようでコミュニケーショ
ンが多少改善した

図2 ● 神経疾患終末期の患者に対する口腔ケアの実際

ステージでは，なるべく長い間，口から食の楽しみを味わってもらうためのケ
アが中心となります．

　もちろん，経口摂取が可能である時期では，う蝕や歯周病予防，義歯の適切
な使用，口腔機能向上なども目標となります．経口摂取をすることが困難な状
態であっても，「肺炎や口腔疾患の予防とQOLを保つ」ための口腔ケアには上記
3つの要素が必要です．前述した3つの要素を維持することで，コミュニケー
ションが可能であればQOL維持にも大きく貢献できます（図2）．

　臨死期に近づいてくる過程では，全身状態の低下と回復を繰り返しながら
徐々に廃用が進行し，ADLの低下が起こり，経口摂取も困難になっていきま
す．そうした段階での口腔ケアの目標は「新たな疾患を起こさない」ようにする
ための感染予防，保湿を中心とした口腔ケアとなります．

アドバンス・ケア・プランニング（ACP）

略語
ACP
アドバンス・ケア・プランニング：advance care planning

　人生の最終段階において望まないケアをされることは，重大な権利侵害であると考えから，本人が望むケアを本人・家族・多職種チームが共に繰り返し話し合い考えていくプロセスをアドバンス・ケア・プランニング（ACP）と呼びます．非がん疾患の患者一人一人が考えている「口腔がどういった状態であれば快適であるか」「最期まで食べたいかどうか」「何を食べたいのか」といったことを意思表示できるときから収集して記述し，エンドオブライフケアに活かすことが，私たちに求められています．

臨死期の口腔ケアの目標

　臨死期前後である患者は，口腔局所にも問題が頻発する状態となっています．そのため，免疫低下や粘膜の易損傷，反射の低下と易疲労状態であることに配慮し，保湿を中心とした頻回で短時間のケアを患者の様子に合わせて行うことになります．

● 臨死期前後である患者の状態
- 経口摂取困難による脱水，低栄養，免疫低下．
- 呼吸困難，薬物の副作用など全身的な要因による口呼吸，会話や咽頭反射の低下，口腔乾燥，口唇や口腔粘膜の易損傷・易出血，口腔内感染病巣の急性化
- カンジダやウイルスによる多発性口内炎など

　この段階では，疾患を予防するということよりもケアによって得られる本人のComfort（安楽，快適さ）を維持するように心がけます．「終末期ケア」を"ある一定の時期で行うケア"とするならば，"本人のComfortを中心として行うケア"は「緩和ケア」と表現されます．

　進行性の非がん疾患では，疾患の改善を目指すよりも，人生の最期の幕引きの段階にある一人の人が，Comfortであるような配慮が，緩和ケアにおける口腔ケアです．例えば認知症ケアでは，認知症ケア全体を緩和ケアアプローチであると位置づけることが推奨されています（**図3**）．

　人生の最終段階では可能な範囲の口腔ケアが，家族との時間を質の高いものにし，苦痛を和らげ，精神的な満足と尊厳を守るケアにもなります[4]．中等度の段階から，本人のComfortの最大化，QOLに焦点を当てるようにすることが，結果的には家族への予期的グリーフケアになります[5]．

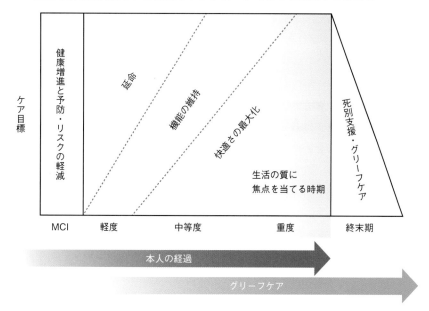

医療を含む認知症ケアは緩和ケアアプローチであると位置づけること

略語
MCI
軽度認知障害：mild cognitive impairment

図3 ● 時間と共に変化する認知症ケアの目標

(Van der Steen JT，et al：White paper defining optimal palliative care in older people with dementia：a Delphi study and recommendations from the European Association for Palliative Care. Palliat Med，28(3)：197-209，2014を参考に作成)

第3章　症状・状態・疾患別の口腔ケア

引用・参考文献

1. 日本老年医学会：「高齢者の終末期の医療およびケア」に関する日本老年医学会の「立場表明」2012.
   https://www.jpn-geriat-soc.or.jp/tachiba/jgs-tachiba2012.pdf （2021年9月2日検索）
2. 菅武雄：在宅歯科医療まるごとガイド．p.18，永末書店，2013.
3. 社会福祉法人全国社会福祉協議会：改正介護保険法対応「指定介護老人福祉施設における看取りに関する指針の策定にあたって（全国経営協版）」
   https://www.keieikyo.gr.jp/data/old/mitori_0606.pdf （2021年9月2日検索）
4. Karlawish JH，et al：A consensus-based approach to providing palliative care to patients who lack decision making capacity. Ann Intern Med，130（10）：835-840，1999.
5. Van der Steen JT，et al：White paper defining optimal palliative care in older people with dementia：a Delphi study and recommendations from the European Association for Palliative Care. Palliat Med，28(3)：197-209，2014.

終末期における口腔ケア

口腔ケアは，終末期のあり方について議論されている人工呼吸器や胃瘻の適用といった直接延命にかかわるものではなく，生命に関わる危機を回避するための予防的処置と位置づけられることから，これら議論をそのまま適用することはできません．

また，終末期にある患者に「口腔ケアは必要ない」と答える医療・介護職はいないと思います．

これは，がん終末期患者の直接の死因は肺炎などによる呼吸不全が多く[1]，非がんの終末期に多いアルツハイマー型認知症では，肺炎は死因の70％を占め，重度の認知症患者ほど肺炎の罹患が多いことが明らかにされており[2]，感染対策としての口腔ケアは緩和ケアの1つと考えられるからです．

しかし，終末期にある患者は，脱水，低栄養，免疫低下，呼吸困難，薬物の副作用などから，口呼吸，会話や摂食嚥下困難，口腔乾燥，口唇や口腔粘膜の易損傷・易出血，口腔内感染病巣の急性化，カンジダやウイルスによる多発性口内炎など，口腔局所にも問題が頻発します．そのため，強い痛みや誤嚥を誘発する口腔ケアは，患者も拒否することが多く，緩和ケアという目的から医療・介護者も躊躇することも多いと考えます．

ただし口腔に生じる問題は，ほとんど口腔内細菌の感染が原因であることから，口腔ケアにより口腔内細菌を減少させ，消炎しなければ症状を緩和することができないばかりか，2次感染を生じ，さらに広範で重篤な感染症に移行する可能性があります．さらに口腔は痛みも強く，会話や栄養摂取，呼吸など生命やQOLの維持に不可欠な機能を担う器官であるため，安静にすることが困難で，麻薬や鎮痛薬などで痛みを除くことは困難です．

つまり，口腔内の感染症に対して痛みを誘発するという理由で口腔ケアを行わないと，口腔の強い痛みは増悪し，会話や栄養摂取が困難になり，さらにQOLや栄養状態が低下するばかりか，痛みのため不眠なども生じ，さらに状態を悪化させる可能性があります．

口腔ケアにより誘発される痛みは一時的であることも含め，患者，家族に口腔ケアの必要性と効果を十分に説明し，理解と協力を得ることが大切です．また医療者側もできるだけ痛みや誤嚥を防ぐ口腔ケア方法を習得し実践することも重要です．

以上のことから，口腔ケアを行うことによって，口腔局所に発生する問題を予防したり，口腔内の痛みを緩和できる場合や，気道を障害する汚染物を取り除き，呼吸苦が緩和できる可能性がある場合，高度の口腔乾燥による不快症状が緩和される可能性が高い場合は，医療・介護職として強くその必要性を提案し，家族を含めたチームとして，そのあり方について議論しなければならないと思います．

引用・参考文献

1. 市島園雄ほか：上田善道剖検症例からみた死因，特に死のメカニズム，直接死因および原死因についての検討．奈医誌，45：347-352，1994．
2. Burns A，et al：Cause of death in Alzheimer's disease. Age Ageing，19（5）：341-344，1990．

Q10 感情失禁や顎の不随意運動，食いしばりにより口唇や反対側の歯肉を傷つけてしまう人のケアのポイントは？

A 感情失禁の特徴をつかんでストレスなく開口してケアできるような工夫を行い，食いしばりなどによる傷ができないように対策を考えることが必要です.

Keyword … #顎と口のジストニアを有する患者　#感情失禁

Check

● 感情失禁の様子を普段から観察しておきましょう.

● 傷ができる機序をアセスメントします.

● 全身状態も含めて，傷の原因歯が処置可能かどうか検討する必要があります.

　脳の損傷によって感情のコントロール障害が起こると，感情失禁や強迫笑い，強迫泣きなどとよばれる過度な顔面への感情表出が起こることがあります[1].

　また，大脳や神経系の変性をきたす疾患では，咬反射や不随意運動，吸啜反射（原始反射）などが起こることで，まばらに残った歯が反対側の歯肉や口唇を傷つけることがあります.口腔ケアにおいては，ケアに対する緊張などから咬反射，食いしばりが起こりやすく，開口を促すために工夫が必要になります.

感情失禁への対応

　食いしばってしまっている患者に感情失禁があることに気づいたら，まずは感情失禁がどのように出現するのかを観察や介護者情報をもとにアセスメントします.

　そして，笑いの感情を引き出したり，開口する行動を引き出すなどのアプローチを行い，口腔ケア時の開口を促します.開口が可能であれば，開口器を使用するなどで開口を維持して口腔ケアを行います（**図1**）.

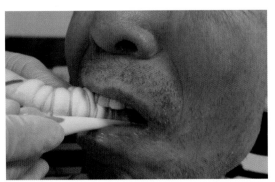

咬反射が強い患者に手作りの開口棒を使用し，口腔ケアを行う

図1 ● 開口補助具を使用する

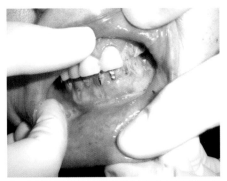

食いしばりが強く，食事介助や口腔ケアがままならないために，歯肉の潰瘍が悪化．スプーンや歯ブラシなどの器具や口腔内に残留した顆粒状の薬剤も潰瘍の原因となっていた．下顎前歯は，食いしばりのため，クラウンの前装が剥がれている

図2 ● 食いしばりが強いケース

> **(!) Point**
> ●「○○さん」と呼びかけて「はい」という返事してもらったり，大好きな演歌歌手の歌で"合いの手"を入れてもらったり，患者にわかるような冗談を言って笑わせるなどで開口が可能であった例がある．

顎の不随意運動と咬反射

　繰り返し強く咀嚼様の運動をしてしまう患者に対しては，開口器を使用して歯列の舌側や舌のケアを行います．その際，むやみに器具を口腔に入れて開口させると，粘膜を傷つけて，口腔内の細菌による2次感染を起こすおそれがあります（**図2**）．

　上顎の頬側歯肉と頬粘膜の間に指を滑らせて歯肉をマッサージして緊張をとったり，開口反射を利用して閉口筋活動が抑制されたタイミングで開口器を挿入するなどして，咬反射が繰り返し強く生じているような場合でも開口を維持し，口腔ケアを行える工夫をします（詳細はp.208〜211，235〜240参照）．

歯があることで軟組織が傷つく際の対応

　脳の障害によって惹き起こされる咬反射や食いしばりは，残存歯の歯冠破折を起こしたり，徐々に歯冠を磨耗させたりします．歯の本数に関係なく咬反射や食いしばりが継続し続けると，やがて残存歯が頬粘膜や反対側の歯肉，口唇などを傷つけ潰瘍を形成することがあります．

　咬反射や食いしばりのある患者に対しては，潰瘍ができていなくても残存歯が軟組織を傷つける可能性があるかどうかをアセスメントする必要があります．

　要介護者の口腔ケアは，口腔疾患の早期発見・予防的対応・口腔環境適正化の

意味合いもあることから，外傷を含め疾患が引き起こされる可能性を発見したら適切に歯科医療につなげることが必要です．

潰瘍ができてしまった場合でも歯科受診までに，潰瘍が二次感染しないように口腔内を清潔にして，介護者間で潰瘍の場所とその原因に関する情報を共有し，慎重に経過観察することが大切です．潰瘍の二次感染予防のために抗生物質の軟膏を口腔内に使用することがありますが，医師または歯科医師の処方が必要です．

歯以外でも潰瘍ができる食いしばり

仮にすべて歯がなくても，歯肉の粘膜同士が強く圧迫されると粘膜が壊死してしまうことがあります．歯肉が壊死すると容易に歯槽骨が露出してしまい，治癒困難な状態に陥ります．制御困難なほどの強い食いしばりは意識レベルが低下している患者に多くみられます．

覚醒困難あるいは鎮静状態にある患者の食いしばり対策

覚醒困難あるいは鎮静状態にある患者の場合は，開口器を使用して開口状態を保つことがあります．しかし，開口器を入れていても強い力がなくなるわけではないので，歯肉で開口器を強く噛みこんだ結果，壊死するケースもあります．このようなケースでは開口器自体が歯肉や口唇の潰瘍の原因にならないよう，（褥瘡管理のように）数時間ごとに位置を変える，保湿を行う，シリコンなどのやわらかい開口器を使うなどの工夫が必要です．

開口器に圧迫されている歯肉・口唇にとっては，口腔ケアの時間が除圧の時間になりますので，口腔ケアは頻繁に行うようにして保湿し，口腔ケアのタイミングで開口器の交換・位置の変更を行いましょう．

● 覚醒困難あるいは鎮静状態の人の口腔は，自浄性が働かず常在菌と代謝産物で汚れて乾燥しがちで，創傷治癒がしにくい状態であることを十分に配慮する．

軟組織損傷リスクと歯科医療の依頼の判断

歯科医療受診は，傷になってしまってからではできる処置が限られていること，また処置までに時間がかかる可能性があるため，不随意運動や強い食いしばりが発生した時から依頼することが大切です．

何故ならば，何らかの処置の計画を立てるにしても，このような患者の多くは，簡単に外来受診することができないので，主治医との相談や家族との調整や薬剤のコントロール，搬送の段取りなどの調整に時間が必要で，発見した時にすぐに処置できず，新規に口腔装置を製作するにしても時間が必要です（詳

細はp.235 〜 240参照）.

　そのため，軟組織損傷のリスクがあることを早めに認識し，歯科を含む関係職種と共同でアセスメントをして十分協議のうえ対応を検討することが重要です.

●図3のケースでは施設から病院への搬送ができるまでの間に原因歯の鋭利な部分の削合だけ行い，潰瘍の悪化を防いだ後，抜歯を行った.

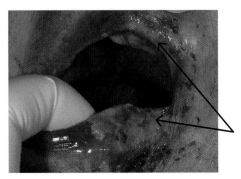

潰瘍

図3 ● 左上犬歯の残根の噛み込みによって下唇に潰瘍が形成された例
（広島市立リハビリテーション病院歯科高木幸子先生提供）

引用・参考文献

1.　　金子昌子：図でわかるエビデンスに基づく脳卒中・頭痛・パーキンソン病のある人への看護ケア．p.33，中央法規出版，2007.

Q11 認知症があり，バイトブロックを噛み切ってしまう患者に，開口器を使わずに口を開いてもらうためにはどうすればよいですか？

A 患者本人の様子から「開口しない原因は何か」を検討することが重要です．

Keyword … #認知症 #開口拒否

Check

- 良好なコミュニケーションで患者と信頼関係を構築したうえで，安心感を持ってもらうアプローチ，痛みのない手技が口腔ケア成立の近道です．

- 開口困難な時は開口器や開口メソッドを効果的に使いましょう．

- 認知症の原因疾患や病態を理解し，アセスメントと仮説を立ててから計画を立てましょう．

認知症患者の開口拒否

　患者の認知機能が低下していて，これから口腔ケアを行うことが伝わらず，緊張して口をつぐんでしまうケースが「開口拒否」と表現されることがあります．残念ながら認知機能低下が進行した状態では，「言葉でのコミュニケーションがうまくいかない」から「怖い」ので「回避する」ケースや，声掛けを理解できていて協力する気があるにもかかわらず「上手に自分の体の動きをコントロールすることができない」ケースもあります．

　このとき，「なぜ，認知症の人が食いしばってしまうのか／道具を噛んでしまうのか」を考えることが重要です．認知症の原因疾患に起因する神経症状なのか，認知機能低下に起因した「理解困難による恐怖」から生じる心理症状なのか，あるいは難聴やほかの合併疾患の症状による影響なのか．本項では心理症状以外の要因を中心に検討していきます．

　恐怖に起因する心理症状はp.112〜118の項を参照．

緊張をほぐすよう声掛けをして開始

　認知症の人でコミュニケーションが困難なケースであっても，口腔ケアの介入をする際には，必ず一人の人間としてあいさつを行い，これから何をするのかを本人が理解できるように説明して始めることが重要です．認知機能低下が進行すると，本人にとっては周囲で起こっている出来事が正確に把握できなくなり，何をされるのかの予測が困難になるので，誰かが近づいてきただけでも非常に不安で恐怖心を持つことがあります．「安心できる良い人がやってきて，心地良いことをしてくれる」と思ってもらえる声掛けが重要です．

開口するための工夫

Check out
the video below!

徒手的に開口を促す方法

徒手的に開口を促す方法

　本人の意図に反して口腔周囲筋が緊張してしまうケース，心理的な緊張が食いしばりにつながってしまうケースも「開口拒否」と表現されることがあります．

　この場合，顎関節の異常がなければ上顎大臼歯の後方に指を入れて開口を促す方法があります（図1）．口腔ケアの時に食いしばってしまう患者が，リラックスしている場面であくびをしているようでしたら，顎関節の運動障害はないと思われるので，開口するための工夫をしても良いでしょう．

　一方，顎関節が拘縮してしまっている患者に対しては，無理な力を加えて開口することは推奨できません．顎関節の運動障害については，歯科医師に相談してください．

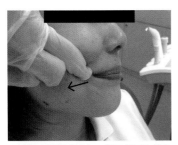

口輪筋の緊張があり，開口指示に従うことができない．頬の緊張をほぐすようにやさしくさすり，口角を横に愛護的に引っ張っていくと口角に隙間ができる

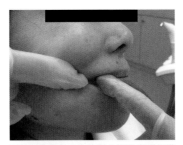

口角の隙間から介助者の指を歯列に沿わせて頬粘膜の内側に入れる．歯列上に入れると噛まれてしまうため，入れないようにする

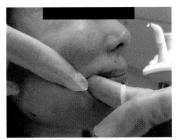

奥の方から，頬粘膜の内側から拡張させるように頬に力を加える．咬筋があるあたりの頬粘膜の拡張で頬筋の緊張が解ける．また上顎の臼歯の後方を指で横から刺激すると開口しやすくなる．歯列上に指を入れないように注意

※無理に実施しない

図1 ● 徒手的に開口を促す方法

筋の伸張反射を応用する方法

また筋の伸張反射を応用する方法もあります．どうしても食いしばってしまって閉口筋の緊張が取れないときは，額に手を当ててゆっくり頸部を後屈させるようにすると伸張反射によって閉口筋の力が緩み開口が可能になることがあります（図2）．

●頸部後屈姿勢は誤嚥しやすい姿勢でもあることに注意が必要．
Point

開口できたら開口器を上下の歯のあるところに使用して，誤嚥しないような姿勢を整えて口腔ケアを行います．

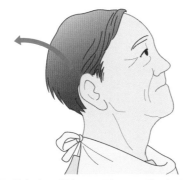

開口障害がある場合は，頸部をやや後屈気味にしてもらう
図2 ● 開口を維持することが困難な患者の体位

途中で噛んでしまうケースの対応

歯ブラシで歯肉に触れると歯ブラシを噛んでしまう人

歯ブラシが歯肉に触れたとたんに噛んでしまうケースは口腔ケアの困難例に多いのではないでしょうか．その時の様子として，「拒否」という言葉が使われがちですが，脳の機能の萎縮・低下がある人にとっては「拒否」ではないこともあります．重度認知症が進行し，前頭葉の機能低下が高度になると，原始反射が起こることが知られています．

「口腔に何かが入ってきた」という刺激によって反射的に噛みついてしまう様子を咬反射といいます．咬反射が出ている人は，口唇に触れようとすると捕捉反射や吸啜反射が起こることもあります．嫌がっている様子がないにもかかわらず噛んでしまう重度認知症の人は，こうした咬反射の影響かもしれません．そのため，反射が生じることを前提に口腔ケア方法を組み立てることが重要です．

開口のタイミングを見計らって，柔らかく残存歯を折らないような開口器を入れるなどの工夫，また，家族などの非専門職に口腔ケア方法を指導する際には，噛まれないような位置に指を置くことを指導することが大切です．

Point
● 非専門職の介助者が一度指を噛まれる経験をすると，口腔ケア介助を行うこと自体を怖く感じる場合もあるため，患者本人に加え，介護者への配慮も必要である．

口腔ケアをはじめさせてくれたのに途中で歯ブラシを噛んでしまう人

筋肉量が減少している場合

最初は協力的に開始できた人でも，途中から開口保持ができずに徐々に閉口してきて道具を噛んでしまうという経験はありませんか？　その人は筋肉量が十分にある人ですか？

全身の筋肉量が低下して口腔・顔面・頸部の筋肉量が減少している人では，「開口し続ける」こと自体が大変な労力を使うことになります．開口し続けることに疲労してくると，徐々に開口量は減っていき，開口する力を失って急に噛んでしまう（閉じてしまう）ことがあります．患者の表情などをよく観察して，疲労が見られたら，いったん終了して，次回からはなるべく休み休み行うか，短時間で行うような工夫が必要です．

口腔内に水分が溜まっている場合

また介助による口腔ケアをしている最中は，開口し続けないといけませんが，口腔内に水分が溜まってくると患者は吐出か嚥下をしたくなります．口腔内に溜められる水分の量は，若く元気な人よりも高齢で口腔機能が低下している人の方が断然少ないです．口腔ケアをしている最中に，本人が嚥下しようとして閉口した様子であれば，次からは休み休み行うことや水分をスポンジブラシ等でふき取りながら口腔ケアするような配慮が必要です．

いったん開口できてもすぐに閉じてしまうような人に対して，開口器を使用している時間が長いことは本人にとって苦痛にもなりますし，嚥下機能への配慮がないと口腔ケア中の水分の誤嚥にもつながります．開口器を使用するときでも，なるべく短時間にとどめ，水分のコントロールに配慮しなければなりません．

開口器を安全かつ効果的に使用する

患者本人が開口を拒否していても，重篤な潰瘍や感染がある場合など，口腔内を確認する必要がある際は開口器を使用することもあります．

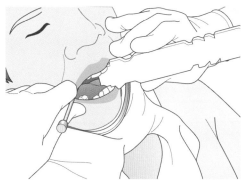

硬質スポンジ(ポリウレタン)製の開口パッドは粘膜への負担を軽減でき，開口量も得られる

図3 ● 開口パッドを用いた開口

シリコンゴム製のチューブは二つ折りにしても使用できる

図4 ● 開口器

(ライオン歯科材株式会社)

Point
● 日常的な口腔ケアでは，本人のComfortを重視することが重要だが，必要であれば歯科受診で専門家の指示を仰ぐ．

　食いしばる力のコントロールができないケースでは，食いしばる力によって開口器が破損する，または開口器をかけている歯が折れることを予防しなければなりません．動揺歯や折れそうなほどのう蝕がある歯よりは，しっかりと植立した歯に開口器をかけるのが原則です．

　歯の破損リスクがあるときは，硬質スポンジ(ポリウレタン)やシリコンゴム製の開口器が適しています(**図3**)．割りばしを衛生的なガーゼでくるみ，糸で縛った棒(開口棒)でも代用可能です(詳細はp.232参照)．開口のために使用した器具が口腔内で破損してしまうと，回収も困難で誤嚥のリスクがあり非常に危険ですから，破損する可能性のある道具は使用しない，また折れないだろうと思われるものでもガーゼでくるんで使用するようにします(折れてもまとめて回収できるようにする)．

　また，どうしても粘膜に開口器をかけなければいけないときは，ある程度の弾力と柔らかさのあるもの(水道のホースのようなチューブを歯ブラシの柄に被せるなど)が安全です(**図4**)．いずれも口腔ケアを行うときの一時的な対応であって，一日中口腔内に入れておくものではありません．

　開口器を無理やり入れたことで歯が破折したり，頬粘膜を巻き込んで潰瘍になるなどの合併症は避けなければならないので，可及的すみやかに専門家の指示を仰いでください．

開口困難な認知症の人の口腔内の水分コントロール

　口腔ケア実施中の水分は，歯面から擦過して落とした細菌を多く含むため，誤嚥すると肺炎リスクが高いことはイメージしやすいかと思います．

第3章　症状・状態・疾患別の口腔ケア

　前かがみになれる人では，できれば口腔ケア中の水分は（嚥下するよりは）吐出してもらいましょう．口腔ケアの基本姿勢は坐位ですが，坐位が困難なケースでは仰臥位よりは側臥位にして，片方の頰粘膜に水分が溜まるようにすると誤嚥リスクを減らすことができます（詳細はp.24 〜 26参照）．

　誤嚥リスクがあるケースでは，頰側からスポンジブラシやガーゼなどで吸い取りながらブラッシングを行うと安全です．また，歯列の内側（固有口腔）にスポンジブラシを入れる際は，スポンジブラシを嚙みちぎってしまわないように，歯ブラシの柄程度の太さでもよいのでほかの開口器を入れておくことが大事です．嚙みちぎってスポンジブラシの柄からスポンジが外れてしまうと，口腔内から回収できなくなるため，スポンジブラシを嚙まれても驚いて引き抜かないように注意しましょう．

　●スポンジブラシを嚙まれた場合は，開口テクニックを使って開口させてスポンジブラシを除去する．

　その点では大きなガーゼの一端を口腔内に使用する方が「外れる」ことの心配はなくなります．割りばしにガーゼを巻いた開口棒を使用すると，開口保持と水分の吸収を同時に行うことができます．

　また，口腔ケアへの協力が難しい状態になった認知症の人では，会話によるコミュニケーションが難しいことが往々にしてあり，その場合「うがいしてください」という言葉が伝わらないことがあります．

　認知症が進行して使用できる単語が限られた人に，水の入ったコップを差し出し「うがいをしてください」といったら，水を飲んでしまった，という経験はないでしょうか．

　習慣的行動は認知症が進んでも残っていることがありますが，人生の中でより頻度の高い行為が残ります．

　●「うがい」という言葉の意味がわからなければ，水の入ったコップに対して一番なじみのある行為は「飲む行為」のため，飲んでしまったのだと考えられる．

　このような場合，明らかな嚥下障害がなければ，一緒に洗面台に行き，模倣できるように術者の含嗽する様子を見せてみると，案外含嗽が可能なことがあります．

　言語を理解して行動に移すことは高度な脳機能であること，本人に伝わる方法で伝えると本人の残された機能を発揮できる可能性があるということをぜひ覚えておいてください．

　様々な方法を試みても，含嗽が困難であれば，拭き取ることが賢明です．

認知症で傾眠傾向のある人は寝ている間に口腔ケアをしてもよいのですか？

A 覚醒してもらい，口腔ケアをするほうが安全です．

Keyword … #認知症 #傾眠傾向

Check

● 覚醒していない状態は，嚥下反射や咳反射が低下していると考えられます．

● 覚醒していない状態は誤嚥のリスクが高いため，できるだけ覚醒時に口腔ケアを行うようにします．

● 覚醒できないときは，姿勢と水分の処理に留意して行う必要があります．

認知症と覚醒状態

　認知症が進行すると，覚醒状態を保っていられなくなり，食事中でも傾眠状態に陥ることが多くなります．また，脳血管障害によって，脳の睡眠・覚醒に関与する部分が障害されると，認知症が軽度であっても覚醒に障害が出ることがあります．これらについて，文献的には以下のように報告されています．

　認知症，とくにアルツハイマー病においては，認知症の進行により大脳の萎縮が大脳基底核や視床，視床下部や脳幹部に及び，筋固縮，易転倒性，睡眠覚醒障害とともに経口摂取困難が生じます[1]．また，脳血管障害後遺症である血管性認知症では，睡眠中の嚥下反射が健常高齢者に比較して著明に遅延していることが明らかにされています[2]．とくに，大脳基底核の障害によりドーパミン受容体が減少しサブスタンス P の放出が低下することで嚥下反射と咳反射の両方が低下し，睡眠中の不顕性誤嚥（silent aspiration：むせのない誤嚥）が多発するため，結果的に誤嚥性肺炎の発症が多くなると報告されています[3]．

　つまり，認知症が進行して睡眠覚醒障害が出るような時期では，嚥下反射や咳反射が障害されているということがわかります．延髄には，呼吸中枢，咀嚼中枢，嚥下中枢が集まっている部分があり，認知症の進行で延髄まで萎縮が進む状態（重度認知症のうちでも末期）になると，それらの中枢にも障害が出ることが明らかになっています（図1）．

つまり，大脳を含む身体が覚醒していない状態の認知症の人に口腔ケアを行うときは，覚醒している状態と同じ嚥下反射や咳反射は期待できないと考えたほうが妥当でしょう．

しかし，認知症が進行していると，常に傾眠状態であることも十分考えられます．そういった場合の口腔ケアはどのように行えばよいのでしょうか．

"覚醒していない状態では，咽頭に落ちた水分を安全に処理することができない"ということを十分念頭に置いたうえで，口腔ケアの方法を検討する必要があります．

覚醒が十分でない人への口腔ケアの方法

対策1：姿勢の調節

高齢で唾液の分泌が減少している人でも，口腔ケアのような刺激により唾液の分泌は多少なりとも増加します．仰臥位では，重力に従って口腔から咽頭に落ちた唾液を含む水分が下咽頭に溜まりますが，咽頭感覚や嚥下反射が低下している状態では，その水分を上手に嚥下することはほとんどできないと考えましょう．

食道の入り口に溜まった水分は，いずれ溢れて気道に流入します（**図2**）．しかし，咳反射も低下していることから，その水分はそのまま気道内に侵入してしまう可能性が高いです．さらに，口腔ケアの際に口腔から咽頭に落ちた水分には，多くの口腔細菌が含まれているため，誤嚥性肺炎を引き起こすリスクが高くなります．

以上を考慮すると，覚醒が十分でない人への口腔ケアは，できるだけ①坐位に近い姿勢で，②頭部は後屈よりは前屈，③頭部を回旋させるか側臥位で行う，ことで口腔ケアによって生じた水分を誤嚥させるリスクを減らせるものと考えられます（**図3, 4**）．顔を下向きや横向きにすることで唾液や水分は口腔外にこぼれリネンを汚してしまうかもしれませんが，咽頭に落ちるよりは安全です．

対策2：水分の回収

口腔ケア時に歯や粘膜から遊離した汚れ，またそれを含んだ唾液，水分が咽頭に落ちて誤嚥すると肺炎のリスクが高くなることから，水分を確実に回収する対策が必要です．

このようなときはさらさらした水を使うと咽頭に流入しやすいため，口腔湿潤剤のジェルを利用し，スポンジブラシで回収する方法が有効です（**図5**）．

とくにジェルによって乾いた汚れを軟らかくして回収するようにすると，効率的で安全です（詳細はp.78 〜 82, 105 〜 107参照）．

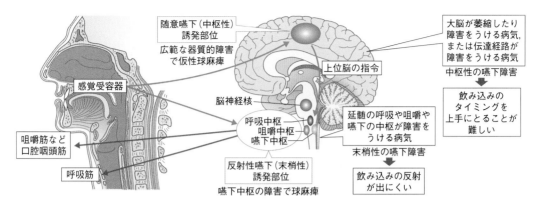

図1 ● 嚥下のしくみ

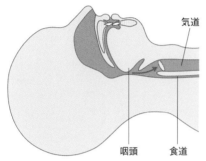

図2 ● 覚醒していない人の仰臥位での口腔ケア

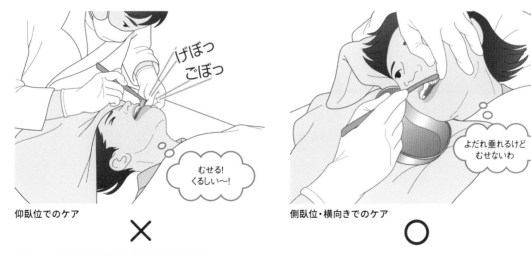

図3 ● 口腔ケア時の姿勢（術者との関係）

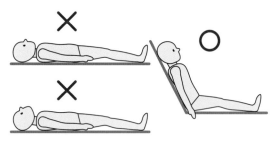

①なるべく坐位に近づけて

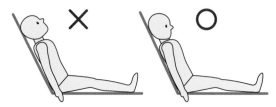

②なるべく頭部前屈で

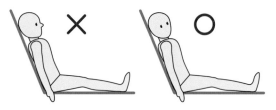

③なるべく頭は回旋させ横向き

図4 ● 覚醒が十分でない人への口腔ケア時の姿勢

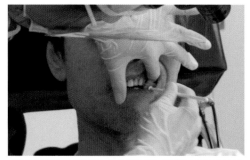

口腔ケアによって生じた水分をスポンジブラシで回収する

図5 ● 水分の回収

引用・参考文献

1.   Wada H，et al：Risk factors of aspiration pneumonia in Alzheimer's desease patients．Gerontology，47（5）：271-276，2001.
2.   Nakagawa T，et al：High incidence of pneumonia in eldely patients with basal ganglia infarction．Arch Inter Med，157（3）：321-324，1997.
3.   Yamaya M，et al：Interventions to prevent pneumonia among older adults．J Am Geriatr Soc，49（1）：85-90，2001.

Q13 糖尿病患者の口腔ケアはどのようなことに注意して行えばよいのですか?

A 歯周病や口腔粘膜異常の予防のため，セルフケアで感染源を取り除くことの重要性を患者に理解してもらうよう説明することが重要です．

Keyword … #糖尿病患者　#歯周病のケア　#口腔粘膜異常

Check

- 歯周病は糖尿病の第6の合併症であり，糖尿病患者の場合悪化しやすい傾向にあります．
- 歯周病予防においては，歯周ポケットのブラッシングをしっかりと行うことが大切です．
- 口腔カンジダ症をはじめとした口腔粘膜異常の予防のため，舌や義歯の清掃も徹底しましょう．

糖尿病と歯周病

　糖尿病とは，1674年にイギリスのThomas Willisによって発見・提唱された疾患です．国際糖尿病連合（IDF）の調査によると2019年の世界推定患者数は約4億6,300万人であり[1]，2020年の厚生労働省による発表ではわが国の推定患者数は約1,196万人とされています[2]．

　一方，歯周病は人類史上最も感染者数の多い感染症とされ，2001年にはギネス世界記録にも認定されている疾患です．わが国では成人の約半数以上が歯周病に罹患しているとされ，55歳以降の各年齢層における歯の喪失原因として，う蝕を抜いて第1位となります[3]．

　以前より，糖尿病患者では「歯周病が悪化しやすい」「歯がなくなりやすい（通常より5年程度早く歯を失う）」といわれていました．当初は根拠の少ない風評が多くみられましたが，現在では科学的に解明されつつあります．

糖尿病と歯周病の関係

　糖尿病と歯周病の関係はさまざまな関連性を示す根拠が世界各国で報告されています．

　1990年にNelsonら[4]が，アメリカ・アリゾナ州のPima Indian 2,273名を対象

略語
IDF
国際糖尿病連合：International Diabetes Federation

とした研究で，「非糖尿病患者と比較して糖尿病患者は歯周病の発症率が2.6倍高い」と報告し，糖尿病と歯周病との関係を統計学的に説明しています．これら多くの根拠を元にして1993年にLoeら[5]が「歯周病は糖尿病の第6の合併症である」と報告し，現在，広く認知されています．

わが国の報告では，福岡県久山町におけるコホート研究[*1]が有名で，この研究では1998年より歯科検診が導入され，歯周病と糖尿病を含む様々な疾患との関連性についての疫学研究が行われています．

このように，さまざまな分野で歯周病の全身への関与が示唆されているため，Periodontal Medicine（歯周医学）という概念と分野が確立されました[6]．

糖尿病患者に対する歯周病の留意点

歯周病による炎症の範囲

糖尿病の合併症である細小血管障害，創傷の治癒不全が，歯周病の悪化に影響する大きな要因となっています．1998年にPage[7]は歯が28本残存し，それぞれ5mm以上の歯周ポケットをもつ状態（**図1**）では，その歯周ポケットの合計面積はおよそ72cm²になると報告しています．これは成人の手の平の面積とほぼ同等（**図2**）であり，これを身体のほかの部位の感染性の炎症範囲に置きかえると，その全身的影響は決して無視のできないものであることが理解できるでしょう．

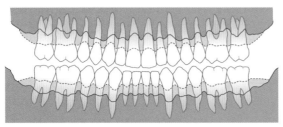

歯が28本残存し，それぞれ5mm以上の歯周ポケットをもっている場合，潰瘍面積の合計は約72cm²に及ぶ

図1 ● 全体的な歯周病の表面積

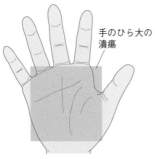

手のひら大の潰瘍

72cm²は成人の手のひらの大きさと同等である

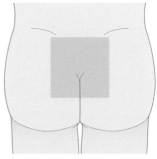

歯周病によって発生しうる潰瘍の面積を仙骨部の褥瘡に置きかえた場合，その大きさが決して小さなものではないことがわかる

図2 ● 歯周病による潰瘍の面積を褥瘡に置きかえた図

つまり，手のひら全体が火傷した状態で，その手に歯周病原菌が擦り込まれている状態と同様ということになるのです．

歯周病の管理と糖尿病のコントロール

また，近年では歯周病の状態が糖尿病のコントロール状態にも影響を及ぼす可能性が示唆されています（図3）．糖尿病が歯周病を悪化させるだけでなく，歯周病が糖尿病を悪化させる可能性があるということは，それぞれをコントロールすることで双方に好影響が出るともいえます．

歯周病の管理

歯周病は慢性の感染症であり，ケアにおいては感染源の除去を行うことが重要です．感染源とは歯周病原菌であり，その住みかとなるのは歯周ポケット内部のプラーク（歯垢）や歯石です．これを落とすことで歯周病による炎症を抑え，歯周病の進行を遅らせることが大切です．

 ● 歯周病の進行は慢性の炎症があるときはゆっくり進み，痛みや腫脹を伴う急性の炎症では急激に進行する．

そのため，歯周病の管理では，毎日の歯ブラシによる歯肉の内部（歯周ポケット）の清掃による歯垢の除去が重要となります．

歯周ポケットの清掃

歯周ポケットの清掃は，主に歯ブラシによるブラッシングとなります．炎症が生じている歯肉に力を加えてブラッシングすると痛むだけですが，健康な歯肉であればかなりの力を加えても痛むことはありません．

 ● ブラッシングでは適正な圧力（歯肉が疼痛を感じない程度の力）で行うことが重要である．

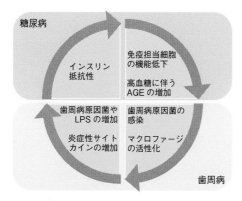

図3 ● 糖尿病と歯周病

（和泉雄一ほか：壮年期・中年期における歯周病管理の重要性．老年医学，30（3）：295，2015を参考に作成）

略語

AGE
最終糖化産物：advanced glycation end-products

LPS
リポ多糖：lipopolysaccharide

歯ブラシも硬いものから軟らかいものまでさまざまな種類があります．歯周病で炎症を起こしている歯周ポケットのブラッシングには，軟らかめの歯ブラシを選択すると，歯垢を除去する効率は落ちますが，痛みが少なく，時間をかければ十分歯垢を落とすことができます．

歯周病の治療

歯周病は進行すると歯の喪失につながります．その結果，咀嚼障害が生じ，摂取可能な食品が制限され，栄養のバランスが悪くなります．喪失した歯は生え換わることはありませんが，歯科を受診することで咀嚼機能を回復させることは可能です．

歯周病の最も大きな問題点は，重症化しないと自覚症状が出にくい点です．このため自覚のないまま進行してしまうケースが多くあります．これを防ぐには，ちょっとした歯の不調（冷たいものがしみる，歯が浮いたような感じがする，ブラッシングで少し血が出たなど）をそのままにしないことです．そのような不調があった場合には，歯科を受診し，専門家の診察と治療を受けなければなりません．とくに糖尿病の患者では，できる限り早期に受診することが重要です．

*

これまでの話から糖尿病患者の口腔内は，汚染した歯周ポケットの周囲に炎症がみとめられ，歯周病も進行しているとイメージできると思います（**図4**）．しかし，口腔内に関心をもち，定期的に歯科医院を受診し，歯科専門職から口腔衛生指導を受けている患者では口腔内にそれほど異常所見はみとめません（**図5**）．つまり，患者に身体の一部として口腔内に興味をもってもらうように指導することが非常に重要です．口腔内に興味をもつことができれば，自らの健康への関心が高まり，血糖のコントロールも積極的に行うようになると思われます．

糖尿病と口腔粘膜異常

糖尿病患者では歯周病以外にも口腔乾燥や味覚異常，口腔カンジダ症など口

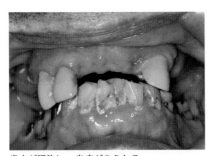

歯肉が汚染し，炎症がみられる

図4 ● 歯周病が増悪している糖尿病患者の口腔内

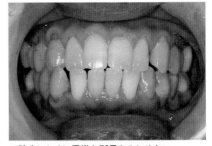

口腔内にとくに異常な所見をみとめない

図5 ● しっかりと口腔ケアを行っている糖尿病患者の口腔内

腔粘膜の疾患が生じやすいことがわかっています.

Point
- 唾液の分泌が減少し，口腔乾燥が生じると口腔内の自浄性が低下し，細菌が繁殖する（図6）.
- 歯周ポケット内で繁殖→歯周病が増悪→歯肉が退縮→う蝕になりやすい歯根が口腔内に露出→歯根に歯垢が付着→う蝕（歯頸部う蝕）の多発.
- 舌で繁殖→口腔カンジダ症が生じる→カンジダ性舌炎→味覚異常が引き起こされる場合もある.
- 味覚異常は糖尿病による末梢神経障害でも生じる.

口腔カンジダ症

口腔カンジダ症は健康であればとくに問題ありませんが，糖尿病による免疫低下などがある場合は，痛みが生じ難治性となり，栄養摂取が困難になり，さらに免疫が低下することで，カンジダを含む細菌性の肺炎など全身の感染症に移行する可能性も高くなります.

カンジダは義歯（入れ歯）の内面などに繁殖しやすく（図7），義歯の清掃を怠ったりすると，装着のたびに内面に付着したカンジダやその他の細菌が粘膜や唾液に移行することになり，口腔カンジダ症や肺炎などに罹患しやすくなります．つまり，義歯はカンジダなどの菌が繁殖しやすいので，糖尿病患者ではとくに，こまめにブラシをかけて汚れを落とし，健康な人よりも頻繁に義歯洗浄剤などを使用し，消毒する必要があります.

口腔カンジダ症への対策

糖尿病患者の口腔カンジダ症の予防では，まず唾液腺マッサージ（p.29，84参照）を行って唾液の分泌を促し，口腔内の自浄作用を維持することが大切です．次に舌ブラシなどを使用した舌の清掃と，口腔内の保湿を行います．義歯を使用している場合，その内面（粘膜側）に食物残渣やカンジダの付着が疑われるため，食後の清掃を徹底します.

口腔カンジダ症が生じた場合は，歯ブラシや義歯の清掃といった口腔ケアを徹底するとともに，イソジン®による含嗽を励行し，抗真菌薬を使用します.

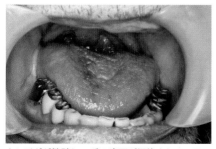
カンジダが繁殖し，舌の表面が汚染されている
図6 ● 舌の表面の汚染

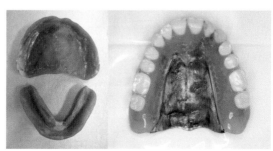
義歯の内面が汚染し，カンジダの繁殖がみられる
図7 ● 義歯に付着した汚染

味覚異常

　味覚異常に関しては，糖尿病による末梢神経障害が一因として挙げられます．仮に味覚異常が生じたとしても，緩徐に進行した場合は，ほとんど自覚症状がありません．そのため患者自身は自覚なしに食事の味つけを濃くしたり，甘いものを好むようになったりして，血糖のコントロールにも影響することがあります．味覚異常の原因には，前述した口腔カンジダ症も関与しているため，口腔清掃の徹底と早期発見，早期治療が重要です．

口腔粘膜異常の予防

　糖尿病による口腔粘膜異常を予防するには，義歯は食後必ず洗浄し，就寝時は残存歯などによる外傷の予防などで装着したほうがよい場合を除いては，義歯は取りはずして，義歯ブラシで汚れを落とし，義歯洗浄剤などにつけて保管したほうがよいでしょう．また，舌ブラシを使用して，舌表面の舌苔，食物残渣や細菌を除去することも大切です．

糖尿病患者の口腔ケア

　糖尿病患者では宿主免疫応答の低下や血管の脆弱化，易感染性や創傷の治癒不全といった病態があることから，カンジダを含め数多くの細菌が存在する口腔内では，感染症を主因とした，さまざまな病態が生じやすくなっています．すべての糖尿病患者に症状が出現すると断定するデータは現時点ではありませんが，何もせずに症状が出現するまで放置しておいてよいわけもありません．

　糖尿病患者の口腔ケアというと特殊なケアが必要と考える人も多いかと思いますが，実際には通常行っているブラッシングが最も重要であり，その頻度と質を高めることが肝要です．そのためには歯科専門職の口腔衛生指導を定期的に受け，口腔ケアに対するモチベーションを維持すること，また歯周病や口腔粘膜疾患の検査と治療についても定期的に行うことが重要です．

　その結果，糖尿病のコントロールにもよい影響が出てくれば，さらに口腔ケアに対するモチベーションが向上し，好循環が生まれるものと考えます．

引用・参考文献

1.　International Diabetes Federation：Diabetes Atlas，9th ed．2019.
　　https://www.diabetesatlas.org/en/（2021年8月23日検索）
2.　厚生労働省：平成30年国民健康・栄養調査報告．2018.
　　https://www.mhlw.go.jp/stf/newpage_08789.html（2021年8月23日検索）
3.　厚生労働省：歯周病罹患の現状と対策について．2021.
　　https://www.mhlw.go.jp/content/10801000/000779831.pdf（2021年8月23日検索）
4.　Nelson RG，et al：Periodontal disease and NIDDM in Pima Indians．Diabetis Care，13：836-840，1990.
5.　Loe H：Periodontal disease；The sixth complication of diabetes mellitus．Diabetis Care，16：329-334，1993.
6.　Louis Fほか（宮田隆監訳）：歯周病と全身疾患．ペリオドンタルメディスン．p.1-9，医歯薬出版，2001.
7.　Page RC：The pathobiology of periodontal disease may afftect systemic disease；inversion of a paradigm．Ann Periodontol，3：108-120，1998.
8.　和泉雄一ほか：壮年期・中年期における歯周病管理の重要性．老年医学，30（3）：295，2015.

人工透析をしている人の口腔ケアの注意点を教えてください.

 人工透析患者は，口腔内に口腔乾燥症などの症状が出やすいことを意識し，全身状態を考慮した口腔ケアと十分な保湿を行うことが重要です.

Keyword ⋯ #人工透析患者

Check

- 口腔ケア施行時にはシャントを潰したり圧迫したりしないようにシャント部位を確認します.

- 人工透析が必要な疾患には，糖尿病性腎症，慢性糸球体腎炎，腎硬化症などがあり，易感染性であり合併症も多く見られるため，全身状態を考慮します.

- 口腔乾燥が起きやすいため，保湿を十分に行います.

第3章 症状・状態・疾患別の口腔ケア

人工透析とは

人工透析の目的

　腎機能が低下してくると，老廃物の蓄積，電解質の異常，水分量の異常が見られ尿毒症という病態が起こります．人工透析は主として，慢性腎臓病により引き起こされるこの尿毒症を防ぐために行われます．

　日本透析医学会の統計資料によると，2019年の人工透析患者は344,640人であり，特に70歳以上の透析患者の増加が見られます[1].

人工透析患者の特徴

　慢性腎臓病には，糖尿病が原因となる糖尿病性腎症，免疫反応の異常が多いといわれている慢性糸球体腎炎，高血圧が原因となる腎硬化症などがあります．原疾患にもよりますが，糖尿病の場合は，前項の糖尿病患者の口腔ケアに準じた対応が必要です．高血圧や動脈硬化を併発している場合は，抗血小板薬を使用していることが多く，さらには慢性腎不全状態では凝固系の異常が見られることがあり，出血・止血には注意が必要です.

人工透析が長期にわたる患者の場合，感染の機会が増えることや腎不全による免疫機能の低下により，易感染性になっているという特徴もあります．全身状態が低下している場合は，歯周病からの菌血症の可能性もあり，口腔ケアの重要性はより高いと言えます．

その他にも合併症を併発していることが多く見られるため，口腔ケア介入時に全身状態を把握しておくことがとても重要です．

口腔ケア施行時の注意点

人工透析は1回4〜5時間，週に3回ほど行うことが一般的です．人工透析では，多量の血液を体外に出し，濾過したのち体内に戻す循環を行う必要があります．その為に動脈と静脈をつなげる外科的処置を行い，シャントという血液回路を主に腕の体表近くに造設します．

口腔ケア施行時にはこのシャントを潰したり圧迫したりしないように注意してください．

人工透析患者の口腔の特徴

口腔乾燥症

原因

人工透析患者では，口腔乾燥症に陥っている患者も多く見られます．

原因としては，水分摂取量を制限されているケースや体液の減少や，加齢による唾液分泌能の低下（人工透析患者の平均年齢は高いため），さらには複数の投薬が行われていることによる薬剤性の口腔乾燥症のリスクの増加，などがあげられます．

このように，人工透析患者では複合的に唾液の分泌が減少しやすい状態が見られるため，それに対応した口腔ケアが必要となります．

ケア

口腔乾燥が進んだ口腔内では，唾液の自浄作用が働きにくいため，汚れが停滞しやすく付着しやすい状態に陥ります．歯垢（プラーク）や舌苔も乾燥すると固くなり，除去しにくくなっていきます．口腔ケア開始時は，ジェルを口腔内に塗布するなどして，汚れをふやかし，粘膜の滑りをよくして行う必要があります．乾燥したまま無理に清掃しようとすると粘膜を傷つけてしまうこともあるため注意が必要です．ケアの後，汚れを十分に拭き取ってから，保湿することも重要です．

また，口腔乾燥状態では唾液の緩衝作用，殺菌作用，再石灰化作用も低下してしまうためう蝕になりやすくなっています．唾液腺マッサージ（p.29，84参

照)を行うなど，口腔乾燥対策も並行して行うとよいでしょう．

義歯使用患者の場合は，義歯も汚染されやすくなります．また，口腔乾燥状態で義歯安定剤を使用すると，粘膜にも義歯にも義歯安定剤が残存しやすく汚染されやすいため，義歯安定剤の使用量や使用方法に留意する必要があります．義歯は必ず清潔に保つようにしてください．

味覚障害

人工透析患者においても味覚障害が見られることがあります．詳細な発症機序は明らかにされていませんが，人工透析患者が腎移植を行った場合，移植の前後で明らかに味覚障害の軽快が見られるという報告も多く，人工透析が味覚障害に関与していることが疑われています．また，糖尿病による末梢神経障害が起こっている可能性もあります．透析患者全体の高齢化や使用している服薬数の増加によっても味覚障害が起こるリスクは高いと言えるでしょう．

慢性腎臓病では食事内容や電解質の摂取量にも気をつける必要があるため，味覚障害によって濃い味付けになってしまわないよう患者本人の自覚を促すことも大事です．

人工透析患者の口腔ケア

人工透析患者では，原疾患やその病状によって全身状態は大きく異なります．

ただし，総じて血液凝固能が低下していること，易感染性であること，口腔乾燥症が見られやすいことを意識してケアすることが重要です．

人工透析は基本的に腎移植をしない限りは生涯にわたって続く処置であり，口腔への影響も持続的であることを忘れてはいけません．

比較的年齢の低い，ADLの高い方でも何度もシャントを造設することで痛みがあることや，末梢神経障害などで手指の巧緻性が低下している場合もあり，うまくブラッシングできないことで，全身状態に比較して口腔内の清掃状態が悪化しているケースもあります．

このような状況を理解した上で，口腔ケアを行う必要があります．

引用・参考文献

1. 日本透析医学会統計調査委員会編：わが国の慢性透析療法の現況 2019年末の慢性透析患者に関する集計（2019年12月31日現在）．2019．
https://docs.jsdt.or.jp/overview/index.html（2021年7月5日検索）
2. 又賀 泉：血液透析中高齢患者における顎口腔領域の合併症と歯科治療．老年歯学，25（4）：402-409，2011．
3. 根橋克明，又賀 泉：腎移植患者の口腔症状についての臨床的研究．日本口腔科学会雑誌，45（3）：269-285，1996．

Q15 重度障がい児で乳歯が脱落しそうな時に，誤嚥しないようにする方法はありますか？

A 誤嚥しないためには動揺している乳歯を注意深く観察し，場合によっては乳歯を抜きましょう．

Keyword … #重度障がい児　#乳歯交換期

Check

● 歯の交換時期は前歯部で6 〜 8歳頃，臼歯部は8 〜 12歳頃が目安です．

● 早期に動揺・抜けてしまった場合は低ホスファターゼ症の可能性があるため注意しましょう．

● 重度障がい児の乳歯を抜歯する場合は，歯科と連携を取り，事前準備と環境整備を行う必要があります．

乳歯から永久歯に生え変わる時期

個人差は大きいですが，平均して6歳前後で永久歯が萌出します（**図1**）．

Point

● 第一大臼歯（6歳臼歯）は第二乳臼歯の後方に新しく萌出する．前歯部では永久歯が萌出し，乳歯が脱落する．

とくに下顎前歯部では乳歯の舌側に萌出する様式をとるため，乳歯が晩期残存しやすいです．乳歯の交換時期は前歯部で6 〜 8歳頃，臼歯部は8 〜 12歳頃が目安です．

乳歯が抜ける前兆

乳歯が永久歯に生え変わる際は，次に生えてくる永久歯の歯冠部が乳歯の歯根に触れることで，その刺激により乳歯の歯根が吸収され短く（**図2**）なります．吸収することで，乳歯は動揺を起こし抜けていきます．

健常児の場合は，歯の違和感を自ら訴えることがほとんどですが，重症心身障がい児は歯の異常を自ら訴えることが難しいことが多く，脱落した乳歯の誤嚥・誤飲を防ぐため，日頃のブラッシング時に歯の動揺をチェックする必要があります（**図3**）．

Clinical Nursing Skills ｜ Oral Care

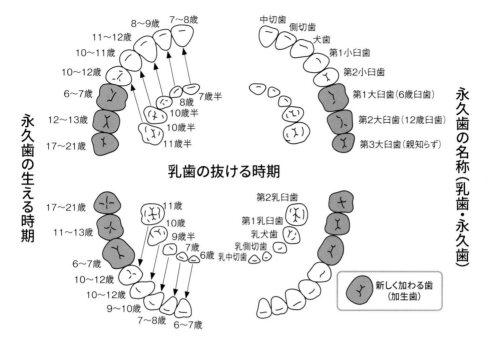

永久歯の生える時期

17～21歳
12～13歳
6～7歳
10～12歳
10～11歳
11～12歳
8～9歳   7～8歳

7歳半
8歳
10歳半
10歳半
11歳半

乳歯の抜ける時期

17～21歳
11～13歳
6～7歳
10～12歳
10～12歳
9～10歳
7～8歳   6～7歳

11歳
10歳
9歳半
7歳
6歳

中切歯
側切歯
犬歯
第1小臼歯
第2小臼歯
第1大臼歯（6歳臼歯）
第2大臼歯（12歳臼歯）
第3大臼歯（親知らず）

第2乳臼歯
第1乳臼歯
乳犬歯
乳側切歯
乳中切歯

永久歯の名称（乳歯・永久歯）

新しく加わる歯
（加生歯）

図1 ● 永久歯の萌出時期と生える順番

（ライオン歯科衛生研究所：歯と口の健康研究室，歯と口の基礎知識 歯の生えかわり．
https://www.lion-dent-health.or.jp/labo/article/knowledge/02.htm（2021年8月13日検索）より引用）

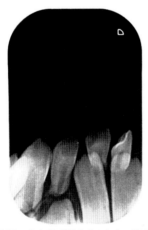

6歳女児．永久歯が萌出するため，乳歯の歯
根が吸収されている．この後抜歯を行う

図2 ● X線写真

図3 ● 乳歯の誤飲

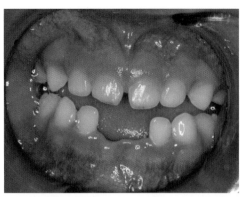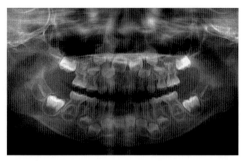

（写真提供：都立小児総合医療センター　小方清和先生）

下顎乳中切歯が早期脱落したこと以外では全身的な異常所見は認められない．永久歯胚も正常に確認できる．現在，下顎に小児義歯を装着し，永久歯の萌出を待っている．A|A（上顎両側乳中切歯）の歯根に早期吸収を認めるため，今後も注意深く経過を見る必要がある．

図4 ● 歯限局型低ホスファターゼ症（4歳4か月　女児）

もし交換時期よりも早期に動揺に気が付いた場合

生え変わりの時期を目安として上記に示しましたが，もし早期に動揺・抜けてしまった場合は低ホスファターゼ症の可能性があります．

低ホスファターゼ症（HPP）は骨系統疾患の一つで，血清アルカリホスファターゼ（ALP）値が低値となる疾患です．ALPは骨石灰化に必須の酵素で，活性低下により骨の石灰化が低下します．軽症型の中には歯限局型HPPがあり，これまでの報告では歯の早期脱落は乳歯のみで永久歯には認めないケースが多いです（図4）．

重症型に関してはこれまで確立した根本的な治療法はありませんでしたが，ALP酵素補充療法が開発され，今後投与例が増えていくと思われます．

乳歯の動揺に気をつける

乳歯が動揺している場合，筋緊張が強くなり歯ぎしりがみられることがあります．歯ぎしりが強い場合は歯の咬耗（図5）や，歯周病などによる炎症が重なると動揺が著しくなり歯が抜けることがありますので，口腔ケアは重要です．動揺がある場合は歯科と連携し，原因が何であるかを定期的に観察してください．

乳歯を抜歯するには

重度障がい児は開口を維持するのが難しく，服用中の薬も多いため容易に抜歯はできません．また抜歯後の出血が咽頭に流れ込んでしまうこともあります

HPP
低ホスファターゼ症：HypoPhosPhatasia

ALP
血清アルカリホスファターゼ：alkaline phosphatase

Clinical Nursing Skills | Oral Care

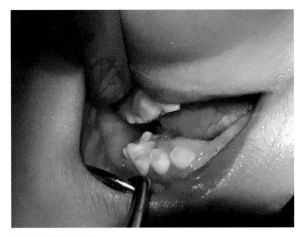

図5 ● 咬耗した歯

ので，抜歯を行う際には歯科と連携をし，事前準備と環境整備を行う必要があります．

＊

　歯の動揺に気が付き，抜歯を行うことは誤嚥のリスクを減らすためにも重要ですが，それとは別に乳歯の生え変わりは大人への成長の証しでもあります．重度障がい児は保護者が成長を感じにくいことが多いので，抜くことはマイナスなことと考えずに行うのがよいと著者は考えています．

引用・参考文献

1. ライオン歯科衛生研究所：歯と口の健康研究室，歯と口の基礎知識 歯の生えかわり.
   https://www.lion-dent-health.or.jp/labo/article/knowledge/02.htm（2021年8月13日検索）

Q16 重度障がい児や脳性麻痺の患者の口腔ケアで気をつけることはありますか？

A ケア時には視野の確保をし，不用意に口腔内に指を入れて噛まれないようにしましょう．

Keyword … #重度障がい児　#脳性麻痺の患者

- 口を自ら動かすことの少ない重度障がい児の口腔ケアは全身の健康状態やQOLの向上につながります．

- 口腔の大きさや状態に適した歯ブラシや開口器を選択しましょう．

- 口腔ケアを行う術者の感染予防にも留意し，標準予防策に基づいてケアを行うことも大切です．

なぜ口腔ケアが必要なのか

　重度障がい児において，口腔衛生状態を良好に保つことは口腔疾患の予防および誤嚥性肺炎のリスクを減少させて，全身の健康状態やQOLの向上につながります．さらに，口腔周囲の刺激に対する経験不足が口腔の過敏を増長させ，過敏の残存はその後の発達においてもさまざまな支障をきたす要因となります．

　口を自ら動かすことの少ない重度障がい児にとって，口腔ケアの時間は口腔の周囲を動かすことができる重要な機会になります．全身の健康維持および口腔周囲の感覚刺激に慣れるためにも早期から口腔ケアを行うことが重要です．

　様々な身体状態の影響により，多くの場合で口腔内に異常が起こることがあります．口腔ケアを行う前は，身体全体や表情をよくみて，呼吸状態・覚醒状態など普段と比べて異常がないか確認し，その後「口の中をみますよ」と声をかけてから触れていきましょう．声掛けに対する反応がなくても，本人はわかっていることが多いです．もし，その時に異常があれば短時間でのケアで終了することも必要です．

Clinical Nursing Skills | Oral Care

障がい児の口腔内の特徴

不正咬合

　口唇周囲や筋肉の未発達，筋緊張の異常によって不正咬合（**図1**）が多く，特に永久歯列での開咬，叢生が多く歯磨きが難しくなります．高口蓋も多くみられ，歯磨きに加え，舌や口蓋などの粘膜に対するケアが必要です．

口腔乾燥

　口呼吸が多く，開咬も影響して口腔乾燥（**図2**）が起こりやすく，保湿を考慮する必要があります．抗てんかん薬，抗精神病薬などの服用がさらに口腔乾燥を助長させます．経口摂取していない場合や，発語がないと唾液腺への刺激が減り，唾液分泌の減少につながります．口腔ケアで唾液分泌を促し，口腔内を潤すことは重要です．

歯肉肥大

　抗てんかん薬の副作用によって歯肉肥大（歯肉増殖）が起こることがあります（詳細はp.218〜220参照）．歯肉に炎症があると歯肉肥大が増加するため，歯肉の炎症を起こさないようにすることが大切です．抗てんかん薬の副作用は当該薬剤を中止しない限り切除しても再発することが多いので，切除する時期は慎重に検討する必要があります．

乳歯の誤嚥・誤飲

　永久歯が萌出しても乳歯が残存していることもあり，動揺が見られないままに突然脱落することもあります．抜けた乳歯が気管に迷入する危険があるため，定期的に観察し，歯の動揺やX線にて状態の確認を行い，必要であれば歯科に抜歯を依頼しましょう．また，萌出時期はあくまでも参考であり，個人差

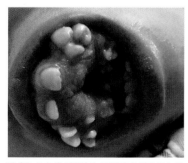

乳歯と永久歯が混在し不正咬合がみられる
図1 ● 不正咬合・高口蓋

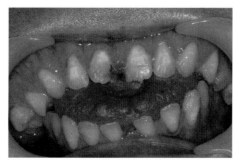

図2 ● 口腔乾燥と不正咬合がみられる

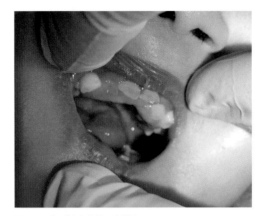

図3 ● 歯がすり減り咬耗している

もあるので注意が必要です（詳細はp.254 〜 257参照）．

咬耗

　緊張が強く，頻繁に歯ぎしりがみられる場合には，歯の咬耗（<ruby>咬耗<rt>こうもう</rt></ruby>）（**図3**）が生じます．マウスピースなどで咬耗を防ぐ方法もありますが，型取りが難しく，取れたとしてもすぐに破損してしまうなどのトラブルもあります．歯周病などの炎症と重なると動揺が著しくなり，抜歯を余儀なくされるため口腔ケアは重要です．

口腔周囲の過敏

　重度障がい児は口腔内や口腔周囲の刺激を受けることが少なく，触れられることに慣れず，過敏が残存することがあります．過敏が強いと口腔周囲に触れただけで仰け反るような筋緊張が全身に起こり，開口が難しくなります．できるだけ早い時期から過敏除去や口腔ケアなどによって刺激に慣れることも必要です．

咬反射

　重度障がい児は大人になっても咬反射が残存することがあります．不用意に指を口の中に入れたり，口腔ケア中に歯ブラシを咬合面に置くと噛んでしまい，上手にケアできないことがあります．咬反射をなくすことは困難なので，緊張しないでケアが受けられるように訓練しましょう．

う蝕や歯周病

　流動食や高カロリー栄養剤などを経口摂取していると，歯面に歯石が付着しやすく，口腔内の状況は悪化します．また経管栄養であったとしても，逆流や嘔吐にて口腔内に内容物や酸性の胃液が出てくるので逆流などの所見がないか注意深くアセスメントする必要があります．

歯ブラシの選び方

重度障がい児の場合は口も小さく，大きく開口することが難しい場合も多いです．そのため，歯ブラシはヘッドが小さく，毛の丈があまり長くないものを選ぶのがよいでしょう．

Point

● 毛の密度が低い歯ブラシは毛の弾力が弱く，清掃効果が低い傾向があるため，できるだけ密度の高い物を選ぶとよい．

また，大きく口を開けることができるようであれば，歯ブラシを大きくするなどの検討が必要です．

口腔ケアを行う際に注意すること

口腔ケアを行う前に，まずは姿勢を整えます．姿勢によって開口のしやすさが変わるうえ，顎が上がっていると誤嚥のリスクも高まります．そのため，緊張せずに開口しやすく誤嚥しにくい姿勢に整えます．脳性麻痺の患者は側弯や筋緊張により，姿勢の維持が難しいため，家族などに相談して姿勢を決めるとよいでしょう．

指を急に口腔内に入れると，本人が驚いて強く噛んだりすることもあり危険です（図4）．口腔内を観察する際は口唇を指やミラーで排除しながら頬側面を観察し，咬合面より内側は開口器や指ガード，歯ブラシの柄の部分（図5）などを使用しながら観察するのがよいでしょう．

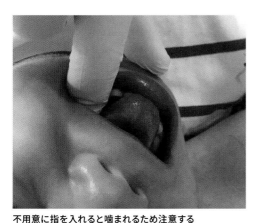

不用意に指を入れると噛まれるため注意する

図4 ● 指を入れられ驚いて噛む様子

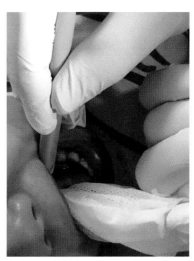

歯ブラシの柄を噛んでもらった状態で内側のケアや口蓋部の清拭を行う

図5 ● 歯ブラシの柄を使った開口法

開口が維持できない場合

　口腔ケア時に口を閉じてしまう場合，指の腹を下顎の口腔前庭部に置き，押し下げる（図6）ようにすると開口することができます．しかし緊張が強く開口保持が難しい時は，歯ブラシや指ガードを下顎臼歯部に入れ開口を保持し，上顎の口蓋側を磨くなどの対応が必要です．開口器を使用し開口する場合，器具を挿入する場所により歯牙が脱臼することもあるので注意が必要です．

持続して開口させるには

　持続して開口が必要な場合，開口器を用います．開口器を噛ませると驚いて余計に緊張し，噛みこんでくることもありますので，強度の低い開口器を使用する時は注意が必要です．また，開口器は奥歯で噛ませるようにします．前歯で噛むと歯が脱臼する可能性もあります．また，口唇や頬粘膜を巻き込まないように注意が必要です（図7）．

　開口したあとは呼吸が停止することもありますので，呼吸ができているかをこまめに確認してください．開口時は嚥下が難しいため，唾液を頻繁に吸引しましょう．もし吸引が難しい場合は口腔ケア用ティッシュやガーゼなど用いて，口腔ケア時に出た唾液をふき取りましょう．なお，開口器を使用するときは，なるべく短時間で処置を終わらせるようにしましょう．

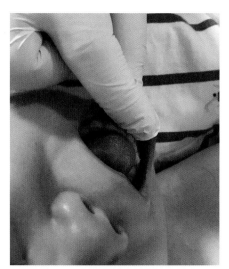

図6 ● 下唇の内側の口腔前庭に指を置き，下顎を押し下げる

正しい噛ませ方

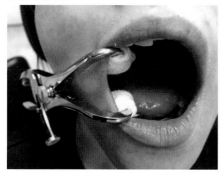

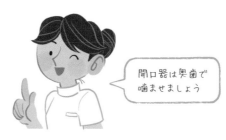

開口器は奥歯で噛ませましょう

悪い例

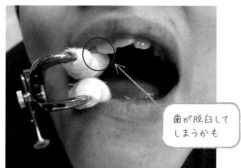

歯が脱臼してしまうかも

前歯で噛ませている

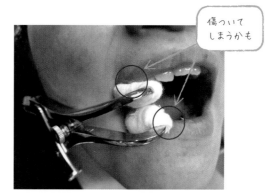

傷ついてしまうかも

口唇や頬粘膜が巻き込まれている

図7 ● 開口器の噛ませ方

口腔ケア時に出た唾液

　口腔ケア中・ケア後に出た，汚れた唾液等を取り除く方法として，含嗽をして吐き出すことができるのであれば吐き出してもらいますが，難しい場合は誤嚥させてしまわないように口腔ケア用ティッシュやガーゼで拭うなどの対策も必要です．そのままにしてしまうと汚れが原因で誤嚥性肺炎を引き起こす可能性もあります．

　口腔ケアを行う術者の感染予防にも留意し，マスクや手袋，ゴーグル，ガウンの装着などの標準予防策に基づいてケアを行うことも大切です．

Q17 無呼吸になりやすく，酸素飽和度が大きく変動する重度障がい児の口腔ケアの中断・中止の目安と人工呼吸器を装着している患児の口腔ケアについて教えてください．

A 酸素飽和度を常に確認し，急激な低下がみられたら中断します．回復しなければそのまま中止します．誤嚥のおそれがあるため，水分の使用には十分に注意します．

Keyword … #重度障がい児　#無呼吸　#酸素飽和度　#人工呼吸器

Check

● 酸素飽和度を常に確認し，低下した場合はすみやかに中止します．

● 長時間の開口は避けるようにします．

● 誤嚥予防のため，唾液は適宜吸引，またはガーゼなどで吸い取るようにします．

重度障がい児と口腔ケア

　重度障がい児は，軟食や流動食，栄養剤を口から摂取していたり，経管栄養を行っていることが多く，口腔機能や嚥下機能の低下がみられます．そのため，口唇・舌・顎の運動が少なく，自浄作用が低下し，食物残渣や栄養剤が口腔内に停滞したままとなってしまうことが多くあります．また，歯垢（プラーク）が付着しやすく，歯石も沈着しやすい状態にあります．さらに，てんかんを合併している者も多く，抗てんかん薬の副作用による歯肉増殖症の問題も抱えています．呼吸機能にも障害を抱えていることが多く，免疫力の低下から気管支炎や肺炎にかかりやすいことから，口腔内を清潔に保つことはとても大切です．

　重度障がい児は，筋肉の萎縮や脊柱の変形，関節の拘縮，気道狭窄などを伴うため，口腔ケアの際に呼吸しやすい体位をとる必要があります．坐位がとり

にくい患児は，全身的な筋緊張を誘発させないよう反射抑制肢位をとったり，側臥位や顔を横向きにして呼吸しやすくするとともに，唾液や汚れが気管に入らないように注意する必要があります．

　また，長時間の開口や口を大きく開けることで，過度に緊張し，無呼吸状態となり，酸素飽和度が急激に低下することがよくあります．酸素飽和度が低下した場合は，すみやかにケアを休止し，回復を待ってから再度行うようにします．

歯の磨き方のポイント

　歯の唇側・頬側を磨く際は，なるべく閉口させた状態で磨くようにします．異常パターン動作により開閉口のコントロールができない場合は，下顎の下に手を添えて閉口の介助をして，動作の抑制を行い，できるだけ開口している時間が短くなるよう配慮します（**図1**）．

　舌側を磨く際は，酸素飽和度と開閉口のタイミングを見計らいながらブラッシングを行い，長時間の開口はできるだけ避けるようにします．歯ブラシはヘッドの小さめのものを選択し，ブラッシング中に咬反射のおそれがあるようなら開口器を用いますが，開口量がなるべく少なくすむものを選択し，長時間の使用を避けます．

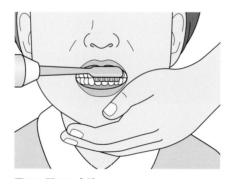

図1 ● 閉口の介助

人工呼吸器を装着している患児の場合

　人工呼吸器を装着している患児の場合，経口摂取をしていなくても，口腔内細菌の増殖，歯垢の付着や歯石の沈着は生じます．

　また，気管切開を行っていても誤嚥は生じることから，誤嚥性肺炎を防ぐために口腔内を清潔に保つ必要があります．また，舌運動や口腔の動きを習得させ，引き出すような機能的な口腔ケアを行うことで口腔機能の発達を促すような働きかけをすることも重要です．

　口腔ケアを行う際は，唾液や口腔ケアで使用する水分を誤嚥する危険性が高

いので注意が必要です．歯ブラシの水分は十分に切り，ケア中に生じた唾液は早めに吸引をするか，ガーゼで吸い取るようにします．水分の代わりに乳児用の歯磨きジェルを用いるのもよいでしょう．

　口腔ケアの刺激により唾液の分泌量は増加し，嚥下障害のため口腔内に唾液が貯留するような場合は，適宜吸引したり，吸引機能付きの歯ブラシ（**図2**）を使用したりすることで対応します．

　ケアの最後は必ずスポンジブラシやガーゼなどで口腔全体を清拭し，水分とともに汚れを回収することが大切です．

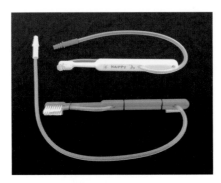 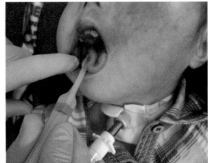

図2 ● 吸引機能付き歯ブラシ

引用・参考文献

1. 森崎市治郎ほか：日本障害者歯科学会編集スペシャルニーズデンティストリー障害者歯科，第1版．p.277-283，医歯薬出版，2009.

Q18 オーラルフレイル予防について教えてください.

A

オーラルフレイルの予防では，口腔機能の低下から栄養状態の悪化，認知症，フレイル，生活習慣病の発症・重度化に関連し，身体的・精神的活動の不活発を招き，要介護や認知機能低下のリスクを増大させるといった，悪循環につながることを理解することが重要です.

Keyword ··· #オーラルフレイル予防

Check

- 口腔機能の低下は栄養状態の悪化を招くだけでなく，人とのつながりの悪化にもつながります.

- オーラルフレイルの予防のため，口腔ケア時には歯の数や構音，舌の運動機能，摂食嚥下機能などに注意しましょう.

- 患者の口腔状態に合ったトレーニングを行いましょう.

口腔のもつ役割

　口腔は食事や会話，容姿といった人と人とのつながりや言語，非言語的コミュニケーションに欠かすことができない重要な役割を担っています. 口腔機能が低下すると摂取可能な食物の種類や量が制限されるので，栄養のバランスがとりにくくなり，食事の質が悪くなるため，免疫や代謝といった機能の低下から病気にかかりやすく，治癒しにくくなります.

口腔機能

　口腔機能には食べ物を口に取り込み，咀嚼し食塊としてまとめ，喉の奥へ移送し嚥下する摂食嚥下機能と構音，味覚，触覚，唾液の分泌機能などがあります. これらの機能は人が社会のなかで健康な生活を営むために必要な基本的機能です.

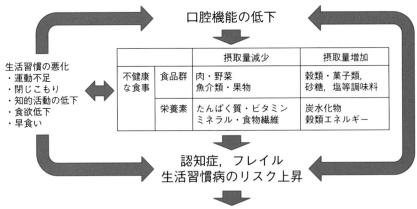

図1 ● 口腔機能低下による栄養への影響

(深井穫博編：健康長寿のための口腔保健と栄養をむすぶエビデンスブック. 医歯薬出版, p.55, 2019より引用・改変)

口腔機能低下による栄養への影響

　わが国の高齢者では口腔機能が低下するとビタミン・ミネラル・たんぱく質・食物繊維といった栄養素，肉・魚介類・野菜・果物といった食品の摂取が減少し，反対に炭水化物・穀類・菓子類・砂糖・塩などの調味料の摂取割合が増えるという報告があります[1]．つまり，口腔機能の低下によって食事のバランスが悪くなり，運動機能や生理機能を正常に保つことが困難になるだけでなく，脂質異常症や糖尿病，高血圧といった生活習慣病の発症や重症化のリスクが高くなることもわかってきています（**図1**）[2]．さらに口腔機能が低下すると，食事の量も減少し，バランスがさらに悪化するだけでなく，体重や筋量を維持することも困難になってきます．

口腔機能低下による対人関係や身体機能への影響

　口腔機能の低下によって食事や会話に支障をきたすと，対人関係に困難を感じるようになり，外出や外食をしなくなったりして，社会とのつながりが減少していきます．また，口腔機能の低下によって口の周りの筋肉が少なくなり動きも悪くなると，容姿や表情が損なわれ，言語的・非言語的コミュニケーション能力が低下します．そのような状態になると人とのつながりを良好に保つことが困難になり，閉じこもりがちになったり，買い物や交通機関の利用などといった知的能力を必要とする活動も減少し，身体的・精神的にも活動が不活発になり，寝たきりや認知機能低下のリスクが増加することになります．

　わが国の地域在住高齢者約2,000人を対象に行われた大規模コホート調査（柏スタディ）によって，「口腔機能が低下している（オーラルフレイル[*1]）者は，低下していない者と比較して，身体的フレイル[*2]，サルコペニア[*3]，要介護状

用語解説

*1　オーラルフレイル
老化に伴う様々な口腔の状態（歯数・口腔衛生・口腔機能など）の変化に，口腔の健康への関心の低下や心身の予備能力低下も重なり，口腔の脆弱性が増加し，食べる機能障害へ陥り，さらにはフレイルに影響を与え，心身の機能低下にまでつながる一連の現象および過程．柏スタディでは歯の数の減少，咀嚼機能の低下，舌の力の減少，舌の動きの低下，硬いものが食べにくくなったとの自覚の有無，お茶や汁物でむせるようになったという自覚の有無の6項目のうち，3項目以上に該当したものをオーラルフレイルと判定．

*2　フレイル
加齢により心身が老い衰えた状態のこと．フレイルは，早期に適切な対応を行えば元の健康な状態に戻れる状態．高齢者のフレイルは，生活の質を落とすだけでなく，さまざまな合併症も引き起こし，機能低下や死亡する危険性が高いことが明らかになっている．

*3　サルコペニア
高齢になるに伴い，筋肉の量が減少していく現象．25 ～ 30歳頃から進行が始まり生涯を通して進行する．筋線維数と筋横断面積の減少が同時に進む．主に不活動が原因と考えられているが，そのメカニズムはまだ完全には判明していない．抗重力筋において多く見られるため，立ち上がりや歩行が徐々に困難になってしまうことから，老人の活動能力の低下の大きな要因となっている．

態, 死亡の新規発生リスクがそれぞれ2倍以上高い」という報告がなされていま
す[3]. これらの結果は身体的フレイルや身体能力の低下に先立って口腔機能の
低下が生じていることを示唆しているだけでなく, 身体的フレイル, サルコペ
ニア, 要介護状態, 死へと進行していくなかでも, オーラルフレイルが影響し
ている可能性を示唆しています.

口腔機能低下による健康への影響

口腔機能が低下すると食欲も低下し, 栄養が偏り不足するようになります.
その結果, 筋量や筋力が減少し, 免疫, 代謝といった機能も低下します. 筋力
が落ちると運動機能が低下し, 転倒やけがのリスクが増大します. 不活発な生
活となり, 代謝も低下するため, 食欲がいっそう低下し, さらに栄養が偏り不
足していくといった悪循環が生じます. また免疫機能が低下すると様々な病気
にかかりやすくなります. 特に高齢者では肺炎などの感染症を繰り返し, 寝た
きりになることもあります.

病気やけが以外に, 健康な生活を損なう要因として気を付けなければならな
いのは, 社会参加の機会が減少することです. 楽しく食事をしたり, コミュニ
ケーションをはかったりするためには口腔機能を維持することが不可欠です.
食事や会話に支障をきたすと, 外出や人との付き合いを避けるようになり, 閉
じこもりがちになります. 不活発な生活が長く続くと, 体力とともに意欲も低
下し, うつ傾向や認知機能の低下にもつながります[4, 5]. 認知症や脳血管障害
といった大きな病気にならずに, 徐々に要介護状態に陥っていく原因のほとん
どが不活発な生活習慣であるという調査結果も報告されています.

「食べる」「話す」といった機能は毎日使うもので, その低下を本人が気づくこ
とはとても難しいことです. 外出や外食, 他者との交流を積極的に行って, ま
ず高齢者本人が意識的に食べたり, 話したりして, それら機能を維持するとと
もに, 低下がみられてもその変化に気づくことが重要なのです.

オーラルフレイルを予防するために

次にオーラルフレイル予防のためのトレーニングや口腔ケア時の注意点など
を紹介します[6].

歯の数

オーラルフレイルでは自分の歯を20本以上持っているかが一つの判定基準に
なっています. 20本以上ある人では, その歯を維持するため, これまでの口腔
ケアを継続する必要があります. また, 現在の口腔ケアで問題がないか定期的
に歯科を受診しチェックしてもらうとよいでしょう.

歯科では, 歯石を取ったり, 歯を研磨して汚れがつきにくくなるよう口腔内

環境を整えるだけではありません．歯石や歯垢のつき具合を見て，口腔ケアの問題を発見したり，歯周病の進行状態を精査したりして，進行した部分への対策を専門的に教えてくれます．

!Point
● 歯科医院での専門的なケアだけでは，う蝕や歯周病の進行を抑制できない．
● 最も重要なのは毎日の口腔ケアである．

20本歯がないからといって，あきらめることはありません．ブリッジや義歯，インプラント*1で歯がなくなった部分を補うことで，機能は大きく改善します．

噛むと痛んだり，動揺していてしっかり噛めない歯がある方は，口腔機能が低下することも多いので，必要であれば抜歯して，義歯など補綴物で補う必要があります．また義歯など補綴物は一度入れて，その後，痛みなどなければ終わりではありません．総義歯であっても定期的に歯科を受診し，義歯等に問題がないか，口腔機能の低下がないか検査してもらうとよいでしょう．

オーラルフレイル予防のためのトレーニングでは，まず最初にう蝕や歯周病，義歯に問題がないか確認し，問題があれば治療を行います．問題がなくなっても，口腔機能に低下がみられる場合は，次の機能訓練を行うとともに，加齢による機能低下を念頭に置いた，食事栄養指導や，誤嚥窒息予防を行っていく必要があります．

舌運動機能

オーラルフレイルでは「タ」の音を5秒間できるだけ早く繰り返し発音してもらい，その回数が1秒間あたり，男性で5.2回/秒，女性で5.4回/秒未満であった場合，機能が低下していると判定します．

これは滑舌の検査ともいわれています．「タ」の音は舌の前方が上の前歯の裏側を叩くようにして発音されるので，舌の前方の動きを評価しますが，この他に「パ」の音は口唇の動き，「カ」の音は舌の後方の動きを評価することができます．これら「パ」「タ」「カ」を発音しにくいと感じたり，5秒間で30回以上発音できない，会話中に口が回りにくいと感じたり，最近よく聞き返される，電話では話が伝わりにくいなど感じている場合は，滑舌が悪くなっている可能性があります．

無意味音節連鎖訓練

滑舌が悪い場合は，まずは意識的に会話する機会を多く作ること，会話ではできるだけ口と舌を大きく動かすよう意識することが大切です．

また，会話する機会が少ない場合などは，無意味音節連鎖訓練を行ってください（**図2**）．無意味音節連鎖訓練では①〜⑩の単純パターンを，各5回発音します．パターンは曜日ごとに横列で発音します．発音するときは，できるだけ唇や舌を意識して大きく動かしてください．はじめは，ゆっくり・はっきり・大

Check out the video below!
無意味音節連鎖訓練

横列で発声➡	横列で発声➡	横列で発声➡	横列で発声➡	横列で発声➡	横列で発声➡	横列で発声➡
日曜日	月曜日	火曜日	水曜日	木曜日	金曜日	土曜日
① マカト	① マダテ	① カダマ	① バダマ	① バダカ	① タダカ	① テダマ
② マキト	② マジテ	② カジマ	② バジマ	② バジカ	② タジカ	② テジマ
③ マクト	③ マズテ	③ カズマ	③ バズマ	③ バズカ	③ タズカ	③ テズマ
④ マケト	④ マデテ	④ カデマ	④ バデマ	④ バデカ	④ タデカ	④ テデマ
⑤ マコト	⑤ マドテ	⑤ カドマ	⑤ バドマ	⑤ バドカ	⑤ タドカ	⑤ テドマ
⑥ マバト	⑥ マダテ	⑥ カバマ	⑥ バダマ	⑥ バダカ	⑥ タダカ	⑥ テバマ
⑦ マビト	⑦ マジテ	⑦ カビマ	⑦ バジマ	⑦ バジカ	⑦ タジカ	⑦ テビマ
⑧ マブト	⑧ マズテ	⑧ カブマ	⑧ バズマ	⑧ バズカ	⑧ タズカ	⑧ テブマ
⑨ マベト	⑨ マデテ	⑨ カベマ	⑨ バデマ	⑨ バデカ	⑨ タデカ	⑨ テベマ
⑩ マボト	⑩ マドテ	⑩ カボマ	⑩ バドマ	⑩ バドカ	⑩ タドカ	⑩ テボマ

図2 ● 無意味音節連鎖訓練

(神奈川県健康医務局保健医療部健康増進課：オーラルフレイルハンドブック（歯科専門職向け）第2版. p.11, 2020
https://www.pref.kanagawa.jp/documents/6679/documents6679kanagawahandbook.pdf より引用)

きな声で行っていただき，徐々にはやく発音できるよう練習してください．

舌圧

　オーラルフレイルの判定で，舌圧は舌圧計という特殊な機械で測定します．これは男女で基準値が決まっていて，それ未満の場合は舌の力（舌の筋力）が低下していると判定します．

　舌の表面が白く汚れていたり，食べ物を飲み込む時に飲みづらそうにしていたり，上顎の口蓋の部分に食物残渣が残っているなどは舌圧が低下している可能性が高い所見です．舌の力の低下は，嚥下障害と関連しているともいわれています．

　また，舌は筋肉の塊なので，舌圧の低下がみられる場合，全身的な筋力低下，サルコペニアが疑われます．

● 筋肉が減ると，脱水，熱中症，転倒リスク，生活機能の障害につながる可能性がある．

　トレーニングとしては舌運動訓練，舌抵抗訓練などがあります．

舌運動訓練

　舌を前後左右上下に動かします．左右の頬，唇の内側を舌の先でゆっくり舐めるよう，舌を右回転，左回転と2回ずつ2セットゆっくりまわします．さらに，口を開けて，舌を前方，左右，上下とできるだけ伸ばして，最後にできるだけ伸ばした状態で口唇のまわりを舐めるように，右回転，左回転と2セット動かします．

舌抵抗訓練

　左右の頬を舌で押し，口の外から指でその頬を押して，舌でその指を押し返

Check out
the video below!

舌運動訓練

舌抵抗訓練

第3章　症状・状態・疾患別の口腔ケア

します．それを左右5回ずつ2セット実施します．また，食事やブラッシングの時など，舌の表面をスプーンや歯ブラシの毛と反対の部分で押して，それに抵抗するように，舌を上に上げます．また，舌の先をスプーンや歯ブラシの毛と反対の部分で押して，それに抵抗するように舌で前方に押します．これも5回ずつ2セット実施します．

咀嚼能力

咀嚼能力はキシリトール咀嚼チェックガム（ロッテ）（図3）を1分間噛んで，緑色のガムをどれくらい赤くできるかで判定します．十分赤くできない場合は咀嚼能力が低下していると判定します．また，主観的評価で「硬いものが食べにくい」と感じている場合も咀嚼能力が低下していると判定します．

厚生労働省が行った全国調査で，日本の後期高齢者の7割以上が硬いものが食べにくいと感じていることがわかっています．咀嚼能力は噛む筋力・機能だけをみているのではなく，唇，頬，舌，顎の動きを総合的に評価しています．足腰の状態を検査するのに，足の筋量や筋力を測ることもありますが，歩行速度を測って，足の運動機能を総合的に測るのと一緒です．

この評価は口の機能を総合的に評価するので，他の検査結果をみながら，問題点を総合的に導く必要があります．歯数，舌運動機能，舌圧，嚥下機能のうち低下している項目があれば，それらへの対応を行います．

また，食べ物を細かく噛み砕く機能は左右非対称の運動で，口唇，頬，舌，顎の動きが，それぞれ協調して動く必要があります．一つ一つの検査に問題がない場合は，この協調運動が低下している可能性があるので，咀嚼を必要とする食べ物をしっかり噛んで，飲み込むよう指導したり，ガムを意識的に噛むようにしたり，口腔ケア後のぶくぶくうがいを大きく強く行ったりするよう指導します．

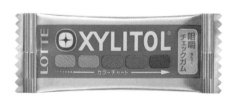

図3 ● キシリトール咀嚼チェックガム（株式会社ロッテ）

嚥下機能

主観的評価で「お茶や汁物でむせる」と感じている場合，嚥下能力が低下していると判定します．これに問題がある場合は，嚥下機能障害を疑って，低栄養や誤嚥，窒息のリスクがどの程度か診査して，リスクが高い場合は専門医療機関に相談する必要があります．

Check out
the video below!

ガム咀嚼訓練

オーラルフレイル予防の
ためのうがい方法

　それほど低下していない場合でも，嚥下機能の低下は誤嚥や窒息の可能性が少なからずあります．そこで食事の時は，食事に集中できる環境で（テレビを見ながらの食事は控えるなど），慌てて食べたりせず，しっかり咀嚼して飲み込むことを指導します．お餅やパンなど窒息のリスクが高いものを食べる時には，十分注意をして，小さく切って口に入れたり，よく咀嚼してから意識してしっかり飲み込むように指導します．

　食事以外でのトレーニングとしては，嚥下時に喉頭を挙上させる首の前の筋肉に対するトレーニングである以下の3つの方法があります．

シャキア法

① 仰臥位の状態で肩を床に付けたまま，お腹ないし足のつま先を見るように，首だけ前屈する．

② 60秒間頭を持ち上げた後に60秒休憩し，これを 3 回繰り返す．

③ 1秒ごとに頭を上げたり下げたりを30回繰り返す．

Check out
the video below!

シャキア法

Point

● かなりきついトレーニングなので対象者の状態に合わせて回数，時間を調整する．

嚥下おでこ体操（図4）

① 額に手を当てて抵抗を加え，おへそをのぞきこむように強く下を向くようにする．

持続訓練の場合

② ゆっくり 5 つ数えながら持続して行う．

反復訓練の場合

② 1から5まで数を唱えながら，それに合わせて下を向くように力を入れる．

Check out
the video below!

嚥下おでこ体操

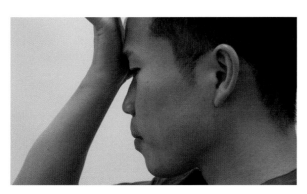

図4 ● 嚥下おでこ体操

Check out
the video below!

開口訓練

開口訓練（図5）

①安静な体位をとる（坐位，臥位どちらでもよい）.

②顎の関節が痛くならない程度に大きく口を開く.

③首の前の筋肉が強く収縮していることを意識しながらその状態を10秒間保持
　させて10秒間休憩する.

Point
- 顎の下に手を当てて顎を上に押しながら，その力に抵抗するように開口すると効果が上がる.
- 5回で1セットとして1日2セット行う.

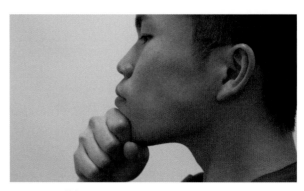

図5 ● 開口体操

引用・参考文献

1. Iwasaki M, et al：Longitudinal association of dentition status with dietary intake in Japanese adults aged 75 to 80 years. J Oral Rehabil, 43 (10)：737-744, 2016.
2. 深井穫博編：健康長寿のための口腔保健と栄養をむすぶエビデンスブック. 医歯薬出版, 2019.
3. Tanaka T, et al：Oral Frailty as a Risk Factor for Physical Frailty and Mortality in Community-Dwelling Elderly. J Gerontol A Biol Sci Med Sci, 73 (12)：1661-1667, 2018.
4. Watanabe Y, et al：Oral function as an indexing parameter for mild cognitive impairment in older adults. Geriatr Gerontol Int, 18 (5)：790-798, 2018.
5. Kikutani T, et al：Effect of oral care on cognitive function in patients with dementia. Geriatr Gerontol Int, 10 (4)：327-328, 2010.
6. 日本摂食嚥下リハビリテーション学会医療検討委員会：訓練法まとめ (2014版). 日本摂食嚥下リハビリテーション学会誌, 18 (1)：55-89, 2014.

Q19 新型コロナウイルス等感染拡大下での口腔ケアについて教えてください.

A 新型コロナウイルス等感染拡大下での口腔ケアでは，感染予防策の徹底と飛沫やエアロゾルを可能な限り産生させない口腔ケア方法を検討し実践する必要があります.

Keyword … #新型コロナウイルス感染症

Check

- COVID-19を引き起こすウイルスであるSARS-CoV-2は，感染者が，咳，くしゃみ，会話などによって生じる飛沫を介して拡散すると考えられています.

- 口腔ケアによってCOVID-19の重症化リスクを下げる仮説が提唱されています.

- ブラッシングなど飛沫が生じやすい手技について，飛沫ができる限り飛散しないような工夫を行いましょう.

新型コロナウイルス感染症 (COVID-19)の広がりにより，病院や介護施設における感染拡大が危惧されています. その防止には，COVID-19感染予防のための正しい知識とケアの方法を全職員が共通の認識とともに熟知している必要があります.

略語
COVID-19
新型コロナウイルス感染症：coronavirus disease 2019

Point
- 標準予防策や看護介護業務の注意点 (食事介助，排泄介助，清拭，清掃，廃棄物処理)に関しては，指針やマニュアル[1]が作成されており，活用されている.

新型コロナウイルス等感染拡大下で口腔ケアを行うために

通常ブラッシングによっても飛沫を産生する

COVID-19を引き起こすウイルスであるSARS-CoV-2は，感染者が，咳，くしゃみ，会話によって生じる飛沫を介して拡散すると考えられています[2].

また，飛沫は口腔ケアのためのブラッシングによっても産生されます. このことは，日常の歯ブラシを行っている洗面台の鏡に多くの飛沫が付着していることから，容易に想像できると思います (**図1**).

略語
SARS-CoV-2：severe acute respiratory syndrome coronavirus 2

第3章 症状・状態・疾患別の口腔ケア

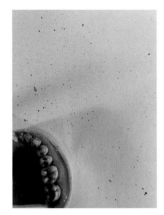

広範囲に飛び散っているのがわかる

図1 ● ブラッシングによって飛び散った飛沫

適切な対策により口腔ケアは可能

歯科診療はエアロゾルが発生する機会が多く，歯科医療従事者と患者との距離がきわめて近いことからSARS-CoV-2による感染リスクがきわめて高い状況にありますが，現在まで歯科医療施設や歯科医療従事者の集団感染の報告はほとんどありません[3, 4]．

つまり，口腔ケアを行っても，適切な対策をとれば感染を予防できると考えられます．

周辺地域の感染状況を把握し，体制を整える

対策のためには，病院や介護施設内およびその周辺地域のCOVID-19感染者と感染対策の状況を把握し，口腔ケアの提供体制を整える必要があります．

Point

● 感染対策と医療体制が十分に整っていない状況では，感染リスクの高いいくつかの口腔ケアの手技（口腔ケアに非協力的な患者，要介護者への歯ブラシなど）については特別な対応を検討する必要がある．

口腔ケアによる肺炎予防が重要

口腔ケアが肺炎予防に効果があることは多くの報告によって明らかにされています．COVID-19の感染拡大を予防するために，口腔ケアを中止して口腔内細菌による肺炎発症のリスクを増加させては本末転倒です．

また，SARS-CoV-2は肺に大きなダメージを生じさせることが判明しているため，口腔細菌による肺炎の存在は，重症化のリスクを高めることになります．したがって，口腔細菌による肺炎を予防することはきわめて重要です．

患者，利用者の評価を慎重に行う

患者，利用者のCOVID-19に関連する発熱と症状を積極的にスクリーニングし，症状を呈していない場合でも，慎重に評価し，適切な感染対策を講じて口

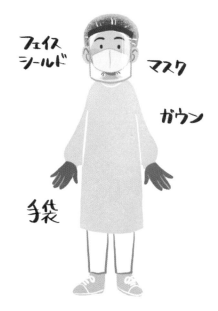

フェイスシールド
マスク
ガウン
手袋

図2 ● 個人用防護具（PPE）の着用

腔ケアを実施します．個人用防護具（PPE）（**図2**）と感染対策の備品を確認し，PPEとその供給が限られている場合は，必要性が高い患者・利用者を優先します．

　施設内や地域でCOVID-19の感染が流行していない場合は，標準予防策を厳守することで，口腔ケアを提供できます．ただし，発症前または無症状の患者，要介護者であっても感染の可能性があることを十分考慮し，適切な対策のもと口腔ケアを行う必要があります．

略語
PPE
個人用防護具：personal protective equipment

新型コロナウイルス等感染拡大下での口腔ケア

口腔ケアの準備

　セルフケアが可能な患者，要介護者や入所者には可能な限りセルフケアを実施してもらい，ケア後の口腔内の確認や不十分な部分の支援など，必要最小限の口腔ケアを実施します．その際，患者，要介護者と看護師は呼吸器衛生と咳エチケット，および手指衛生を徹底する必要があります．

Point

● 手指衛生のための60〜95％のアルコールを含む擦式アルコール手指消毒薬（ABHR）もしくは石けん，痰など分泌物を廃棄するための蓋つきの専用容器を準備する．

略語
ABHR
擦式アルコール手指消毒薬：alcohol-based hand rub

飛沫やエアロゾル飛散の予防

　口腔ケア実施時には，必要な物品を手が届く範囲に準備することが大切で

第3章　症状・状態・疾患別の口腔ケア

す．また，物品は可能な限りディスポーザブルを推奨します．

 Point ● 必要のない物品は，引き出しやキャビネットなどの覆われた場所に保管，口腔周囲はドレープで覆い，リネンなどの汚染を防ぐ．

　口腔ケアでは可能な限り，飛沫やエアロゾルを発生させないよう注意します．

　たとえば，歯ブラシは強く，大きく動かすことで飛沫を発生させる可能性が高くなります．そのため，ブラッシングを行う場合はできるだけ細かくブラシを動かし，飛沫を産生しないように注意します．

　また，口を閉じてブラッシングをすれば，飛沫の口腔外への飛散を防ぐことができますが，ブラッシングは開口させて，明視野で行わなければ，汚れが取れないばかりか，口腔内を損傷する可能性があります．歯ブラシによる飛沫の飛散を防止するには，歯ブラシにガーゼを巻き，かつ吸引しながらブラッシングを行います．

　粘膜ブラシだけでは歯のある患者，利用者の口腔衛生状態を改善できません．感染者などリスクが高い患者・利用者の口腔ケアでは，飛沫の発生が少ないポイントブラシ（タフト型ブラシ）などの使用を検討しましょう（**図3**）．また，口腔ケア時に分泌物などを誤嚥し，ムセが生じないよう，分泌物は適宜吸引ないし，ガーゼなどに染み込ませて回収します．

Check out the video below!

COVID-19感染者のブラッシング

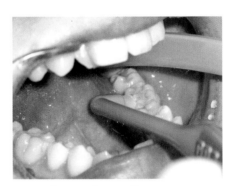

図3 ● ポイントブラシの使用

口腔ケア時の洗口剤，口腔湿潤剤の使用

　殺菌消毒効果のある成分（クロルヘキシジングルコン酸塩，ポビドンヨードまたは塩化セチルピリジニウム）を含む術前洗口剤は，口腔ケア中に発生するエアロゾル中の口腔微生物のレベルを低下させる可能性があります．今のところ口腔内のSARS-CoV-2への効果について十分なエビデンスはありませんが，COVID-19への対応が必要な状況下においては，口腔ケア前後にこれら含嗽剤を併用することを検討すべきです．

　口腔湿潤剤の使用についても，SARS-CoV-2に関するエビデンスはありませ

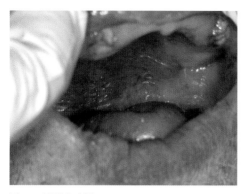
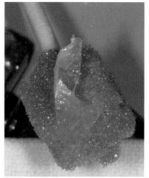

図4 ● 剥離上皮膜

用語解説
＊1 剥離上皮膜
口腔粘膜の最表面の角質が炎症を伴い変性したものと，唾液中のムチンにより形成される口腔粘膜上の膜のこと．内部には細菌塊がみられ，一部，口腔粘膜の浸潤もみられる．非経口摂取者，口腔乾燥者に多く見られる[5]．

んが，口腔粘膜はウイルス等の微生物の感染を防ぐ防御機構の一つであり，これを正常に保つことは感染のリスクを軽減することにつながると思われます．

よって，口腔粘膜が乾燥していたり，剥離上皮膜*1（**図4**）を認める場合は，口腔ケア時に口腔湿潤剤等を用いて，口腔粘膜の剥離上皮膜を除去し，保湿を行うことを検討すべきです．

口腔ケア時の環境整備

口腔ケア中は口腔ケアを行う場所から，他の患者，利用者やスタッフがいる場所に汚染された空気が移動しないように換気を行いましょう．

可能であれば口腔ケア後2時間換気することが推奨されています．

● 携帯型の空調空気濾過器の使用も検討すべきである．

口腔ケアは可能な限り，個々の病室，ケアエリアで行い，個室でない場合はカーテン等で遮蔽してベッドの間隔を約2m（6フィート）以上あけましょう．

口腔ケアを実施する看護師は，換気の気流の方向に平行なポジションをとり，風下にならないようにします（**図5**）．患者，利用者の頭は換気口に近くなるよう配慮します．

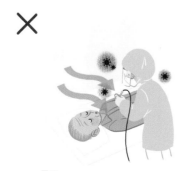
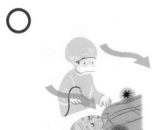

風下   風上

図5 ● 口腔ケアのポジショニング

第3章 症状・状態・疾患別の口腔ケア

口腔ケアの実際

口腔ケアの実施に際しては，事前にその手技を確認してから行いましょう．手指衛生を含め，患者・要介護者との接触の前後，感染の可能性のあるものとの接触，手袋を含む個人用防護具の着用前と取り外しの前，個人用防護具を除去した後の手指衛生を徹底しましょう．

義歯の管理

義歯の管理は通常どおり行います．着脱時，義歯清掃時に介助者は標準予防策を徹底するとともに，可能な場合は患者・要介護者に義歯の着脱を自身で行ってもらいます．

Point ● これは感染予防だけでなく，患者，利用者の機能の維持にもつながる．

義歯の清掃は，義歯ブラシでデンチャープラークを除去しますが，飛沫が飛散しないよう水中でブラッシングを行い，換気も行いましょう．ブラッシング後の義歯は水中でよく洗浄し，口腔ケア後の口腔内に装着します（図6）．

Point ● 流水で洗浄する場合は飛沫の飛散に注意する．

義歯清掃で使用する器具は個別ないし，ディスポーザブルとします．

器具の保管は引き出しやプラスチックケース内など，ウイルスへの曝露が少ない場所が好ましいですが，高温多湿になる可能性があります．そのため，カビ等の繁殖に留意し，よく乾燥させてから保管しましょう．

Point ● 義歯は水中に保管し，乾燥させてはならない．
● 器具の保管に関して除湿剤を使用することも検討すべきである．

Check out
the video below!
COVID-19感染者の
義歯洗浄

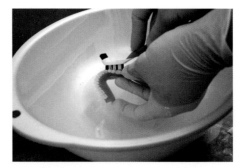

図6 ● 義歯は水中でブラッシングを行う

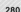

装着前に義歯を含嗽剤等に浸漬することで感染のリスクが低減するかどうかのエビデンスは前述の洗口剤の使用と同様にありませんが，食後の義歯清掃時に行うことは検討すべきです．

● これもエビデンスはないが，就寝時の義歯洗浄剤への浸漬は通常よりも頻回に行うことを検討すべきである．

COVID-19感染予防対策

適切な手指衛生

手指衛生は，60 ～ 95％のアルコールを含むABHRを使用するか，石けんと水で少なくとも20秒間洗います．手が明らかに汚れている場合は，ABHRの前に石けんと水を使用し，汚れを落とします．

サージカルマスク，眼の保護具，ガウンの着用

口腔ケア中は唾液等の体液が飛散する可能性があり，常に手袋とマスクを着用しましょう．

● 布製マスクよりもサージカルマスクが推奨されている．
● マスクの表面に触れたり調整したりする場合は，前後で必ず手指衛生を行う．

使用後のマスク等の廃棄または消毒のマニュアルは全スタッフに周知しておく必要があります．

眼の保護具（ゴーグル，サイドシールドがしっかり付いた保護眼鏡，または全面シールド），およびガウンまたは防護服の着用が望ましいです．

感染患者，感染が疑われる患者，利用者への口腔ケア

感染患者や感染が疑われる患者・要介護者に口腔ケアを実施する場合は，エアロゾルの発生が少ない手技と飛散を防止する手段をとる必要があります．また，口腔ケア実施者はN95マスクと顔全面を覆うシールドを使用します．

● これら患者・利用者に対する口腔ケアは感染が疑われない患者，要介護者の後に行う．

おわりに

約100年前のスペインインフルエンザのパンデミック時に行われた調査では，歯周病など歯科感染症のあった群ではインフルエンザに罹患した者が72％に達

し重篤者が多かったのに対し，歯科感染症のなかった群の罹患率は半分以下の32％であったと報告があります．

　今回のCOVID-19に対しても，歯科口腔領域の健康状態が重症化リスクを下げる仮説が提唱されています[6]．COVID-19感染者568名の医療データベースを用いた研究では，中等度以上の歯周病を有する患者は，重症化リスクが3.7倍，死亡リスクが8.8倍，ICU管理となるリスクは113.5倍，人工呼吸器装着のリスクが124.6倍であったとの報告があります[7]．口腔ケアによって口腔衛生状態を正常に保つことは，口腔内細菌叢と口腔粘膜，唾液の分泌などを正常に保つことになり，これら口腔内の感染防御機構を正常に保つことでもあります．つまり，口腔ケアはCOVID-19による感染リスクを低下させ重篤化を抑えることに貢献するかもしれません．

　今後も新たな感染症が発生してくる可能性は高く，感染対策のスキルをアップデートするとともに，口腔ケアについても適切な方法を開発・検証し，標準化して今後も続発する可能性のある新たな感染症にも備えていく必要があります．

引用・参考文献

1. 東京都福祉保健局：高齢者施設における新型コロナウイルス感染予防～正しい知識とケアの方法で高齢者を守ろう！～【全体版】．
https://tokyodouga.jp/kwnjktq6j6g.html（2021年9月2日検索）
2. Centers for Disease Control and Prevention：Guidance for Dental Settings.
https://www.cdc.gov/coronavirus/2019-ncov/hcp/dental-settings.html（2021年9月2日検索）
3. Heinzerling A, et al：Transmission of COVID-19 to Health Care Personnel During Exposures to a Hospitalized Patient - Solano County, California, February 2020. MMWR Morb Mortal Wkly Rep, 69（15）：472-476, 2020.
4. McMichael T M, et al：COVID-19 in a Long-Term Care Facility-King County, Washington, February 27–March 9, 2020. MMWR, 69：339-342, 2020.
5. Shen FC, et al：Histopathological evaluation of oral membranous substance in bedridden elderly persons without oral intake in Japan. Gerodontology, 36（1）：63-70, 2019.
6. Takahashi Y, et al：Aspiration of periodontopathic bacteria due to poor oral hygiene potentially contributes to the aggravation of COVID-19. J Oral Sci, 63（1）：1-3, 2020.
7. Marouf N, et al：Association between periodontitis and severity of COVID-19 infection：A case-control study. J Clin Periodontol, 48（4）：483-491, 2021.
8. 一般社団法人日本老年歯科医学会在宅歯科医療委員会：高齢者施設職員向け口腔ケアの手引き．
https://www.gerodontology.jp/publishing/file/guideline/guideline_oralcare.pdf（2021年9月6日検索）

第 **4** 章

在宅・評価・アセスメントなど

Contents

1. 在宅での口腔ケア

Q₁ 要介護レベルの患者の在宅での口腔ケアの指導のポイントは？

A まずは口腔ケアがう蝕や歯周病の予防のためだけの手段ではないことを理解してもらいましょう．

Keyword … #在宅での口腔ケア #要介護レベルの患者

＋ Check

- 患者や家族の負担とならないよう，いままでの方法をすこし変更するなど，患者個々の状況に合わせた指導を行いましょう．

- 動機づけのため，肺炎のリスクとそれに対する口腔ケアの重要性を理解してもらいましょう．

- 効果がわかりやすい部分からはじめ，決して完璧を求めないことが大切です．

状況に合わせた指導を行う

　就寝前の口腔ケアが口腔内細菌を減少させ，就寝中に不顕性に誤嚥する口腔細菌の量を少なくし，肺炎を予防するということを十分に理解してもらうことが重要です．

　対象者や介護者は，う蝕や歯周病などの口腔疾患が直接生命にかかわるという認識が乏しいため，それを予防することを目的とした口腔ケアの重要性を理解してもらうことは困難です．

　また，高齢化と核家族化が進み，介護者も高齢であることが多く，社会とのつながりが少なくなっており，介護者自身の身だしなみも周囲に対する配慮もおろそかになっていることも念頭においておく必要があります．さらに手の巧緻性や視力が低下しているなど，口腔ケアに対して意欲はあっても実際に行うことが難しいこともあります．

　通常，口腔衛生指導は診療室で行われます．医療機関を受診するという意思があるので指導を行いやすい場合が多いのですが，訪問指導の場合は，患者に歯科的な問題があっても，本人も介護者も治療や指導を受ける意思がないこと

も多く，そのような場合，指導する側の意図がなかなか対象者や介護者に伝わりません．知識の面でも，口腔の清潔とう蝕や歯周病とのかかわりは理解していても，誤嚥性肺炎やそのほかの疾患とのかかわりをご存知でない人も多いのが現実です．

さらに，患者の生活は家族や介護者の努力に支えられていますが，余裕のない状況がほとんどです．

いくら専門的な知識・技術をもっていても，日常のケアを行う患者や介護者に受け入れてもらえなくては，指導は効果を発揮しません．患者や家族に大きな負担をかけることなく，それまでの方法を少しずつ変更するなど，状況に合わせた指導を行うことが大切です[1]．

個々の状況に合わせた指導が必要である

在宅での口腔ケアに際しては，①要介護者と介護者の生活習慣にかかわること，②口腔の状態やケア方法にかかわること，の両方を考えなくてはなりません．

要介護者は口腔内に他人の手など入れてほしくないと考え，介護者も身内とはいえ，できれば入れたくないと思っています．とくに現在の高齢者は，口腔衛生に対する教育を学童期に受けていないため，そうした思いが強いことがあります．

また，高齢者は生活状況，身体状況，口腔状況がさまざまなため，個々の状況に合わせた指導が青年期・壮年期の人よりも必要です．

口腔ケアの動機づけ

介護者に対し口腔ケアの動機づけを行うためには，①要介護者の口腔衛生状態が不良なために肺炎に罹患する可能性が高くなること，②肺炎となった場合，要介護者だけでなく，自分の生活や健康にも影響が生じること，③口腔ケアを行えば，肺炎を予防できる可能性があること，を理解してもらうことが必要です．

これらのことを理解し，実際に行動し継続できるよう補助・指導し，学習してもらうよう，継続的に支援していくことが重要です[2]．

決して完璧を求めない

口腔ケアの指導では，清掃できない部位のうち，汚れのわかりやすいところを確認してもらい，次に実際に歯ブラシなどでこれを除去し，汚れが除かれた状態を確認してもらうことが大切です（**図1**）．このとき，いくら汚れていたと

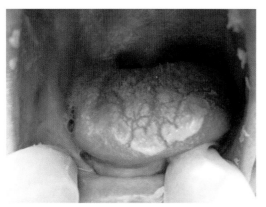

舌の汚染は，比較的目視しやすく評価に適している．しかし，清掃が困難で清掃効果が確認しにくい場合も多い

図1 ● 舌の汚染

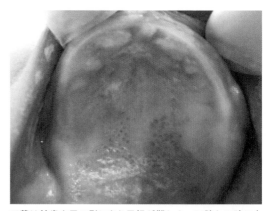

口蓋は前歯や唇の影になり目視が難しく，口腔ケア時に十分に清掃されないことが多いが，清掃効果が出やすいため，指導の動機づけに利用できる

図2 ● 口蓋の汚染

しても，見えない部分ではその効果を十分確認できないため（**図2**），わかりやすいところの清掃を数か所行ってもらい，効果があることを確認してもらってから少しずつ部位を増やしていくとよいでしょう．汚れが残った部位は訪問時に清掃するようにして，決して完璧を求めないことが，継続するためのポイントとなります．

　介護者は継続することで汚れを見つけたり，取り除く技術を習得し，口臭の減少や爽快感，味覚の改善など口腔ケアの効果に気づき，さらに口腔ケアに対するモチベーションをあげていくようになります．

　介護者の状況によっては，最初は義歯の着脱だけを指導することも多く，そのような場合，口腔内の状況をどのように維持するかを，関係する多職種で検討し，対応していくようにするとよいでしょう．

引用・参考文献

1.　日本老年歯科医学会監 下山和弘ほか編：口腔ケアガイドブック，口腔清掃指導の基本．p.44-47，口腔保健協会，2008．
2.　宮武光吉ほか編：口腔保健学 第2版．医歯薬出版，2001．

Q₂ 家族やヘルパーに口腔ケアの伝達をするよい方法はありませんか？

A

まず，口腔ケアの目的・重要性・継続することの大切さを理解してもらうことが必要です．また，アセスメント，ケア手技を統一し，口腔ケアの有効性を検証してみることも重要でしょう．

Keyword … #家族・ヘルパーへの口腔ケアの伝達

Check

- 口腔ケアの必要度はその人の全身状態，状況などによって異なるため口腔ケアの目標を設定しておくことが大切です．
- 最初から個別の口腔ケアを提供することが難しい場合は，現場で実施可能な「安全で効果的な標準化された口腔ケア」を作成して実践しましょう．
- BDR指標などを使用して，どの程度のケアが必要かを判断するための適切なアセスメントを行いましょう．

口腔ケアの必要性を理解してもらう

　高齢者や要介護者および家族やヘルパーへ，日常の口腔ケアの目的・重要性・継続することの大切さを理解してもらうことが必要です．

　一口に「高齢者や要介護高齢者の口腔ケア」といっても，そうした一人ひとりに個性があり，生活環境が違うように，口の中も千差万別です．また，脳血管障害，認知症などにより精神的身体的機能が低下している場合には口腔ケアが困難なことが多く，口腔清掃を的確に行うには，蓄積された経験に基づいた種々の工夫が必要になります．

　在宅での口腔ケアの指導を行う際は，現在の全身状態や口腔状態を把握することも重要です．

口腔ケアの目標を設定する

　口腔ケアで常に見失ってはいけない目標は「きれいにすること」と「それを保つこと」です．そのためには，歯垢の付着が目立たない，口腔乾燥がなく潤いが

ある，などのケアを標準レベルとして設定するなどの工夫が必要です．

口腔ケアの必要度はその人の全身状態，状況などによって異なります．口腔ケアで何をめざすのかによって，行うべき口腔ケアは変わります．

過剰なケアや無駄なケアを見直すことも必要

「口腔ケアは大切だけれど時間やマンパワーが足りない」という悩みをもつ現場の方が多くいらっしゃるかと思います．その悩みは，不要不急のケアに労力をかけてしまっている，いわば過剰な口腔ケアが原因であることが多くあります．

それらを見直すことで，より効率的な口腔ケアを提供することができるでしょう．

口腔ケアの方法を標準化する

口腔内状況に合わせ，個別の口腔ケアを提供することは理想だと思いますが，介護現場等では難しいことが多いと思われます．そこで現場のみなさんが実施可能な口腔ケア方法をいくつか作成し（歯がある場合，義歯を使っている場合，誤嚥しやすい場合など）標準化するとよいと思います．そして，標準化した口腔ケアで口腔衛生状態が改善されない場合は，どうすればよいのか検討することで，口腔ケアに関する経験が蓄積され，状況に応じたよりよい口腔ケア方法を発見できるようになります．

介護者が皆別々の口腔ケアを行っていると，それぞれの口腔ケア方法の良い点，悪い点がわかりにくいので，まずは看護師・介護者・家族などが簡単に行うことができ，安全で効果的な標準化された口腔ケアを作成して実践しましょう．

そしてよい点，悪い点をみんなで意見を出し合って，少しずつよい口腔ケア方法を見つけていくことや，それらの口腔ケアの有効性を検証してみることも重要です．

アセスメント項目はシンプルに

どの程度のケアが必要かを判断するために，適切なアセスメントが必要です．ここでは，患者さんのケア能力を評価するBDR指標（表1）などを使用するとよいでしょう．とくに，「洗口」の可否をアセスメントしておくことは，口腔ケアにおいて重要です．

高齢者や要介護者で嚥下障害を認める場合は，洗口が安全に行えるかどうかが，意思の疎通の可否や口腔機能のアセスメントとして重要です．

表1 ● BDR指標

自立度	0	1	2
歯磨き（B）	ほぼ自分で磨く	部分的に自分で磨く	自分で磨かない
義歯の着脱（D）	自分で着脱する	着脱のどちらかはする	自分で着脱しない
洗口（R）	ブクブクうがいをする	水は口に含む程度はする	口に含むこともできない

B: Brushing，D:Denture wearing，R:mouse-Rinsing

　今後も増加し続ける高齢者や要介護高齢者の口腔内をいかに清潔に保ち口腔機能を維持するかは，医療・看護・介護に課せられた大きな課題です.

　高齢者の口腔領域の問題は把握しにくく，何か問題があっても，本人が我慢してしまう，あきらめてしまう，といったケースが多いといわれています. そのため，歯科疾患の重篤化の予防のためにも，家族やヘルパーが日常のケアの中で変化に気づくことが大切です.

　また，定期的に歯科医師や歯科衛生士の診察をうけることも検討すべきでしょう.

引用・参考文献

1.　角 保徳編著：超高齢社会のための 新編 専門的口腔ケア 要介護・有病者・周術期・認知症への対応. p.28-30，医歯薬出版，2017.
2.　岸本裕充編：成果の上がる口腔ケア. 医学書院，2011.

Q3 在宅療養患者の口腔ケア支援のポイントを教えてください.

A 在宅療養のキーパーソンに口腔の状況を理解していただくところからはじめます.

Keyword ⋯ #在宅療養患者　#口腔ケア支援

Check

● 自分以外の人の口腔内をはじめて見て口腔ケアを行う家族介護者には，まず「口腔を知ってもらう」ことが大切です.

● 患者のアセスメントだけでなく家族の要因のアセスメントを行うことも重要です.

● とくに家族介護のときこそ，社会資源をうまく取り入れられる支援をしましょう.

在宅療養は介護環境のアセスメントから

在宅療養中の患者の口腔や食の問題は，多くの部分が介護者を含めた環境に深くかかわっています. ここでアセスメントすべき点は患者本人の意思表示，セルフケア能力など，また家族関係，主たる介護者と患者の関係，社会資源の活用に対する考え方，金銭面や活動範囲も加味した介護環境などです（**表1**）.

口腔は通常他人には見せないパーソナルゾーンですから，要介護状態になってはじめて家族の目にふれることとなり，しかも専門職ではない家族が介助ケアをはじめる器官の1つです. その点は排泄ケアと同様ですが，口腔は小さく暗くて，硬い組織と軟らかく不規則で予想外の動きをする組織が混在し，さらに敏感でケアに対する反応が顕著な器官であるという特性があります.「家族とはいえ，他人の口腔内をはじめて見て，よくわからないままに口腔ケアをする」という家族介護者に対しては，専門職が支援する必要があります.

介護者への口腔ケアの支援

口腔ケアに関する介護者への支援は，まず「口腔を知る」ということからはじめます. 介護者は「歯周病予防のために歯磨きが大事だ」「肺炎予防のために口

表1 ● 在宅療養患者の口腔ケアに関するアセスメント

アセスメント内容の例	
患者本人の要因	意思表示ができるか
	口腔のセルフケアができるか
	経口摂取の状態
	療養のステージ
家族の要因	患者との関係
	患者の歯痛や肺炎など健康状態に対する考え方
	患者の経口摂取やリハビリなどADLに対する考え方
	社会資源の活用に関する考え方
	介護費用に対する考え方
	住まいの状況に対する考え方
	介護に使う時間の確保
医療・介護を支援する職種の要因	療養のためのカンファレンスを開ける関係であるか
	だれがいつ口腔ケアに時間を使えるか
	必要であれば歯科医師・歯科衛生士と同席可能か

表2 ● 認知症がある場合，口腔関連のサービス提供が困難となる理由

口腔清掃・口腔ケアに関するサービス	
本人の同意，理解が得られない（意欲の問題，拒否，意思など）	14.5%
家族等の同意，理解が得られない（家族等の都合，介護力，協力の問題など）	11.8%
認知症のため指示や指導など意思の疎通ができない	9.2%
課題をアセスメントできない	6.6%
毎日の日課が理解できずサービス内容，指導について実施が困難	6.6%
介護に抵抗があるため	5.3%

平成20年度老人保健健康増進等事業：認知症ケアマネジメントにおける口腔関連ケア提供の実態把握
大田区地域包括支援センター職員，大田区介護支援者連絡協議会（ケアマネジャー）：200名へのアンケート調査より
(社)東京都大田区大森歯科医師会(新谷浩和)

腔ケアは大事だ」ということは知ってはいても，実際に口腔内の触り方について指導を受けたことがある人はほとんどいません．とくに，多くの患者家族は，口腔に関する知識はほとんど持ち合わせていないというのが現状です．

　ケアマネジャーの立場から，認知症の方に対して「運動機能に関するサービス」の重要性は説明できても，「口腔機能に関するサービス」に関しては，「重要性を説明できない」「家族を納得させられない」「課題をアセスメントできない」という理由で口腔の介護サービス導入が困難である，という報告があります（**表2**）．介護サービスをマネジメントする側にとっても，介護者や患者家族にとっても，「口腔を知る，口腔ケアをしないことのリスクと安全なケア方法を知る」ことが重要であるのはいうまでもありません．

　口腔内のアセスメント以外の口腔ケアに関するアセスメントのポイントについて**表1**に従って解説します．

意思表示ができるか

患者自身が口腔に関する問題を自ら意思表示することができるかどうかは，疾患の早期発見のために重要なポイントです．口腔内に異常があっても感覚障害のために気づかなかったり，意思表示できないことで放置され，食事に支障が出るまで悪化することも少なくありません．

要介護高齢者の口腔ケアでは，ただ歯磨きするのではなく，口腔内の異常（かぶせものの脱落や入れ歯の破損など）や，疾患（う蝕，歯周病，粘膜疾患など），機能異常（舌や喉の動きの低下など）などを早期に発見をすることも重要です．とくに認知症が進行しているなど，自ら訴えられない患者では，セルフケアをしている場合でも適宜口腔内をチェックする必要があります．

口腔のセルフケアができるか

患者の自立支援，また生活リズム・日常性を取り戻すためのリハビリテーションとして，口腔のセルフケアは非常に重要です．

しかし，口腔のような"状態が他人にわかりにくい器官"のケアは，セルフケアが行われていても，上手にできていないことが少なくないため，結果的に口腔疾患のリスクが増大する傾向があります．

口腔のセルフケアの評価は，「歯磨きすることを理解している」「歯ブラシを持つことができる」「実際に歯ブラシを渡せば歯磨きする」「実際にできている（口腔内がきれいになっている）」をそれぞれ評価し，どの程度介護を行うべきか介護者間で共通の認識をもつことが重要です．

その際，セルフケアを行うための運動機能障害や高次脳機能障害があるのか，それはどの程度なのか，セルフケアだけの場合起こりうる問題は何かといったアセスメントに基づいた支援をプランニングする必要があります．

経口摂取の状態はどうか

口から食べることができるかどうかで口腔環境の悪化の程度は異なります．

経口摂取している場合は"食物残渣（食べかす）や食事に由来する汚れを取り除くこと"が家族ケアの要点になりますし，経口摂取していない場合は"保湿をすること，咽頭に汚れを落とさないこと"が要点になります．

障害のステージはどうか

脳血管障害から回復途中にある状態なのか，進行性の神経疾患（ALSやパーキンソン病など）の進行した状態であるのか，アルツハイマー病やレビー小体

表3 ● 家族の要因のアセスメント項目

- 患者との関係
- 患者の歯痛や肺炎など健康状態に対する考え方
- 患者の経口摂取やリハビリなどADLに対する考え方
- 社会資源の活用に関する考え方
- 介護費用に対する考え方
- 住まいの状況に対する考え方
- 介護に使う時間の確保

型認知症など変性性認知症の進行段階にあるのか，などを把握することで，患者の近い将来のADLの見通しを立てることができます．

とくに進行性の疾患では，"今はできるけど，いずれ困難になるであろうADL"の予測が立てば，予知性をもった対策を本人，介護者，家族とともに考える余裕ができます．

家族の要因のアセスメント（表3）

在宅療養の場面において，療養の質に，一番影響するのは家族です．主たる介護者がどういう関係の家族で，感情面では患者とどういう関係になっているか，口腔や身体に関する健康観や金銭・時間の余裕，家の構造，家族以外の介護に関わる職種が家に出入りすることをどう感じているか，などが包括的に療養をサポートするうえでの制約になることが多くあります．

口腔ケアの支援に関しては，とくに専門職の介入を受けられる状態なのか，その際にどの程度協力できるか，日常での口腔ケアに協力できるか，患者の口腔内に興味があるのか，患者が嫌がったり感情的になったときにどう対処しているのか，なども要因になります．

前述のように，家族にとって口腔ケアは非常に難しいケアの1つで，とくに患者も相手が家族だと甘えて感情的になることも少なくありません．患者の健康維持のためには，ある程度家族以外の力を借りたほうがうまくいくこともしばしば見受けられます．そのような場合は，家族に口腔ケアの重要性を理解してもらい，そのうえで専門職による介護サービスなど社会資源の活用を検討します．

医療・介護を支援する職種の要因のアセスメント（表4）

介護保険のサービスに「居宅療養管理指導」という項目があります．口腔に関しては歯科医師による居宅療養管理指導と歯科衛生士による居宅療養管理指導がありますが，介護保険で使える口腔に関する在宅サービスです．

要介護高齢者の口腔のアセスメントは個人差が大変大きく，歯の数や義歯の

表4 ● 医療・介護支援を行う職種の要因のアセスメント項目

- 療養のためのカンファレンスを開ける状態であるか
- 誰がいつ口腔ケアに時間を使えるか
- 必要であれば歯科医師・歯科衛生士と同席可能か

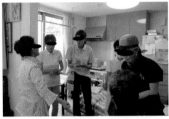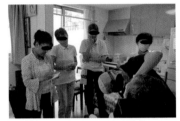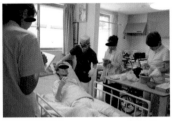

歯科医師・歯科衛生士の訪問時(居宅療養管理指導)に，患者に関わるヘルパー3名が同席し，坐位とベッド上での口腔ケアをそれぞれ指導を受けた

図1 ● 居宅療養管理指導に同席

形態，顔面・口腔・咽頭の機能なども異なります．

　口腔内をみてはじめて課題が明らかになることが多く，口腔に関するサービスの必要性を判断するためにも歯科専門職による居宅療養管理指導の導入を検討することも必要です．

　いくつかの在宅サービスを受けている場合，在宅でのケアプラン会議において，口腔に関する支援の方針や実施内容を家族とケアに関わる全職種が確認し合うことも可能です．また，歯科の居宅療養管理指導の時間にもし他職種の立ち合いが可能であれば，直接患者の口腔内の課題を確認しながら，口腔ケア方法の指導を行うことも可能になります．**図1**は，歯科医師による居宅療養管理指導の時間にヘルパーが同席し，それぞれの姿勢での口腔ケアの方法を直接指導している場面です．

　療養のステージによっても，患家での他職種との関わりが必要な内容が異なります．たとえば理学療法士(PT)に同席してもらい，移乗方法や坐位姿勢の保持方法を指導してもらったり，言語聴覚士(ST)が同席して口腔機能に関するリハビリテーションの方向性を協議することも必要です．こういった介護サービスにおける"同席"は，ケアマネジャーの理解と協力なくしては実現しません．普段から職種間のコミュニケーションをとっておくことが重要です．

略語

PT
理学療法士：physical therapist

ST
言語聴覚士：speech therapist

2. 評価・アセスメント

Q1 看護師としての<u>舌や義歯の観察・評価方法</u>は？

A 顎顔面と口腔の形態，義歯の状態，最近の食事摂取状況，貧血や感染など全身状態をふまえ，総合的に評価します．

Keyword … #舌のアセスメント #義歯のアセスメント

Check

- 舌や義歯の汚染は，摂食嚥下機能，とくに食塊の形成，移送の能力を評価するうえで重要な指標です．
- 舌苔の付着は舌機能と唾液分泌量の低下を，義歯の汚染は義歯の不調や口腔機能の障害などを示唆し，摂食嚥下機能の評価にも重要な所見となります．
- 義歯の動揺や脱落は，局所の評価を含めて総合的に判断し，多職種で連携して対応しましょう．

第4章 在宅・評価・アセスメントなど

舌機能，唾液分泌量の低下による舌苔の付着

　舌の汚染は「舌苔」とよばれますが，これは舌の糸状乳頭が伸長したところに剥離した上皮が付着して堆積し，それに食物残渣や細菌などが混入したものです[1]．

　舌苔は口腔機能，とくに舌の機能が低下している場合に多く蓄積します．舌の機能が維持されている場合は，舌自体の運動や舌と口蓋の接触，食塊が舌の表面を移動する際の物理的な力により，舌の表面は自浄され，かつ伸長した舌乳頭は短縮，伸長といった代謝を活発に繰り返し，一定の長さを保ちます．

　つまり舌苔の付着は，舌機能の低下を示唆するものであり，舌苔の付着部位により舌機能の状態や習癖を推測できます．経口摂取していない場合，舌の運動量の減少，食塊との物理的な接触機会の消失，唾液分泌量の低下などから舌苔の付着は増加します[2]．

　舌の機能低下と唾液の減少は，摂食嚥下機能を著しく低下させることから，それらを評価することは，摂食嚥下機能を評価するうえで重要です．

Point ● 顎顔面と口腔の形態，とくに口蓋が高い場合や，臼歯がなく舌がその
スペースに入りこんでいる場合などは，舌が十分に口蓋に接触しない
ため，舌の運動機能にとくに問題がなくても，舌の正中部分などに舌
苔が付着している場合もある．

義歯の汚染による摂食嚥下機能の評価

義歯が不安定な場合や痛みがあるときなどは，軟食を摂取したり，あまり咀
嚼せずに飲み込んだりするため，舌苔が多く付着します（図1）．

このように，舌の汚染の評価から義歯の不調が判明することもあれば，義
歯の汚染から舌を含めた口腔機能の障害が明らかになることも多いのです
（図2）．

義歯の汚染はその部分に接触する，舌や粘膜の運動や感覚の障害の結果生じ
ることも多く，摂食嚥下機能を評価するうえで重要な所見となります[3]．

舌苔の評価はその付着量だけでなく，付着部位や色調・性状なども評価し，そのような状態になった原因を検討して対応する

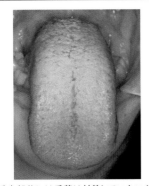
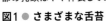
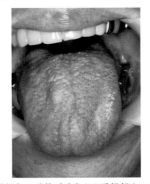
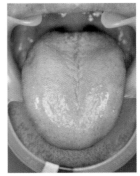

舌尖部分には舌苔は付着していないが，舌中央やや前方よりから舌根部まで，白色の舌苔が付着している．舌苔付着部の乳頭はやや伸長している

茶褐色の舌苔が舌尖から舌根部まで付着している．舌背の乳頭はやや伸長しており，また舌背が部分的に肥厚している様子がうかがえる

舌苔の付着は少量で舌後方の舌背中央に限局しており，舌自体の色調も問題ないが，舌背の舌乳頭が全体的に萎縮しており，乾燥もみとめられる

図1 ● さまざまな舌苔

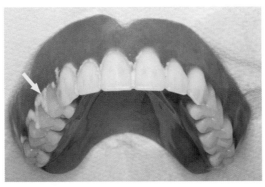

右側麻痺のため，右側臼歯部のみに汚れの付着をみとめる（矢印）．前歯部にも若干の汚染があり，唇の運動が不十分である可能性もうかがえる

図2 ● 右麻痺患者の義歯の汚染例

義歯の動揺や脱落は，多職種で連携して対応する

　摂食時や会話時に義歯が動揺していたり，脱落するような場合は，摂食嚥下機能を大きく障害することになるため注意が必要です．

　さらに，これまで使用していた義歯がはずれやすくなってきたりするのは，義歯を安定させるための，口腔の筋肉や粘膜の萎縮と唾液の減少が疑われます．

　これらも摂食嚥下機能の低下を示唆するとともに，機能を障害するものでもあるため，誤嚥や窒息といったリスクが高まるととらえる必要があります．

　ただし，義歯の不調があるからといって，単に義歯だけを直すのではなく，体重の減少や筋力の低下，脱水など全身，局所の評価を含めて総合的に判断し，歯科専門職だけでなく，多職種で早期に集学的に対応する必要があります．

引用・参考文献

1. 日本老年歯科医学会監（下山和弘ほか）：口腔ケアガイドブック．p.88-90，口腔保健協会，2008.
2. 菊谷武編：口をまもる 生命をまもる 基礎から学ぶ口腔ケア 改訂第3版．p.81-90，学研メディカル秀潤社，2021.
3. 日本老年歯科医学会監（下山和弘ほか）：歯科補綴学からみた特徴とその診療方法．高齢者歯科診療ガイドブック．p.90-102，口腔保健協会，2010.

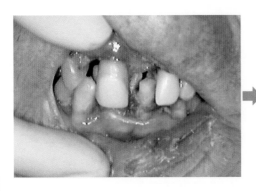
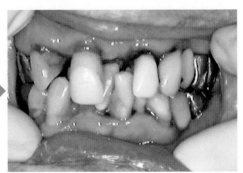

アセスメントプランニング例

口腔ケア開始時の口腔内　　　　　　　　　口腔ケア開始後1週間の口腔内

アセスメント

- 口唇，口腔内とも乾燥し弾性が失われ，脆弱で易損傷な状態
- 餅状の汚れがこびりつき，歯の周囲から排膿，出血がみとめられる

アセスメントによる口腔ケア計画

- 口唇，口腔内とも乾燥している
- →口腔湿潤剤の使用
- 口唇，歯肉，粘膜の損傷出血に注意が必要
- →軟らかい歯ブラシ，粘膜ブラシの使用
- 餅状の強固な汚れの除去
- →汚れの軟化，軟らかい歯ブラシで時間をかけた清掃が必要
- 歯の周囲から排膿，出血
- →頻繁な洗浄，誤嚥のリスクへの対応，消毒と止血の方法の検討．洗浄消毒液の準備，止血の準備，ケア時間の確保

アセスメント

- 口唇，口腔内とも湿潤し，弾性は改善している
- 歯肉の腫脹，発赤も改善がみられ，少量の出血をみとめるが排膿はみとめない
- 歯の周囲にプラークの付着をみとめるが，容易に除去可能

アセスメントによる口腔ケア計画

- 口唇，口腔内は湿潤している
- →口腔湿潤剤の使用中止
- 口唇，歯肉，粘膜の易損傷の改善，容易に除去可能なプラークの付着
- →通常の歯ブラシが使用可能となり，刷掃効率と効果が向上，ケアの回数を減らすことを検討
- 歯の周囲からの排膿はなく，出血も少量
- →洗浄，消毒の回数を減らす．誤嚥への対応を減らすことができる．消毒液の準備，止血のための準備は不要

Q2 口腔ケアのアセスメント票で,「ここだけはみておきたい」という項目は?

A 対象者の口腔に関する異常やリスクを最も表す指標, すなわち「現場で有用な項目」を見つけ出すことが重要です.

Keyword … #口腔ケアのアセスメント票

Check

- 現場で有用と思われる3〜5項目のアセスメントを行い, 状況に合わせて項目は変更しましょう.

- 定期的なアセスメントと評価をすることで, 改善点がよくわかり, 不要なケアを減らせます.

- アセスメントの結果に基づいて, そのなかから適切なマニュアルを選択しましょう.

アセスメント項目の選択

　アセスメントで最も重要なのは, 定期的に行い, かつ, その結果をもって最小限のケアを見つけ出すことにあります.

　口腔ケアを実施する場合, 通常はアセスメントを行い, その内容に従ってプランニングを行います. 口腔ケアのアセスメント票はいくつも出されていますが, ここでは『Oral Health Assessment Tool (OHAT)』(**図1**)を紹介し, アセスメントシートの活用法について解説します.

　OHATの評価項目は, 口唇, 舌, 歯肉・粘膜, 唾液, 残存歯, 義歯, 口腔清掃, 歯痛の8項目が健全から病的までの3段階に分類するようになっています.

　これによる評価は信頼性, 妥当性が検証されており, 病院から介護施設まで幅広く用いられています. しかし, この8項目すべてを詳細に評価することは, 忙しい現場では困難なことも多いので, その現場で有用と思われる3〜5項目のアセスメントを行うことが現実的でしょう.

　たとえば, 挿管中で呼吸管理を行っている患者では「口唇, 舌, 歯肉・粘膜, 唾液」といった口腔の汚染を表す項目を選択するでしょうし, 脳卒中の亜急性期であれば「舌, 唾液, 残存歯, 義歯, 口腔清掃」といった摂食嚥下機能に関する項目がアセスメントの項目になるでしょう. 介護施設や在宅療養中の患者で

ORAL HEALTH ASSESSMENT TOOL 日本語版(OHAT-J)

(Chalmers JM et al., 2005 を日本語訳)

項目		0＝健全		1＝やや不良		2＝病的	スコア
口唇		正常, 湿潤, ピンク		乾燥, ひび割れ, 口角の発赤		腫脹や腫瘤, 赤色斑, 白色斑, 潰瘍性出血, 口角からの出血, 潰瘍	
舌		正常, 湿潤, ピンク		不整, 亀裂, 発赤, 舌苔付着		赤色斑, 白色斑, 潰瘍, 腫脹	
歯肉・粘膜		正常, 湿潤, ピンク		乾燥, 光沢, 粗造, 発赤 部分的な(1-6歯分)腫脹 義歯下の一部潰瘍		腫脹, 出血(7歯分以上) 歯の動揺, 潰瘍 白色斑, 発赤, 圧痛	
唾液		湿潤 漿液性		乾燥, べたつく粘膜, 少量の唾液 口渇感若干あり		赤く干からびた状態 唾液はほぼなし, 粘性の高い唾液 口渇感あり	
残存歯 □有 □無		・歯・歯根の う蝕または破折なし		3本以下の う蝕, 歯の破折, 残根, 咬耗		4本以上のう蝕, 歯の破折, 残根, 非常に強い咬耗 義歯使用無しで3本以下の残存歯	
義歯 □有 □無		正常 義歯, 人工歯の破折なし 普通に装着できる状態		一部位の義歯, 人工歯の破折 毎日1-2時間の装着のみ可能		二部位以上の義歯, 人工歯の破折 義歯紛失, 義歯不適のため未装着 義歯接着剤が必要	
口腔清掃		口腔清掃状態良好 食渣, 歯石, プラークなし		1-2部位に 食渣, 歯石, プラークあり 若干口臭あり		多くの部位に 食渣, 歯石, プラークあり 強い口臭あり	
歯痛	0　　1	疼痛を示す言動的, 身体的な兆候なし	2　　3	疼痛を示す言動的な兆候あり: 顔を引きつらせる, 口唇を噛む 食事しない, 攻撃的になる	4	疼痛を示す身体的な兆候あり: 頬, 歯肉の腫脹, 歯の破折, 潰瘍, 歯肉下膿瘍。言動的な徴候もあり	
歯科受診（ 要 ・ 不要 ）			再評価予定日　　／　／				合計

日本語訳: 藤田保健衛生大学医学部歯科 松尾浩一郎, with permission by The Iowa Geriatric Education Center　　avairable for download: http://dentistryfujita-hu.jp/ revised Jan 15, 2016

図1 ● Oral Health Assessment Tool（OHAT）

(松尾浩一郎, 中川量晴:口腔アセスメントシートOral Health Assessment Tool日本語版(OHAT-J)の作成と信頼性, 妥当性の検討. 日本障害者歯科学会雑誌, 37(1):1-7, 2016)

は「舌, 残存歯, 義歯, 口腔清掃, 歯痛」といった, 日常生活上の機能や自立に関する項目をアセスメントすることが多いと思われます.

つまり, 対象者の状態や環境によって口腔ケアの目的は様々なため, 一様に決めることではなく, アセスメントの項目も適宜, 状況に合わせて変更することが大切です[1].

定期的なアセスメントのメリット

筆者がOHATを例にあげたのは, 項目が少なく評価基準が明確で, 定期的に評価することで変化をとらえやすいからです.

現在の多忙な看護・介護の状況では, 口腔ケアを含めたケアのアセスメントは入院・入所時のみに行われることが多く, とくに口腔ケアに関するアセスメントは歯の本数や歯周病の状態はそう変化することはないとの認識から, 最初のアセスメントによって立案されたケアプランで退院まで口腔ケアが行われることも少なくありません.

しかし, 看護師による十分な口腔ケアが1日3回行われれば, 入院時よりも改善することが多いのです. とくに口腔の代謝や創傷治癒機転は早いため, 汚染があり炎症を生じた粘膜であっても, 汚染を除くことで7 ～ 10日後には, 消炎

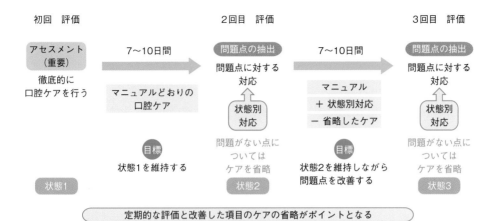

図2 ● 口腔のアセスメントとケアプラン立案の考え方

して正常な粘膜となります．このときに再度アセスメントを行えば，初回時より明らかに口腔内の状況は改善しているはずです．

つまり，口腔ケアのアセスメントで最も重要なことは，定期的な評価により改善点を見つけて，それにより不要になったケアを減らし，その時間を別の業務へ割り当てることなのです（**図2**）．

アセスメントの結果によるマニュアルの選択

近年，看護のなかで口腔ケアに対する関心が高まり，口腔ケアマニュアルが多くの施設で作成され活用されていますが，アセスメントの変化によりそれが変更されることは少ないでしょう．

しかし，アセスメントに基づいたプランでなければ，効率が悪いばかりか，問題が解決されないことさえあります．

筆者は口腔ケアにかかる時間などによって3〜5段階に分けたマニュアルを作成し，アセスメントの結果に基づいて，そのなかから適切なマニュアルを選択すべきと考えています．そして7〜10日後に再評価を行い，口腔内の状況が改善していれば，負担の少ないマニュアルに変更し，看護介護の負担を減らすことが肝要です．

口腔ケアは毎日数回行わなければならない，終わりのないケアです．長く口腔ケアを行っていると目標がないため，口腔ケアに対するモチベーションも低下してくることも多くあります．

このようなとき，必要最小限の口腔ケアでもよいような口腔環境にするという目標をもつことで，モチベーションを維持することができるのではないかと考えています．

アセスメント結果からリスクを予測する

　口腔のアセスメントの目的は，ケアプランの立案や変更だけではありません．口腔衛生状態の悪化や，口腔乾燥，口内炎の発症などのリスクを予測することも重要な目的です．

　とくに抗がん薬による口腔粘膜炎の発症については，口腔ケアだけで予防することはできません．しかし，口腔のアセスメントによって，その発症をある程度予測することができるので，事前にそのリスクについて患者や家族に説明しておくことができれば，患者や家族の口腔ケアに対するモチベーションを高め，協力も得られるようになります．

　また，実際に口腔粘膜炎が生じてしまった場合でも，事前にその可能性を知らせておくことで，患者が不安に思ったりすることなく，さらに口腔ケアへの意識が高まり，ケア提供者との信頼関係が強くなることが多いようです．

　口腔のアセスメントにおいて注意すべき，抗がん薬による口腔粘膜炎発症のリスク因子には，口腔粘膜と接する部位の歯並びの不整や歯・義歯・補綴物の鋭縁などのほかに，唇を吸う癖や歯に舌を押しつける癖などがあります．

　このようなリスク因子についても的確にアセスメントし，事前に患者に説明し対応することも，重要な目的の1つです．

引用・参考文献

1.　菊谷武監（田村文誉）：口腔ケアの基本技術 方法編. 口をまもる 生命をまもる　基礎から学ぶ口腔ケア 改訂第3版. p.46-53, 学研メディカル秀潤社，2021.
2.　松尾浩一郎ほか：口腔アセスメントシートOral Health Assessment Tool日本語版（OHAT-J）の作成と信頼性，妥当性の検討. 日本障害者歯科学会雑誌，37（1）：1-7, 2016.

Q₃ 術前・術後の口腔ケアにあたって，患者指導用のパンフレットの作成ポイントは？

A 術前から術後の口腔内の変化が具体的にイメージできる内容にしましょう．

Keyword … #術前・術後の口腔ケア #患者指導用パンフレット

- パンフレットの目的を明確にして，その目的達成のために最小限どのような項目が必要か考えましょう．
- パンフレットは文字を最小限にして図や写真などを使うなど，視覚的に訴えるように作成しましょう．
- 患者にとって術後はまったく想像のつかない事態のため，事前に予測される術後の出来事を説明していくことがきわめて重要です．

目的を明確にする

「目的」は，そのパンフレットの「軸」になるものです（**図1**）．

たとえば，がんの手術前の口腔ケアに関するパンフレットであれば，それを読んだあと，読み手が「がん治療における口腔ケアがいかに重要であるかを実感し，実践できるようになる」ということが目的です．

そのためには，まず，パンフレットの目的を提示して，以降は目的を具体化する方法について項目別に解説し，肉付けを行います．

最小限どのような項目が必要か考える

最初に示した「目的」を達成するために必要な，具体的な小目標（**図1**）について，最小限どの項目が必要か取捨選択を行います．

このとき，読み手は主病への治療に関する情報や不安に対処する必要があり，口腔ケアについて受け入れられる情報はごくわずかな状態であることに注意しましょう．仮に伝えたいすべての項目を羅列した長大なパンフレットを作成しても，伝わらないどころか必要な情報を受け入れようとする意欲さえ失わせる結果になりかねません．

今回の歯科受診の目的とは？

　化学療法の副作用は全身に生じますが，お口の中にもあらわれることがあります．具体的には口腔粘膜炎（口内炎）のほかに，むし歯や歯周病が悪化することが知られています．化学療法中には免疫機能が低下するため，口腔内の細菌が全身にめぐって生命を脅かすこともあります．当院ではこれらの合併症を予防するため，原因となりうるむし歯や歯周病の治療をすすめ，口腔内を清潔に保つための口腔ケアの方法を指導しています．

　この資料では以下の内容を説明します．

①化学療法時の口腔に関するトラブルについて ……………………………… P 2

②化学療法時の口腔の健康維持の重要性 ……………………………………… P 4

③化学療法時の口腔ケア ………………………………………………………… P 6

④化学療法時の食事について …………………………………………………… P 12

図1 ● パンフレットに示す目的と項目の例

そのため，最も伝えたいことをシンプルに記載することが重要です．

視覚的に訴える

　誌面に記載できる情報量には限りがあるため，文字だけでなく図や写真などの視覚素材を用いることで，ひと目で把握できる情報量を増やすことができます．

Point ● 細かい文字だけのパンフレットは読み返す意欲を低下させるので避ける．

　主病への治療中，つらい期間にパンフレットを再度手に取った際に，当初の指導内容をひと目で思い起こさせるように，図や写真，文字の大きさや色を工夫して誌面に変化をつけましょう（表1）．日本歯科医師会はホームページ上で患者説明用のポスターとリーフレット[1]を配布しており，参考になると思われます．

表1 ● 工夫のポイント

- できるだけシンプルな図で
- 文字は大きく最小限で
- 重要な情報は，色の濃淡，文字のパーツやサイズに差をつける

周術期の口腔の変化に対応する

　術前・術後と治療の経過に応じて，口腔内も大きく状態が変化すると予想されますが，とくに術後の変化は読み手にとってはこれまで経験したことのない，まったく想像のつかない事態となります．

　これに対して医療者は，患者個々の背景から予測される術後の出来事を事前に説明していくことがきわめて重要です．チェックボックス形式で具体的に提示したり，術後の時系列ごとに分けて症状と対策を記載（**図2**）する工夫がされていると，読み手が段階を追って理解がしやすくなると考えられます．

---

③化学療法時の口腔ケア

治療開始1週間頃まで

この時期の口腔の変化
- 唾液のねばつきが強くなりお口が乾燥します．
- 頬や舌などの粘膜が腫れぼったくなり，むくんだようになります．一部赤くなることもあります．
- いつもより味が感じづらいなど，味覚に変化が生じることがあります．

この時期の口腔ケアと注意点
- 治療前に練習した口腔ケアを継続しましょう．
- 特に口の乾燥に対して，湿潤剤を積極的に使用しましょう．
- 口の中に痛みが出てきたら，すぐに看護師や歯科医師，歯科衛生士に相談しましょう．
- 味覚の問題で食事がすすまないときは，管理栄養士に相談しましょう．

治療開始3週間頃まで

この時期の口腔の変化
- お口の乾燥がさらに強くなります．
- 頬や舌の裏側，上あごの奥などの粘膜が赤くなり，口腔粘膜炎による痛みがでることがあります．
- 口やのどの痛みがあると，食事や薬が飲み込みづらくなります．
- 味覚の異常がさらに強くなることがあります．

この時期の口腔ケアと注意点
- 痛みのない範囲で口腔ケアを継続しましょう．
- 痛みが強い場合，スポンジブラシのみを使用することもあります．それも難しい場合，洗口だけでも継続できるようにしましょう．
- 事前に用意した口腔ケア用品や湿潤剤が使いづらい場合，看護師や歯科医師，歯科衛生士に相談しましょう．
- 痛み止めの内服薬やうがい薬を使いながら，できるだけ食事を継続しましょう．
- 管理栄養士と相談し，食べやすく飲み込みやすい食事を出してもらいましょう．

お口のチェックポイント
- ☐ 歯が欠けている
- ☐ 歯ぐきが腫れている
- ☐ 歯の表面に着色がある
- ☐ 歯ぐきから出血する
- ☐ 歯がしみる
- ☐ 口臭が気になる
- ☐ 歯の詰め物がとれている
- ☐ 口の中がねばつく
- ☐ 歯がぐらぐらする
- ☐ 口がかわく

図2 ● 化学療法患者へのパンフレットの例

引用・参考文献

1. 日本歯科医師会：治療前からのお口のケアのすすめ．
　　https://www.jda.or.jp/care/（2021年8月17日検索）

アタッチメント	歯肉が歯に付着する位置，歯周ポケットの最下点．エナメル質の最下点からの距離を測定し，歯周病の進行や改善の指標として用いられる．歯周病が進行するとその距離が大きくなる．
アバットメント（ポスト，コア）	う蝕や破折などで歯冠の大部分が失われてしまった場合に，人工材料を用いて残った歯の根に支台（土台）を作り（「支台築造」という），補綴物（クラウンやブリッジなど）の歯冠を被せることができるようにする．使用される人工材料にはレジンや金属（銀合金など）があり，これをアバットメント（ポストないしコア）といい，金属のものをメタルコアという．同様に歯冠継続歯（ポストクラウン）といって，支台とクラウンを一体にした，いわゆる「差し歯」といわれる治療もあるが，歯根破折が起きやすく，適合が悪くなりやすいなど，あまり行われなくなってきている．デンタルインプラントも同様に，顎骨内に埋入したインプラント（フィクスチャー：歯の根に相当するもの）にアバットメントを装着し，その上に歯冠を作る．
アマルガム（充填）	銀とスズの合金に銅や亜鉛を添加した粉末を，水銀で練った合金．う蝕などで欠損した歯の修復の充填材料に用いる．アレルギー等の問題があり，近年はあまり使用されなくなってきている．
インレー	う蝕を削り取り，欠損した部分を補うために，装着する詰め物のことをいう．金属やレジン（プラスチック），セラミック（陶器）で作られたものなどさまざまな種類がある．詰め物は欠損した部分を口腔内で印象をとって，それを元に作られた模型上で歯科技工士等が作製し，歯科医師が歯にセメント等で合着する．
エープリス	歯肉，歯根膜，歯槽骨骨膜などの結合組織から発生した，良性の腫瘍．多くは炎症性または反応性の腫瘍で，発生要因としては，プラーク，歯石沈着，歯頸部う蝕などによる慢性刺激や妊娠などの全身的影響が考えられている．
オーバーデンチャー	歯冠のない天然歯，あるいはインプラントの上を覆う有床義歯のこと．咬合力が義歯の下の歯の歯根膜に伝わることから，天然歯の周囲の歯槽骨の保存や義歯の維持がよくなる場合もある．全身疾患などのために容易に抜歯できないことの多い高齢者の補綴治療において有効であるが，歯が義歯で被覆されているので歯周疾患に罹患しやすい．
オッセオインテグレーション	骨に埋め込まれたインプラントのチタンと骨が光学顕微鏡のレベルで直接的に一体化した状態のこと．デンタルインプラントにおける重要な治療概念となっている．
金銀パラジウム合金	健康保険適応の歯科治療（インレーやクラウン）に使われる合金．利点としては金属なので強度が強く，強い力がかかる部位にも使用可能である．欠点としては金属なので審美的に問題がある．また，歯や歯肉の変色，金属アレルギーなどを引き起こす可能性がある．
クラウン	一歯の歯冠の欠損に対して用いる補綴物である．一般には歯のかぶせ物として知られる．う蝕などによる歯冠部の欠損は歯科治療において，（コンポジット）レジンやインレーなどによる修復や，クラウンによりその形態を回復する．歯冠部の欠損が大きい場合は歯冠全体の形態を回復するクラウンを適用する．
グラスアイオノマーセメント	レジンと同様，歯の修復材料の1つ．フルオロアルミノシリケートガラスの粉砕微粒子が主な材料．歯質との接着性が高く，熱膨張係数が歯質に近似している，また，象牙質と同程度の圧縮強さがある．レジンのように重合収縮がない，フッ素徐放性があり抗う蝕性がある．色調や耐摩耗性は（コンポジット）レジンに劣る．
根管充填（根充）	根管充填とは，抜髄を行って歯髄を取った歯の根管内を，根管充填材によって緊密に封鎖すること．根管充填を行うことによって根管内への細菌や滲出液の侵入を防いで，再感染を防止し，歯および周囲組織を健康に保つ．
歯式	永久歯は，親しらず（第3大臼歯）を含めて，計32本からなる．歯式ではこれを，上顎と下顎に分け，さらに中央より左右に分けて，前歯から順に123……8と番号を付けて呼ぶ．名称は，1から順に「中切歯，側切歯，犬歯，第一小臼歯，第二小臼歯，第一大臼歯，第二大臼歯，第三大臼歯（智歯）」という．乳歯は，計20本からなる．乳歯も同様に分けて，前歯から順に，通常ABCDEとアルファベットの記号を付けて呼ぶ．名称は，A（Ⅰ）から順に「乳中切歯，乳側切歯，乳犬歯，第一乳臼歯，第二乳臼歯」という．
ジャケットクラウン（ジャケット冠）	（硬質レジン）ジャケット冠とは，冠全体が「硬質レジン」という歯科用のプラスチックでできているクラウンのこと．強度的に問題があるので最近はあまり使用されず，代わりに中に金属を入れて補強した硬質レジン前装冠が多く使用されている．
重合（反応）	重合反応とは重合体（ポリマー）を合成することを目的にした一群の化学反応の呼称．歯の欠損の充填に使用されるコンポジットレジンはこの重合反応により硬化する．
シーラント	シーラントとは，奥歯の溝を薄いレジンで塞ぐことをいう，う蝕予防法．萌出したばかりの永久歯の奥歯の溝は深く，複雑な形をしているので歯ブラシの毛先が入らず，う蝕になりやすい状態であることが多いため，シーラントで溝を塞ぐことによりう蝕ができるのを防ぐ．
スケーリング	スケーリングとは，歯についた歯石を「スケーラー」と呼ばれる器具を用いて取ることである．スケーリングで歯石を除去することによって，プラークコントロールがしやすい環境を作る．また，歯根に付着した歯石を取り，歯根表面を平滑にすることをルートプレーニングという．

スピーチエイド	手術や先天的に軟口蓋の一部を失った患者に装着し，軟口蓋と鼻腔との閉鎖を助け，会話を明瞭にしたり，口から鼻へ飲食物が漏れるのを防ぐ．
タービン	タービン（エアタービン）とは，歯などを削る回転切削器具の1つ．回転切削器具には他にもエンジンというものがあるが，エンジンの回転数が最大 10,000 回 / 分程度であるのに対し，エアタービンは 30 〜 40 万 / 分もの回転数がある．
テンポラリー（クラウン，セメント）	仮歯（テンポラリークラウン）とは，歯を削ってから最終的なクラウンなどの補綴物が入るまでの間に装着する，仮の歯のこと．略して TEK（テック）や，プロビジョナルレストレーションと呼ばれることもある．これら仮歯を装着するための仮着剤をテンポラリーセメントという．
トレー	トレーとは，歯や義歯の印象を取る際に印象材を盛るトレーで，大人用・子供用・上顎用・下顎用など，色々な種類，サイズがある．材質も金属製，プラスチック製のもの，また既製のものと，オーダーメイドのものなどがある．
バー	タービンやエンジンなど，歯を削る回転切削器具につける部品で歯を実際に削る部分のこと．工業用のダイヤモンド粉がついたものや，カーバイドでできたもの，また，用途によって様々な形をしたものがある．
ハイドロキシアパタイト	骨や歯に含まれる無機質でリン酸カルシウムの一種．歯のエナメル質の 97%，骨では 65% を占める．人工的に合成したハイドロキシアパタイトは焼成温度により非吸収性または吸収性材料となる，骨代用物質として歯周組織再生手術の骨移植材として用いられる．
バキューム	バキュームとは，歯の治療中に患者の口に溜まった唾液や水分を吸い取る操作とその道具のことをいう．
8020 運動	厚生労働省および日本歯科医師会が推進している『満 80 歳で 20 本以上の歯を残そう』とする運動のこと．この運動は，一生自分の歯で楽しい食生活と健康な日常生活を目標に，子供のころからの正しい口腔ケアと青年期のセルフケアの重要性を打ち出している．平成 28 年の歯科疾患実態調査では 8020 達成者は 5 割に達している．
フラップ手術	歯周病の歯周外科治療の1つ．プラークコントロールやスケーリング・ルートプレーニングを行っても症状が改善しない部分に対して行われる治療．フラップ手術（FOP），歯肉剥離掻爬術とも呼ばれる．具体的には，歯肉を切って歯周ポケット内の歯根とその下の歯槽骨を露出し，明視野で徹底的に歯石を除去する．さらに必要に応じて，骨の移植や骨の整形，歯周組織再生療法を行ったりする．
ポーセレン（クラウン）	ポーセレン（セラミック）は，いわゆる「陶器：せともの」のこと．歯科ではクラウンやインレー，ブリッジなどに使用される．セラミックは審美性に優れ，プラーク（歯垢）が付きにくいというメリットがある．しかし，強い力が加わると破折するという欠点もある．歯科用ポーセレンは，一般的な焼き物と同じように歯科技工士が作るが，最近は CAD/CAM システムによりセラミック棒から削り出すという技術も汎用されるようになってきた．
ポンティック	ポンティックとは，ブリッジの歯の無いところ（支台歯がない，支台歯をつなぐ人工歯の部分）のこと．
メタルボンドクラウン	メタルボンドクラウンとは中身は金属で，外から見える部分にのみポーセレン（陶器）を焼き付けたクラウン（陶材焼付鋳造冠とも呼ばれる）．審美性が極めてよく変色せず，強度も強いが，過度に強い力が掛かるとポーセレンが破折することがある．
ユージノール	歯の根管治療などに使用される鎮静作用や殺菌作用のある薬剤．チョウジ油が主成分で，歯髄炎の消炎や歯髄の保護，根管充填剤としても使用される．
有床義歯	取り外し可能な義歯（入れ歯）のことで，歯が抜けてしまったところを補って審美性や機能を回復する補綴物の一種．有床義歯には，部分床義歯（部分入れ歯）と全部床義歯（総入れ歯）がある．
リーマー	リーマー，ファイルとは，歯の根管治療の際に使用する切削器具．リーマーとファイルは見た目はほとんど同じで，目的も細菌に感染した歯質を削り取るということで同じだが，先端部の刃の形状に違いがあり，リーマーは回転させながら，ファイルは掻き出すようにして使用する．
ルートプレーニング	歯根に付着した歯石や感染したセメント質をスケーラーで削り取り，歯根の表面をきれいにすること．歯根に付着した歯石は歯周病を進行させる原因となるため，ルートプレーニングを行い歯根に付着した歯石を取り除き，歯周病の進行を抑制する．一般的に手用スケーラーを用いて行われる．
レジン（充填，修復）	レジンとは，樹脂（プラスチック）のことで，歯科治療ではう蝕を削った後の詰め物（レジン充填）として使用されることが多い．レジン充填は比較的見た目が良く，治療に手間がかからず，保険適用も可能なため，う蝕の治療法として最も頻繁に行われている．レジンは重合（固まる）時に収縮するため，グラスアイオノマーと比較して，辺縁封鎖性が悪く，抗う蝕性は弱いとされている．またレジンは義歯の人工歯，義歯床，歯科用接着剤，印象用トレーなど，さまざまな歯科治療で使用される．強度や精度，審美性を高めるため，シリカ（ガラス），セラミック，ジルコニアなど，さまざまなフィラー（充填剤）が混入され，コンポジットレジンなどと呼ばれている．

Clinical Nursing Skills
ひとりだちできる　口腔ケア
現場で役立つ！　知っておきたいQ&A
基本知識，器具・薬液，症状・状態・疾患別の口腔ケア，在宅の
ケアと評価・アセスメント

2021年10月5日　　初　版　第1刷発行

編　著　　山崎　裕，渡邊　裕
　　　　　　やまざき　ゆたか　わたなべ　ゆたか
発行人　　小袋　朋子
編集人　　増田　和也
発行所　　株式会社 学研メディカル秀潤社
　　　　　〒141-8414　東京都品川区西五反田2-11-8
発売元　　株式会社 学研プラス
　　　　　〒141-8415　東京都品川区西五反田2-11-8

印刷製本　　凸版印刷

この本に関する各種お問い合わせ先
【電話の場合】
・編集内容についてはTel 03-6431-1237(編集部)
・在庫についてはTel 03-6431-1234(営業部)
・不良品(落丁，乱丁)については
　Tel 0570-000577
　学研業務センター
　〒354-0045 埼玉県入間郡三芳町上富279-1
・上記以外のお問い合わせは
　学研グループ総合案内 0570-056-710(ナビダイヤル)
【文書の場合】
・〒141-8418　東京都品川区西五反田2-11-8
　　学研お客様センター
　　『Clinical Nursing Skills　ひとりだちできる　口腔ケア　現場
　　で役立つ！　知っておきたいQ&A　基本知識，器具・薬液，症状・
　　状態・疾患別の口腔ケア，在宅のケアと評価・アセスメント』係